Mundgesundheitszustand und -verhalten in der Bundesrepublik Deutschland

Materialienreihe
Band 11.1

Wolfgang Micheelis, Jost Bauch
(Gesamtbearbeitung)

Mundgesundheitszustand und -verhalten in der Bundesrepublik Deutschland

Ergebnisse des nationalen IDZ-Survey 1989

Mit Beiträgen von:

Jost Bauch, Peter Dünninger, Rosemary Eder-Debye, Johannes Einwag, Jürgen Hoeltz, Klaus Keß, Rolf Koch, Wolfgang Micheelis, Rudolf Naujoks, Klaus Pieper, Elmar Reich, Emil Witt

Herausgeber:
Institut der Deutschen Zahnärzte (IDZ)
in Trägerschaft von
Bundesverband der Deutschen Zahnärztekammern e.V.
– Bundeszahnärztekammer –
– Kassenzahnärztliche Bundesvereinigung – Körperschaft des öffentl. Rechts –
5000 Köln 41, Universitätsstraße 71–73

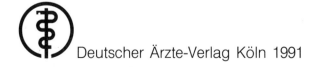
Deutscher Ärzte-Verlag Köln 1991

Gesamtbearbeitung:

Dr. Wolfgang Micheelis
Dr. Jost Bauch
Institut der Deutschen Zahnärzte
Köln

Redaktion:

Dorothee Fink
Institut der Deutschen Zahnärzte
Köln

Übersetzung (Abstract):

Philip Slotkin M.A. Cantab. M.I.T.I.
London

ISBN 3-7691-7825-4

Das Werk ist urheberrechtlich geschützt. Jede Verwertung in anderen als den gesetzlich zugelassenen Fällen bedarf deshalb der vorherigen schriftlichen Genehmigung des Verlages.

Copyright © by Deutscher Ärzte-Verlag GmbH, Köln 1991

Gesamtherstellung: Deutscher Ärzte-Verlag GmbH, Köln

Inhaltsverzeichnis

Geleitwort 13

1 **Vorwort** 15

2 **Zusammenfassung/Abstract** 19

Teil A
Grundlagen und Studiendesign

3 **Forschungsziele und Grundaufbau des Projekts** 31
 W. Micheelis, J. Bauch

3.1 Vorbemerkung 31
3.2 Literaturlandschaft 31
3.2.1 Zur Bevölkerungsrepräsentativität 31
3.2.2 Einbezug der versorgungspolitisch wichtigen
 Zahnerkrankungen 33
3.2.3 Einbezug von Verhaltensfaktoren 33
3.3 Zielbestimmungen des Projekts 34
3.4 Projektablauf 36
3.4.1 Pretest 36
3.4.2 Projektaufbau und -mitarbeiter der Hauptstudie 37
3.5 Literaturverzeichnis 39

4 **Erhebungsmodell einschließlich Stichproben-**
 beschreibung mit Soll-Ist-Vergleich 41
 R. Eder-Debye, J. Hoeltz

4.1 Vorbemerkung 41
4.2 Stichprobenbildung und Zahnarzt-Rekrutierung 41
4.3 Organisation der Feldarbeit 43
4.4 Erfahrungen mit dem Erhebungsmodell 45
4.4.1 Regionale Kalibrierungsveranstaltungen 45
4.4.2 Adressenziehung zur Bildung der Zufallsstichprobe 46
4.4.3 Koordination zwischen Interviewer und Zahnarztpraxis .. 46
4.4.4 Probandengeschenke und andere unterstützende
 Maßnahmen 46

4.5	Realisierte Stichprobe	47
4.5.1	Erzielte Stichprobengröße und Ausschöpfung	47
4.5.2	Stichprobenstruktur	49
4.5.3	Zusammenfassung zur Güte der Stichprobe	56
4.6	Tabellenanhang	57
4.7	Literaturverzeichnis	58

Teil B
Aufbau und Inhalte der Erhebungsinstrumente

5   Aufbau und Inhalte des zahnmedizinischen Erhebungsinstrumentariums 61
J. Einwag, P. Dünninger, K. Keß, R. Naujoks, E. Reich

5.1	Vorbemerkung	61
5.2	Terminologische Festlegungen	61
5.3	Merkmale der Diagnoseerstellung	61
5.3.1	Kariesdiagnostik	61
5.3.2	Parodontaldiagnostik	62
5.3.3	Kieferorthopädische Diagnostik	62
5.3.4	Dentalfluorose/Zahntraumen	62
5.4	Verfahren der Befunderhebung und Befundaufzeichnung	63
5.4.1	Befunderhebung Kariologie	63
5.4.2	Befunderhebung Parodontologie	65
5.4.3	Befunderhebung Zahnersatz	66
5.4.4	Befunderhebung Kieferorthopädie	67
5.5	Dokumentation	69
5.5.1	Befundaufzeichnung Kariologie	70
5.5.2	Befundaufzeichnung Parodontologie	71
5.5.3	Befundaufzeichnung Zahnersatz	71
5.5.4	Befundaufzeichnung Kieferorthopädie	71
5.6	Verfahren zur korrekten Gruppenauswahl und Gegenüberstellung	71
5.7	Art und Weise der Ergebnisaufbereitung	71
5.8	Anhang Befundbogen	72
5.9	Literaturverzeichnis	78

6   Aufbau und Inhalte des sozialwissenschaftlichen Erhebungsinstrumentariums 79
W. Micheelis, R. Eder-Debye, J. Bauch

6.1	Vorbemerkung	79
6.2	Ausgangssituation	80
6.3	Themenfelder der Befragung	81
6.3.1	Subjektiver Gesundheitszustand und Mundgesundheitszustand	81
6.3.2	Aktuelle Beschwerdenbelastung	81

6.3.3	Kaufunktionelle Gewohnheiten und Funktionsstörungen im Kausystem	81
6.3.4	Selbstwahrnehmung zur dentofazialen Ästhetik	82
6.3.5	Trink- und Ernährungsgewohnheiten/ Zwischenmahlzeiten	82
6.3.6	Zahnputzgewohnheiten/Zahnputztechniken	83
6.3.7	Prophylaxewissen im zahnmedizinischen Bereich	84
6.3.8	Generelles Inanspruchnahmeverhalten und Motive des Zahnarztbesuchs	84
6.3.9	Art und Umfang kieferorthopädischer Versorgungen	84
6.3.10	Ausmaß der Angst vor zahnärztlicher Behandlung und allgemeine Zahnarzterfahrungen	85
6.3.11	Soziodemographie	86
6.4	Vorgehen	87
6.4.1	Pretest	87
6.4.2	Hauptstudie	88
6.5	Anhang Fragebogen	88
6.5.1	Kinderfragebogen für das Interview mit den 8/9jährigen	89
6.5.2	Jugendlichenfragebogen für das Interview mit den 13/14jährigen	111
6.5.3	Erwachsenenfragebogen für das Interview mit den 35–54jährigen	143
6.6	Literaturverzeichnis	177

7 Das Kalibrierungskonzept für die zahnmedizinischen Befundungen (einschließlich Reliabilitätsprüfung) 179
K. Pieper, J. Einwag, P. Dünninger, K. Keß, E. Reich

7.1	Vorbemerkung	179
7.2	Untersucherkalibrierung	180
7.3	Plausibilitätsprüfungen der Original-Datensätze nach Abschluß der Feldphase	181
7.3.1	Plausibilitätsprüfungen Kariologie/Prothetik	181
7.3.2	Plausibilitätsprüfungen Parodontologie	182
7.3.3	Plausibilitätsprüfungen sozialwissenschaftliche Befragung	183
7.4	Reliabilitätskontrolle: Kariologie und Parodontologie	184
7.4.1	Ergebnisse: Kariologie	184
7.4.2	Ergebnisse: Parodontologie	186
7.5	Reliabilitätskontrolle: Kieferorthopädie	188
7.5.1	Ergebnisse: Kieferorthopädie	189
7.5.1.1	Intramaxilläre Befunde	189
7.5.1.2	Intermaxilläre Befunde	190
7.5.1.3	Kieferorthopädischer Status A, B oder C	191
7.6	Tabellenanhang	192
7.7	Literaturverzeichnis	201

Teil C
Einzelergebnisse, Zusammenhänge und Diskussion

8	Ergebnisse zur Prävalenz von Karies und Dentalfluorose	205
	P. Dünninger, K. Pieper	
8.1	Vorbemerkung	205
8.2	Ergebnisse zur Verbreitung der Karies	206
8.2.1	Methodisches Vorgehen	206
8.2.2	Mittlere DMF-T- und DMF-S-Werte	207
8.2.3	Verteilung der Ergebnisse innerhalb der Altersgruppen	209
8.2.3.1	Altersgruppe Kinder 8/9 Jahre	209
8.2.3.2	Altersgruppe Jugendliche 13/14 Jahre	212
8.2.3.3	Altersgruppe Erwachsene 35–44 Jahre	213
8.2.3.4	Altersgruppe Erwachsene 45–54 Jahre	215
8.2.3.5	Altersgruppe Erwachsene 35–54 Jahre (zusammengefaßt)	216
8.2.4	Verteilung des Sanierungsgrades	217
8.2.5	Einfluß von Geschlecht, Sozialschicht und Inanspruchnahmeverhalten auf DMF-T und Sanierungsgrad	220
8.2.5.1	Geschlecht	220
8.2.5.2	Sozialschicht	222
8.2.5.3	Inanspruchnahmeverhalten	224
8.2.6	Vergleich mit den Ergebnissen weiterer nationaler Studien	225
8.3	Ergebnisse zur Prävalenz der Dentalfluorose	230
8.4	Zusammenfassung	232
8.5	Tabellenanhang (und Abbildungen)	234
8.6	Literaturverzeichnis	260
9	Ergebnisse zur Prävalenz von Parodontopathien	261
	E. Reich	
9.1	Vorbemerkung	261
9.2	Methodisches Vorgehen	264
9.3	Ergebnisse	265
9.3.1	Plaque	265
9.3.2	Zahnstein	265
9.3.3	Papillen-Blutungs-Index (PBI)	266
9.3.4	CPITN-Indexsystem	268
9.3.5	Attachmentverlust	271
9.3.6	Ausgewählte Zusammenhänge zwischen Verhaltensdaten und aktuellem PAR-Status	274
9.4	Diskussion	275
9.5	Zusammenfassung	280
9.6	Tabellenanhang	282
9.7	Literaturverzeichnis	293

10	**Ergebnisse zur Prävalenz von Zahnfehlstellungen bzw. Okklusionsstörungen**	297
	K. Keß, R. Koch, E. Witt	
10.1	Vorbemerkung	297
10.2	Fragestellungen	298
10.3	Ergebnisse und Diskussion	298
10.3.1	Häufigkeit kieferorthopädischer Behandlungen	298
10.3.2	Art, Zeitpunkt und Dauer der durchgeführten Behandlungen	301
10.3.3	Faziale Ästhetik	303
10.3.4	Prävalenz von Fehlfunktionen	304
10.3.4.1	Fehlfunktionen der Weichteile	304
10.3.4.2	Schlechte Gewohnheiten (habits)	305
10.3.4.3	Dysfunktionen	305
10.3.5	Prävalenz kieferorthopädischer Fehlbildungen	306
10.3.5.1	Befunde im Zahnbogen	306
10.3.5.2	Okklusale Befunde	308
10.3.6	Gruppeneinteilung anhand von Fehlbildungen	312
10.3.7	Fehlbildung und Behandlungsnotwendigkeit	314
10.3.7.1	Bedeutung von Fehlbildungen bei der Entstehung von Karies	316
10.3.7.2	Einfluß von Fehlbildungen auf das Parodont	316
10.4	Zusammenfassung	318
10.5	Tabellenanhang	320
10.6	Literaturverzeichnis	330
11	**Ergebnisse zum prothetischen Versorgungsstatus**	335
	R. Naujoks, P. Dünninger, J. Einwag, K. Pieper	
11.1	Vorbemerkung	335
11.2	Prävalenzen zu „Fehlende Zähne und Versorgung mit Zahnersatz"	335
11.3	Prävalenz zu „Zahnlosigkeit"	337
11.4	Versorgung mit Zahnersatz	339
11.5	Selbstangaben zum eigenen oralen Prothetikstatus	341
11.6	Art des Zahnersatzes nach Selbstangabe	342
11.7	Zusammenhänge zwischen Zahnverlust/Zahnersatz und Sozialschicht	344
11.8	Prävalenzen zur Versorgung mit Teleskopen/Implantaten/Klebebrücken	345
11.9	Zusammenfassung	346
11.10	Schlußfolgerungen und Ausblick	346
11.11	Tabellenanhang	348
11.12	Literaturverzeichnis	354

12	**Ausgewählte Ergebnisse zum Zusammenhang sozialwissenschaftlicher und zahnmedizinischer Variablen** 355	

J. Bauch, R. Eder-Debye, W. Micheelis

12.1	Vorbemerkung 355	
12.2	Soziodemographische und soziostrukturelle Variablen ... 355
12.3	Das Inanspruchnahmeverhalten 358
12.3.1	Inanspruchnahme zahnärztlicher Dienste nach Alter 359
12.3.2	Inanspruchnahmeverhalten und Karies 359
12.3.3	Inanspruchnahmeverhalten und Parodontalgesundheit 362
12.3.4	Inanspruchnahmeverhalten und Mundhygiene 363
12.3.5	Zahnarztbindung und Zahnarztangst 364
12.3.6	Inanspruchnahmeverhalten nach Geschlecht 364
12.3.7	Inanspruchnahmeverhalten nach Sozialschichtzugehörigkeit 365
12.4	Das Mundhygieneverhalten 366
12.4.1	Mundhygiene und Kariesbefall 367
12.4.2	Mundhygiene und Zahnlosigkeit 372
12.4.3	Mundhygiene und Parodontalgesundheit 373
12.4.4	Mundhygiene und Sozialschichtzugehörigkeit 374
12.4.5	Mundhygiene und Geschlecht 375
12.5	Das Ernährungsverhalten 376
12.5.1	Ernährungsverhalten nach Geschlecht und Sozialschicht 377
12.5.2	Zuckerkonsum und Zahngesundheit 379
12.5.3	Zuckerkonsum und Parodontalgesundheit 381
12.5.4	Ernährungsverhalten und Mundhygiene 382
12.6	Die vier Säulen der Oralprävention 384
12.7	Literaturverzeichnis 386

Teil D
Internationaler Vergleich

13	**Einordnung der Ergebnisse in den internationalen Forschungsstand** **– Zahnmedizinischer und Sozialwissenschaftlicher Teil** ... 391	
13.1	**Zahnmedizinischer Teil:** **Zur Kariesprävalenz** 391
	J. Einwag
13.1.1	Globale Entwicklungen 391
13.1.2	Aktuelle Situation in Europa 392
13.1.3	Zusammenfassung 396
13.1.4	Literaturverzeichnis 397
13.2	**Zahnmedizinischer Teil:** **Zur Prävalenz von Parodontopathien** 398
	E. Reich

13.2.1	Vorbemerkung	398
13.2.2	Einordnung der Ergebnisse	398
13.2.3	Literaturverzeichnis	400

13.3 **Zahnmedizinischer Teil:**
Zur Prävalenz von Zahnfehlstellungen bzw. Okklusionsstörungen ... 402
K. Keß

13.3.1	Vorbemerkung	402
13.3.2	Ergebnisse im internationalen Vergleich	403
13.3.3	Zusammenfassung	404
13.3.4	Literaturverzeichnis	405

13.4 **Zahnmedizinischer Teil:**
Zum prothetischen Versorgungsstatus ... 406
R. Naujoks

13.4.1	Vorbemerkung	406
13.4.2	Ergebnisse	406
13.4.3	Zusammenfassung	409
13.4.4	Literaturverzeichnis	409

13.5 **Sozialwissenschaftlicher Teil:**
Am Beispiel der Dentalangst ... 410
W. Micheelis, R. Eder-Debye, J. Bauch

13.5.1	Vorbemerkung	410
13.5.2	Zur Konstruktion der Angsterfassung	410
13.5.3	Ergebnisse zur Angstprävalenz	412
13.5.3.1	Angstprävalenz in der Erwachsenenstichprobe	412
13.5.3.2	Ausgewählte Dentalangst-Untersuchungen auf internationaler Ebene bei erwachsenen Personen	415
13.5.3.3	Dentalangstproblem in der Zahnarzt-Patient-Beziehung	417
13.5.3.4	Angstprävalenz in der Jugendlichenstichprobe	418
13.5.3.5	Internationaler Vergleich zur Dentalangst in der Jugendlichenstichprobe und Aspekte der Zahnarzt-Patient-Beziehung	421
13.5.3.6	Angstprävalenz in der Kinderstichprobe	422
13.5.4	Literaturverzeichnis	423

Verzeichnis der Autoren ... 425

Geleitwort

Nach über drei Jahren intensiver Arbeit an der „Bevölkerungsrepräsentativen Erhebung des Mundgesundheitszustandes und -verhaltens der Bevölkerung in der Bundesrepublik Deutschland" wird mit dieser Materialie des Instituts der Deutschen Zahnärzte (IDZ) der Öffentlichkeit eine ausführliche Dokumentation der Einzelergebnisse und der methodischen Grundlagen dieser Großstudie vorgelegt. Alle Interessierten aus Forschung, Politik, und Verwaltung haben damit Gelegenheit, sich über die Einzelheiten der „IDZ-Mundgesundheitsstudie" zu informieren und mit den Beteiligten in einen Dialog über die Möglichkeiten der Ergebnisverwertung einzutreten.

Ansatzpunkte für weiterführende Fragen und Problemstellungen auf dem Feld der Oralepidemiologie bietet das Datenmaterial in fast einmaliger Fülle. Insofern wünsche ich dieser Veröffentlichung, daß die vielfältigen Forschungsimpulse, die in diesem umfangreichen Ergebnisbericht angelegt sind, aufgegriffen und weiterentwickelt werden. Ich empfinde es als ermutigend und beispielhaft, wie hervorragend gerade bei epidemiologischen Fragestellungen Zahnmediziner, Soziologen, Psychologen und Statistiker zusammenarbeiten können, um den sachlichen Ertrag entsprechender Untersuchungen zu erhöhen.

Mit diesem Ergebnisbericht werden aber keineswegs nur wichtige Weichenstellungen für die künftige oralepidemiologische Forschung vorgezeichnet, sondern es wird auch der zahnärztliche Berufsstand für sein Versorgungsanliegen im politischen Raum auf das Beste gerüstet. Es muß an dieser Stelle kritisch herausgestellt werden, wie sehr es gerade dem gesundheits- und sozialpolitischen Denken vielerorts noch an medizinischer/zahnmedizinischer Orientierung mangelt. Mehr Wissen und harte Daten über die Verbreitung der Zahn-, Mund- und Kieferkrankheiten in unserer Bevölkerung, über Art und Umfang wichtiger Risikofaktoren, über Inanspruchnahmemotive und -frequenzen zahnärztlicher Dienste und vieles andere mehr helfen der Kassenzahnärztlichen Bundesvereinigung (KZBV) und dem Bundesverband der Deutschen Zahnärztekammern (BDZ), die zahnärztlichen Versorgungsfragen und aktuellen zahnärztlichen Versorgungsprobleme fachlich und morbiditätsstatistisch zu untermauern und damit das notwendige Gegengewicht zu einer rein ökonomischen Betrachtungsweise unseres Gesundheitssystems aufzubauen. Auch für die am gesundheits- und sozialpolitischen Horizont heraufziehende nationale Gesundheitsberichterstattung ist die Zahnärzteschaft mit der Vorlage der Ergebnisse dieses Großprojektes solide gerüstet.

Ich wünsche der IDZ-Materialie „Mundgesundheitszustand und -verhalten der Bevölkerung in der Bundesrepublik Deutschland" eine große Resonanz bei allen Beteiligten unseres Gesundheitswesens. Gleichzeitig danke ich unserem IDZ für den erfolgreichen Abschluß dieser wichtigen Forschungsarbeit.

W. Schad
Amtierender Vorsitzender
des Gemeinsamen
BDZ/KZBV-Vorstandsausschusses
des IDZ   im Oktober 1991

1 Vorwort

Fast eineinhalb Jahre ist es her, daß das Institut der Deutschen Zahnärzte (IDZ) im Rahmen einer Pressekonferenz der Informationsstelle der Deutschen Zahnärzte in Bonn (Mai 1990) erste Ergebnisse aus dem Projekt mit dem Titel „Bevölkerungsrepräsentative Erhebung des Mundgesundheitszustandes und -verhaltens in der Bundesrepublik Deutschland" der gesundheits- und sozialpolitischen Öffentlichkeit vorgestellt hat. Die Beiträge dieser Pressekonferenz wurden im Herbst 1990 in der IDZ-Broschürenreihe als Band 3 (vgl. Mundgesundheit in der Bundesrepublik Deutschland, 1990) publiziert. Es war klar, daß zu diesem damaligen Zeitpunkt nur ausgewählte Grundergebnisse aus dieser oralepidemiologischen Querschnittsstudie vorgestellt werden konnten.

Komplexere mathematisch-statistische Analysen des Datenmaterials brauchen Zeit und wurden ab Sommer 1990 in Angriff genommen. Das Ergebnis dieser Analysen wird nunmehr mit dieser wissenschaftlichen Basispublikation in der IDZ-Materialienreihe als Band 11.1 vorgelegt. Gleichzeitig versteht sich diese Publikation als eine methodenorientierte Dokumentation über den Projektaufbau und die Projektdurchführung, um dem wissenschaftlich interessierten Leser Informationen und Anregungen über die methodische Rahmensetzung dieser Studie zu geben. Damit soll auch sichergestellt werden, daß die Diskussion um die Reichweite der Ergebnisse und deren Datenqualität auf der Basis entsprechender Informationen geführt werden kann.

Das IDZ verbindet mit der Vorlage dieses detaillierten Forschungsberichtes auch die Hoffnung, die epidemiologische Forschung auf dem Gebiet der Zahn-, Mund- und Kieferheilkunde forschungspolitisch und fachlich-methodisch zu befruchten. Es ist sicherlich notwendig, einen nationalen Survey dieses Typs zu gegebener Zeit zu wiederholen, um Veränderungen im Zeitverlauf des oralen Krankheitspanoramas abbilden zu können.

Empirische Großstudien lassen sich nur mit Unterstützung einer Vielzahl von Personen durchführen. Speziell epidemiologische Studien sind in einem ganz besonderen Maße interdisziplinär angelegt. Fachleute sehr unterschiedlicher Einzeldisziplinen müssen zusammenarbeiten, um aus Einzelperspektiven und Einzelkompetenzen ein „großes

Ganzes" zusammenfügen zu können. Finanzielle, organisatorische, logistische, technische und sonstige Unterstützungen sind des weiteren notwendig, um aus einem interdisziplinären Erhebungskonzept ein praktikables Studiendesign zu entwickeln. Und selbstverständlich müssen Menschen – also die vielzitierten „Forschungsobjekte" (Probanden, die bereit sind, sich im Rahmen des Forschungsanliegens befragen und befunden zu lassen) – gewonnen werden, damit Daten über die interessierenden Sachverhalte überhaupt erzeugt werden können.

Dies alles gilt selbstverständlich auch für die vorliegende oralepidemiologische Querschnittsstudie des IDZ. Es ist uns insofern ein wirkliches Anliegen und keineswegs nur ein Gebot empfundener Höflichkeit, den verschiedenen Beteiligten an dieser Großstudie zu danken.

Zunächst ist allen Mitgliedern des zahnmedizinischen Expertenkreises um Prof. Dr. R. Naujoks herzlich für die kompetente Projektmitarbeit und das in allen Phasen sehr kollegiale Miteinander zu danken. Ohne die so engagierte fachliche Unterstützung von Dr. Dünninger, PD Dr. Einwag, Dr. Keß, PD Dr. Koch, Prof. Dr. Naujoks, Prof. Dr. Pieper, Dr. Reich und Prof. Dr. Witt wäre es nicht möglich gewesen, dieses gleichzeitig zahnmedizinische und sozialwissenschaftliche Forschungsvorhaben aufzulegen.

Ferner sind wir dem Hause Infratest Gesundheitsforschung/München und hier ganz besonders Frau Dr. Dipl.-Psych. R. Eder-Debye, Herrn Geschäftsführer J. Hoeltz und Frau B. von Berg zu großem Dank verpflichtet. Sowohl in der konzeptionellen als auch in der Datenauswertungsphase haben wir hier eine Fülle von Anregungen erhalten; und selbstverständlich lag die gesamte Feldarbeit zur Datengewinnung praktisch vollständig in den Händen von Infratest Gesundheitsforschung.

Unser Dank gilt ferner dem Engagement der Zahnmediziner Dr. C. H. Benz/Universität München, Dr. J. Hermann/Universität Tübingen, Prof. Dr. J. Klimek/Universität Gießen (vormals Universität Marburg), Prof. Dr. Dr. H.-J. Staehle/Universität Heidelberg (vormals Universität Münster), Dr. N. Schueler/Universität Bonn und Frau Dr. S. Schulz/Universität Hamburg, mit deren Hilfe das Netzwerk regionaler Schulungsveranstaltungen zur Projekteinweisung der mitarbeitenden niedergelassenen Zahnärzte verwirklicht werden konnte.

Auch möchten wir uns bei den insgesamt 80 niedergelassenen Zahnärzten bedanken, die neben ihrer Praxistätigkeit viel Zeit für die Vorbereitung und die Durchführung der zahnmedizinischen Befundungen im Rahmen dieser Studie bei immerhin fast 1800 Probanden in ihren Praxen aufgewendet haben. Im einzelnen handelt es sich um folgende Damen und Herren:

Dr. B. Austermann/Bramsche, Dr. J. Bächer/Bielefeld, Dr. K.-D. Bastendorf/Eislingen, ZA M. Bauer/Rüsselsheim, ZA M. Boell/Speyer, ZA R. Brünau/Hamburg, Dr. P. Carstens/Aachen, Dr. T. Freiherr von Cramm/Ballrechten-Dottingen, Dr. H. Diewald/Regensburg, Dr. W. Dohle/Pulheim, ZA V. Dolezel/Bergneustadt, Dr. U. Donath/Hattingen, Dr. J. Eggert/Stuttgart, Dr. R. Gammersbach/Düren, Dr. B. Gebhart/Oberhausen, Dr. E. Gehrke/Bochum, Dr. M. Geiss/Kronau, ZÄ A. Gentz/Schwäbisch Gmünd, Dr. M. Georg/Ladenburg, Dr. G. Günther/Frankfurt, Dr. W. Gutzmer/Dorsten, Dr. W. Habersack/Weilheim, Dr. A. Hackenberg/Jever, Dr. D. Hause/Herxheim, Dr. K.-R. Herrmann/Lübeck, Dr. A. Herold/Appen, Dr. S. Herzog/München, ZA E. Hinrichs/Wittmund, Dr. G. Hosang/Hankensbüttel, Dr. H. Hümmer/Haßfurt, Dr. D. Jacobi/Göttingen, Dr. J. Jauch/Tennenbronn, Dr. M. Kaiser/Sternenfels, Dr. F. Kemnitzer/Zirndorf, Dr. M. Kinzelt/Essen, Dr. W. Kipping/Höchberg, Dr. E. Kittner/Hannover, Dr. H. Koehler/Puchheim, Dr. K.-W. Lay/Bullay, Dr. W.-D. Lindner/München, Dr. A. Lottis/Köln, Dr. C. May/Lünen, Dr. K. Mildenberger/Quierschied, Dr. P. Minderjahn/Stolberg, Dr. B. Möhrke/Berlin, Dr. U. Mühling/Bremen-Schwachhausen, ZA H. Müller/Schlitz, Dr. M. Müller/Bernhardswald, Dr. R. Oelers/Niederkrüchten, Dr. I. Ovelhey/Isernhagen, Dr. R. Pasternak/Euskirchen-Stotzheim, Dr. G. Pastor/Schwaigern, ZA K. Persson/Trittau, Dr. Ch. Pieper/Münster, Dr. R. Pütz/Düsseldorf, Dr. H. Reiling/Sassenberg, Dr. B. Reilmann/Lippstadt, Dr. Dr. S. Richter/Furth, Dr. K. Sauer-Haeberlein/Berlin, ZA N. Solbach/Mainz, Dr. R. Sutterer/Lörrach-Haagen, Dr. Ch. Schlachter/Schmitten, Dr. T. Schlötzer/Berchtesgaden, ZA G. von Schmidt/Heidesheim, ZA M. Schüttler/Rosenheim, Dr. R. Schultz/Itzehoe, Dr. H. D. Schwertfeger/Möglingen, Dr. E. Stapf-Fiedler/Langenfeld, Dr. U. Steinheisser/Dieburg, Dr. T. Stranz/Kassel, Dr. R. Stumpp/Balingen, Dr. P. Vallée/Dortmund, ZA P. Vogels/Königswinter, Dr. M. Wentzke/Bad Salzschlirf, ZÄ A. Widow/Hamburg, Dr. D. Wiedemann/Nördlingen, ZÄ J. Wilkens-Schaper/Wietzen, Dr. H. Willenbockel/Soltau, Dr. W. Zollfrank/Selb.

Dieser Dank gilt selbstverständlich auch den „Probanden" selbst, die – aus der gesamten Bundesrepublik nach dem Zufallsprinzip ausgewählt – bereit waren, an diesem epidemiologischen Forschungsprojekt mitzuwirken bzw. sich für ein persönliches Interview und eine zahnmedizinische Befundung zur Verfügung zu stellen.

Darüber hinaus ist es uns auch an dieser Stelle ein Anliegen, dem Bundesgesundheitsamt/Berlin und hier insbesondere Herrn Prof. Dr. K. Bergmann für das Empfehlungsschreiben zu danken, das als ideelle Projektunterstützung sehr geholfen hat, bei den Beteiligten von „draußen" Vertrauen in die Studie herzustellen.

Ferner danken wir der Firma Blendax/Mainz für die freundliche zusätzliche Unterstützung der Studie im Rahmen einer Sponsorschaft.

Last but not least möchten wir uns auch bei unseren Mitarbeitern, Frau D. Fink, Frau U. Oestreich, Frau I. Bayer, Frau D. Quinten und Frau G. Wallrafen, aus dem Institut der Deutschen Zahnärzte ausdrücklich für das große Arbeitsengagement im Assistenz- und Schreibbereich bedanken, ohne das diese Großstudie über einen Zeitraum von mehr als 3 Jahren gar nicht über die Runden hätte gebracht werden können; die vielen Überstunden lassen sich nicht mehr zählen.

Wolfgang Micheelis
Jost Bauch   im Oktober 1991

2 Zusammenfassung/Abstract

Die vorliegende Materialie des Instituts der Deutschen Zahnärzte, herausgegeben als Band 11.1, dokumentiert ausführlich die Ergebnisse einer erstmalig repräsentativen Studie bei einem Querschnitt der deutschen Wohnbevölkerung zur Erfassung der Vorkommenshäufigkeiten von Zahnkaries, Erkrankungen des Zahnhalteapparates (Parodontopathien) und Zahnstellungs- und Bißlagefehlern (Dysgnathien); ebenfalls wird der prothetische Versorgungsstatus ausgewiesen. Die Berücksichtigung wichtiger Einstellungs- und Verhaltensaspekte im Mundgesundheitsbereich sowie der Einbezug wichtiger soziologischer Faktoren – speziell zur Sozialschichtabhängigkeit der ermittelten klinischen Befunde – ermöglichte es darüber hinaus, Zusammenhänge und Determinanten des oralen Krankheitsgeschehens in der Bundesrepublik Deutschland zu analysieren. Durchgeführt wurde die Studie in Zusammenarbeit mit einem zahnmedizinischen Expertenkreis um Professor Naujoks, Würzburg, und Infratest Gesundheitsforschung, München.

Die Arbeit versteht sich als eine wissenschaftliche Basispublikation mit Beiträgen aller zahnmedizinischen und sozialwissenschaftlichen Mitarbeiter an diesem epidemiologischen Großprojekt; gleichzeitig stellt sie eine umfassende Ergänzung und Vertiefung zu der ersten Datenübersicht dar, die das IDZ zu dem Forschungsprojekt Ende Mai 1990 der Öffentlichkeit vorgestellt hatte (vgl. Mundgesundheit in der Bundesrepublik Deutschland, IDZ-Broschürenreihe Band 3, Deutscher Ärzte-Verlag 1990). Die Anleitungen zur Untersuchung und Dokumentation des Mundgesundheitszustandes, das sog. „Befundungshandbuch", werden ebenfalls (in englischer Übersetzung) in der Materialienreihe des IDZ (Band 11.2) publiziert.

Die Basispublikation gliedert sich in vier große Themenkomplexe: In einem **ersten** Teil werden die Erarbeitung der einzelnen **Forschungsziele** vor dem Hintergrund der aktuellen oralepidemiologischen Literaturlandschaft, das **empirische Organisationsmodell** zur Projektdurchführung und der Stichprobenaufbau eingehend beschrieben. Eine Diskussion zur Reichweitenabschätzung des erzeugten Datenkörpers schließt sich hieran an. Es wird vor allem herausgearbeitet, daß ein vermehrter Einsatz des bevölkerungsrepräsentativen Stichprobendesigns für die Oralepidemiologie notwendig erscheint, um die Aussagekraft der Erhebungsergebnisse zu verbessern; Patienten-Stichproben aus zahnärztlichen Praxen erscheinen nicht ganz unproblematisch, da im Rahmen dieses Studiendesigns nicht geklärt werden kann, inwieweit die Daten die „wahre" Morbidität in der Gesamtbevölkerung widerspiegeln.

Die Studie bediente sich dementsprechend eines bevölkerungsrepräsentativen Querschnitts der deutschen Wohnbevölkerung als empirische Grundlage der zahnmedizinischen und sozialwissenschaftlichen Messungen. Dabei wurden in Anlehnung an internationale Vergleichsmaßstäbe die Altersgruppen der 8/9jährigen, der 13/14jährigen, der 35–44jährigen und der 45–54jährigen zur Alterskohortenbildung ausgewählt. Es konnte ein mittlerer Ausschöpfungsgrad von rund 67 % der gezogenen Bruttozufallsstichprobe erreicht werden. Ein Abgleich über die Verteilung wesentlicher soziodemografischer Merkmale zwischen der Grundgesamtheit (Volkszählung von 1987) und der erreichten Nettostichprobe erbrachte sehr gute Resultate, so daß auf eine Gewichtung des zahnmedizinischen und sozialwissenschaftlichen Datensatzes verzichtet werden konnte. Insgesamt gingen über 1700 Befundungen und Befragungen in die Datenanalyse ein.

In einem **zweiten** Teil werden **Aufbau und Inhalte der zahnmedizinischen und der sozialwissenschaftlichen Erhebungsinstrumente** vorgestellt und im Hinblick auf den allgemeinen Erkenntnisstand in den zu berücksichtigenden Forschungsdisziplinen diskutiert. Eine Darstellung über das Kalibrierungsvorgehen und die Kontrolle der erreichten Datenqualität wird ebenfalls in diesem Buchteil behandelt. Es wird hier speziell deutlich gemacht, daß insgesamt 80 niedergelassene Zahnärzte für das Projekt nach einem dezentralen Schulungskonzept in ganztägigen Kalibrierungsveranstaltungen in ihre Befundungsaufgaben eingewiesen wurden. Die Schulungsarbeit wurde von insgesamt fünf „Bundeskalibrierern" geleistet, die gleichzeitig in der zahnmedizinischen Projektleitung tätig waren. Reliabilitätsüberprüfungen über das projektbezogene Befundungsverhalten bei einer Stichprobe aller mitarbeitenden Zahnärzte nach Abschluß der Felderhebungen, ergaben insgesamt befriedigende Übereinstimmungsraten zwischen den „Projektzahnärzten" und den „Bundeskalibrierern".

Im **dritten** Teil der Arbeit werden die **Ergebnisse der klinischen Befundungen und die Ergebnisse aus dem sozialwissenschaftlichen Erhebungsteil** vorgestellt. Dabei wird besonderes Augenmerk auf kombinierte Auswertungen zahnmedizinischer und sozialwissenschaftlicher Variablen gelegt, um die Verhaltensbezüge vieler klinischer Befunde herausarbeiten zu können. Im einzelnen werden in den Kapiteln 8 bis 12 folgende Aspekte beleuchtet:

In **Kapitel 8** werden die Ergebnisse zur **Kariesprävalenz** einschließlich der **Dentalfluorose** dargestellt. Für die 8/9jährigen wurde ein DMF-

T-Wert von 1,5 ermittelt, für die 13/14jährigen ein DMF-T-Wert von 5,1 und für die 35–54jährigen ein DMF-T-Wert von 17,5. Ein völlig kariesfreies Gebiß haben 42,4 % der 8/9jährigen und 13 % der 13/14jährigen.

Besonderes Augenmerk wird auf die ungleiche Kariesverteilung gelegt: So haben 9 % der Kinder 50 % der kariösen Milchzahnflächen und 35 % der Kinder 93 % aller kariösen Milchzahnflächen auf sich vereinigt. Diese Tendenz setzt sich bei den bleibenden Zähnen fort – so weisen 10 % der Kinder die Hälfte der kariösen Zähne und kariösen Flächen auf – und sie ist auch bei den Jugendlichen, allerdings in abgeschwächter Form, zu konstatieren. Insofern lassen sich auch hier spezifische „Kariesrisikogruppen" identifizieren.

Weiter wird in diesem Kapitel der Sozialschichtabhängigkeit der Kariesprävalenz nachgegangen und aufgezeigt, daß das Kariesaufkommen in den unteren Sozialschichten wesentlich größer ist als bei Angehörigen der oberen Sozialschichten. Auch wird die Tatsache diskutiert, daß die häufigen Inanspruchnehmer zahnärztlicher Dienstleistungen die höheren DMF-T-Werte aufweisen (schmerz- und symptomgesteuerte Inanspruchnahme).

Kapitel 9 befaßt sich mit den Ergebnissen zur **Parodontitisprävalenz**. Die Werte der Parodontitisprävalenz werden anhand des PBI (Papillenblutungsindex), des CPITN (Community Periodontal Index of Treatment Needs) und des Attachmentverlustes erfaßt. Im einzelnen wird aufgezeigt, wie die PBI- und CPITN-Werte mit dem Alter der Probanden ansteigen und insgesamt eine hohe Prävalenz von Parodontalerkrankungen aufzeigen.

27,6 % der 8/9jährigen weisen den PBI-Maximalwert 0 auf, bei den 35–54jährigen sind es nur noch 10,1 %. 16,7 % der 35–54jährigen weisen als Maximalwert einen PBI-Wert 4 auf. 31,8 % der 8/9jährigen haben einen CPITN-Maximalwert von 0, bei den 35–54jährigen sind es hingegen nur noch 4,4 %. Dagegen weisen 17,1 % der 35–54jährigen einen CPITN-Maximalwert von 4 auf. Diese Ergebnisse werden im einzelnen mit sozialstrukturellen und verhaltenswissenschaftlichen Variablen diskutiert. Interessant ist auch hier, daß in den Ober- und Mittelschichten bessere Werte beim PBI- und CPITN-Index aufzufinden sind.

Kapitel 10 befaßt sich mit den Ergebnissen zur **Prävalenz von Zahnfehlstellungen bzw. Okklusionsstörungen**. Dieser Bereich beinhaltet für eine Klassifizierung zu epidemiologischen Zwecken besondere Probleme. Für die Studie wurde eine eigene Einteilung entwickelt, wobei die Probanden anhand der kieferorthopädischen Befunde in drei Gruppen eingeteilt wurden: Gruppe A (keine Fehlbildungen), Gruppe C (mehrere schwerwiegende oder umfangreiche Fehlbildungssymptome); alle weiteren Probanden wurden der Gruppe B zugeordnet. Eugnathe Gebisse

(Gruppe A) konnten nur bei 1 % der Kinder, 3 % der Jugendlichen und 2 % der Erwachsenen gefunden werden. 30 % der Kinder und 22 % der Jugendlichen und Erwachsenen mußten der Gruppe C zugewiesen werden. 70 % der Probanden wurden der Gruppe B zugeordnet, wobei auch hier ein erheblicher Anteil dieser Probanden behandlungsbedürftig ist.

Den Zahnfehlstellungen bzw. Okklusionsstörungen wird dabei anhand unterschiedlicher Indizes nachgegangen. Berücksichtigt werden u. a. die faziale Ästhetik, die Fehlfunktionen, Engstände, Lückenstellungen, die Bißlage und die Frontzahnstufe. Die Befunddaten werden mit Befragungsdaten über die kieferorthopädische Behandlung in Zusammenhang gebracht und der Zusammenhang von Zahnfehlstellungen zu anderen oralen Krankheiten wird diskutiert.

Kapitel 11 befaßt sich mit den Ergebnissen zum **prothetischen Versorgungsstatus**. Bei der Altersgruppe der 35–54jährigen sind im Mittel 5,6 Zähne verlorengegangen. Im Vergleich zu vorhergehenden Studien ist die Anzahl fehlender Zähne damit etwa um die Hälfte zurückgegangen. Auch die Zahnlosigkeit ist bei einem Wert von 1,2 % deutlich zurückgegangen. Kommentiert wird in diesem Kapitel weiterhin ein hoher Versorgungsgrad mit Zahnersatz. In der Altersgruppe der 35–54jährigen sind 62,3 % mit Zahnersatz versorgt. Die zahnmedizinischen Befunddaten werden in diesem Kapitel auch mit der Selbsteinschätzung der Probanden bezüglich ihres prothetischen Versorgungsstatus verglichen. Schließlich wird aufgezeigt, daß Zahnverlust und prothetischer Versorgungsstatus stark sozialschichtabhängig sind.

Kapitel 12 befaßt sich mit ausgewählten Ergebnissen zum **Zusammenhang sozialwissenschaftlicher und zahnmedizinischer Variablen**. Dabei wird das zahnmedizinische Befundmaterial anhand wichtiger sozialwissenschaftlicher Aspekte – Inanspruchnahmeverhalten, Mundhygieneverhalten und Ernährungsverhalten – diskutiert. Es wird aufgezeigt, daß es kein konsistentes Präventivverhalten in der Bevölkerung gibt. Auch bei den Gruppen, die ein wünschenswertes Inanspruchnahme- und Mundhygieneverhalten an den Tag legen, ist festzustellen, daß das Ernährungsverhalten, insbesondere durch hohen Zuckerkonsum, mit den anderen Aspekten des Prophylaxeverhaltens nicht konform geht. Besonderes Augenmerk wird auf die Sozialschichtabhängigkeit von Inanspruchnahme, Mundhygiene und Ernährungsverhalten gelegt.

In **Kapitel 13, dem 4. und letzten Teil** der IDZ-Materialie, wird das zahnmedizinische und verhaltenswissenschaftliche Ergebnismaterial in den **internationalen Forschungsrahmen** eingeordnet, wobei epidemiologische Datenvergleiche mit den USA und Westeuropa im Vordergrund stehen. Im sozialwissenschaftlichen Teil des Kapitels wird insbesondere auf die Dentalangst im internationalen Vergleich eingegangen.

Insgesamt versteht sich dieser Band des IDZ als eine epidemiologische Bestandsaufnahme der oralen Krankheitslast in der Bundesrepublik Deutschland (in den alten Bundesländern), wobei auch die großen Möglichkeiten einer verstärkten Kooperation der zahnmedizinischen Wissenschaft mit den Verhaltens- und Sozialwissenschaften an einer Vielzahl von Beispielen verdeutlicht werden.

Abstract

This publication by the Institute of German Dentists (Institut der Deutschen Zahnärzte – IDZ), issued as Volume 11.1 (IDZ- Materialienreihe), comprehensively records the results of an unprecedented representative study of a cross section of the resident population the Federal Republic of Germany (i.e. the former of West-Germany) conducted to determine the prevalences of dental caries, diseases of the attachment apparatus (periodontopathies) and tooth malpositioning and malocclusions (dysgnathias); prosthetic status is also documented. Important attitudes and behavioural aspects in the field of oral health, together with essential sociological factors – concerning in particular the relationship between social class and the clinical findings – were also considered, thereby permitting an analysis of the determinants of oral pathology in the Federal Republic of Germany and the correlations between them. The study was conducted by a group of dental experts led by Professor Naujoks, of Würzburg, in collaboration with the health research institute Infratest Gesundheitsforschung, of Munich.

The volume is intended as a basic scientific publication and contains contributions by all the dental and social-science participants in this large-scale epidemiological project; at the same time it represents a comprehensive, in-depth extension of the first compilation of data on the research project presented by the IDZ at the end of May 1990 (see Mundgesundheit in der Bundesrepublik Deutschland/Oral Health in the Federal Republic of Germany, IDZ-Broschürenreihe Vol. 3, Deutscher Ärzte-Verlag 1990). The instructions for examination and documentation of oral health status – the „Data Recording Manual" – are also being published (in English translation) in the IDZ Publication Series (Vol. 11.2, Materialienreihe).

The study is divided into four main parts each covering a different group of topics:

The **first** part gives a detailed description of the **fixing of the individual research objectives** against the background of the present-day literature on oral epidemiology, the empirical organizational model for the conduct of the project and the structure of the random sample. This is followed by a discussion in which the scope of the data obtained is assessed. Particular stress is laid on the need for wider use to be made of the population-representative random sample design in oral epidemiology in order to enhance the validity of the survey results; random samples of patients from dental practices seem to be not entirely without problems, as it is impossible to determine in a study of this kind how far the data reflect „actual" morbidity in the population as a whole.

The present study consequently used a representative cross section of the German resident population as an empirical foundation for the dental and sociological measurements. To facilitate international comparison, standard age groups were selected for cohort formation as follows: 8/9, 13/14, 35–44 and 45–54 years. An average utilization level of some 67 % of the gross random sample was achieved. Calibration against the distribution of important sociodemographic parameters between the population as a whole (as revealed by the 1987 census) and the final net random sample yielded very good results, so that weighting of the dental and sociological data proved unnecessary. In all, the data analysis covered over 1700 examinations and interviews.

The **second** part describes the **structure and content of the dental and sociological survey instruments** and compares them with the current state of the art in the relevant research disciplines. This part of the book also deals with the method of calibration and verification of the data quality achieved. It is specifically noted that a total of 80 practising dentists underwent special training on examination and data recording for the purposes of the project, attending one-day calibration courses at a number of different centres. The training was provided by a total of five "Federal calibrators", who were also involved in the project management on the dental side. Reliability tests of project-related examination and data recording performance in a random sample of all participating dentists after completion of the field surveys revealed on the whole satisfactory levels of agreement between the "project dentists" and the "Federal calibrators".

The **third** part of the book presents the **results of the clinical examinations and those of the sociological survey**. Particular importance is attached here to combined evaluations of dental and sociological variables, to bring out the correlations between a large number of clinical findings and behavioural factors. The following specific aspects are discussed in Chapters 8 to 12:

Chapter 8 presents the results on the **prevalence of caries, including dental fluorosis**. The following DMF-T values were determined: age group 8/9: 1.5; age group 13/14: 5.1; age group 35–54: 17.5. Total absence of caries was recorded in 42.4 % of the 8/9-year-olds and 13 % of the 13/14-year-olds.

Attention is drawn particularly to the uneven distribution of caries: 9 % of children had 50 % of the carious deciduous tooth surfaces, while 35 % of children accounted for 93 % of all carious deciduous tooth surfaces. This trend continues with the permanent dentition – with 10 % of children accounting for half the carious teeth and surfaces – and is also found in the adolescent group, although it is in this case less pronounced. This means that specific "caries risk groups" are also identifiable here.

This chapter also investigates the relationship between the prevalence of caries and social class and shows that the incidence of caries is considerably higher in the lower than in the upper social groups. The fact that frequent users of dental services (persons who visit their dentists because of pain and dental symptoms) have higher DMF-T values is also discussed.

Chapter 9 presents the results on the **prevalence of** periodontopathies, for which the parameters used are the PBI (Papillary Bleeding Index), the CPITN (Community Periodontal Index of Treatment Needs) and loss of attachment. It is shown in particular that PBI and CPITN values increase with subject age and that the overall incidence of periodontal disease is high.

27.6 % of the 8/9-year-olds have a maximum PBI of 0, this proportion falling to only 10.1 % in the 35–54 age group. 16.7 % of the 35–54-year-olds have a maximum PBI of 4. Of the 8/9-year-olds, 31.8 % have a maximum CPITN of 0, compared with only 4.4 % of those in the age group 35–54, while 17.1 % of the latter age group have a maximum CPITN of 4. These results are discussed in detail and related to social-structure and behavioural variables. It is interesting to note here again that better PBI and CPITN indices are recorded in the upper and middle social classes.

Chapter 10 sets out the results on the **prevalence of tooth malpositioning and malocclusions**. This is a field which presents particular problems of epidemiological classification. A project-specific classification was developed for the study, subjects being divided into three groups on the basis of the orthodontic findings: Group A (no malformations); Group C (a number of severe or extensive malformation symptoms); and Group B, to which all other subjects were assigned. Eugnathic conditions (Group A) were observed in only 1 % of children, 3 % of adolescents and 2 % of adults. Some 30 % of children and 22 % of adolescents and adults had to be assigned to Group C. Although 70 % of subjects were classified in Group B, a considerable proportion even of these were in need of treatment.

Tooth malpositioning and malocclusions are discussed on the basis of a number of different parameters, including facial aesthetics, malfunctions, crowding, tooth spacing, occlusal relationship and overbite. The results of the dental examinations are considered in relation to the interview data on orthodontic treatment and the relationship between tooth malpositioning and other oral diseases is discussed.

Chapter 11 presents the results on **prosthetic status**. An average of 5.6 teeth have been lost in the 35–54 age group. Compared with earlier studies, the number of missing teeth has thus fallen by about half. Edentulousness, at 1.2 %, has also fallen significantly. This chapter also discusses the high incidence of tooth restorations: as high as 62.3 % in the 35–54 age group. The dental examination results are also compared in this chapter with the subjects' own assessment of their prosthetic status. Finally, it is shown that tooth loss and prosthetic status are strongly dependent on social class.

Chapter 12 presents selected results showing **correlations between sociological and dental variables**. The dental examination data are discussed with reference to important sociological parameters: use of dental services, oral hygiene practice, and eating and drinking habits. It is shown that there is no consistent pattern of preventive behaviour in the population. Even in the groups whose behaviour is exemplary in terms of use of dental services and oral hygiene, eating habits – in particular, high sugar consumption – are found to be inconsistent with other prophylactic aspects. Particular emphasis is placed on the correlation between social class and use of dental services, oral hygiene practice and eating and drinking habits.

In **Chapter 13, the fourth and last part** of the IDZ publication, the dental and behavioural results are placed in the **context of international research**, with particular emphasis on comparisons of epidemiological data with the United States and western Europe. The sociological part of the chapter includes in particular an international comparison of dental anxiety.

The general aim of this Volume 11 in the IDZ series is to present an epidemiological inventory of the burden of oral disease in the Federal Republic of Germany (i.e., the former West Germany), while at the same time a wealth of examples are given to illustrate the important opportunities accruing from closer cooperation between dental science and the behavioural and social sciences.

Teil A

Grundlagen und Studiendesign

3 Forschungsziele und Grundaufbau des Projekts

Wolfgang Micheelis
Jost Bauch

3.1 Vorbemerkung

Das Forschungsprojekt mit dem Arbeitstitel „Bevölkerungsrepräsentative Erhebung des Mundgesundheitszustandes und -verhaltens in der Bundesrepublik Deutschland" geht zurück auf einen Beschluß des Vorstandsausschusses des gemeinsam von Bundeszahnärztekammer und Kassenzahnärztlicher Bundesvereinigung getragenen Instituts der Deutschen Zahnärzte (IDZ) aus dem Jahre 1987, eine epidemiologische Bestandsaufnahme über die orale Krankheitslast in der Bundesrepublik Deutschland zu erarbeiten (IDZ, 1990). Darüber hinaus sollten wesentliche Aspekte mundgesundheitsrelevanter Einstellungen und Verhaltensweisen der Bevölkerung erfaßt werden, um zahnmedizinische Befunddaten mit Daten zu zentralen Risiko- und Einflußfaktoren exogener Art (sozialer und individueller Natur) auf die Mundgesundheit in Beziehung setzen zu können.

3.2 Literaturlandschaft

3.2.1 Zur Bevölkerungsrepräsentativität

Die Bevölkerungsrepräsentativität des Forschungsprojektes wurde deswegen als methodischer Anspruch ins Auge gefaßt, um eine zentrale Wissenslücke in der oralepidemiologischen Forschungslandschaft der Bundesrepublik Deutschland auffüllen zu können. Denn obwohl in der Vergangenheit für die Bundesrepublik eine Reihe oralepidemiologischer Erhebungen durchgeführt wurden, so beispielsweise die beiden großen bundesweiten kariesepidemiologischen Patientenerhebungen in zahnärztlichen Praxen aus dem Jahre 1978 (Patz und Naujoks, 1980) und dem Jahre 1983 (Naujoks und Hüllebrand, 1985), fehlte bisher ein epidemiologischer Datensatz zur oralen Morbiditätsprävalenz, der bei einer die tatsächliche Gesamtbevölkerung repräsentierenden Stichprobe von Untersuchungsprobanden gewonnen worden ist. Insofern war bisher auch unklar, in welcher Richtung bzw. mit welchem Anspruch die bei Patientenkollektiven erhobenen Daten in ihrer Ergebnisreichweite beurteilt werden müssen: **Unter**schätzen oder **über**schätzen Patientenstichproben die wahre Vorkommenshäufigkeit („true prevalence") von Oralkrankheiten in der Gesamtbevölkerung – also auch derjenigen Bevölkerungsteile, die nicht oder zumindest nicht so häufig einen Zahnarzt aufsuchen –, oder lassen sich Ergebnisse aus Patientenstichproben sozusagen bruchfrei auf die Verteilungsstrukturen in der Gesamtbevölkerung übertragen? Bei dieser Zuspitzung der Fragestellung auf den Typus der „Patientenstudie" muß allerdings auch gesehen werden, daß der Typus der „Regionalstudie" – also einer Populationsstudie in einem umgrenzten geografisch-politisch-sozialen Raum – diese Grundproblematik ebenso aufwirft, da interregionale Unterschiede in der Krankheitshäufigkeit selbstverständlich nicht ausgeschlossen werden können (man denke hier beispielsweise nur an regionalspezifische Ernährungsgewohnheiten im Hinblick auf den Kariesbefall!).

Daß diese Fragestellung der Reichweitenabschätzung epidemiologischer Befunde in der einschlägigen Fachliteratur ausgiebig diskutiert wird (z. B. Pflanz, 1973; Geissler und Thoma, 1979; Greiser, 1981; Schepank, 1987; Weber et al., 1990), ist selbstverständlich klar, weniger deutlich hingegen ist es, daß diese Problematik auch sehr praktische, vor allem politische Konsequenzen hat. So wird beispielsweise in der wissenschaftlichen Politikberatung diese potentielle Begrenzung der Aussagekraft von oralepidemiologischen Patientenstudien keineswegs immer gesehen (Jahresgutachten des Sachverständigenrates für die Konzertierte Aktion im Gesundheitswesen, 1987). Andererseits wird aber gerade mit Nachdruck dieses „Reichweitenproblem" beispielsweise für eine geeignete Konzeption und Datenbasis einer Gesundheitsberichterstattung für die Bundesrepublik (Forschungsgruppe Gesundheitsberichterstattung: Aufbau einer Gesundheitsberichterstattung, 1990) unterstrichen.

Plausibel ist sicherlich, daß sich die Problematik der Übertragbarkeit speziell von Daten aus Patientenstudien auf die Gesamtbevölkerung in Abhängigkeit von der Zielkrankheit bzw. des gesundheitlichen Problems sehr unterschiedlich darstellen mag. So wird man – um ein banales Beispiel zu nehmen – auf dem Feld der Erkältungskrankheiten eher mit Unterschätzungen zu rechnen haben, da der episodenhafte und symptomvertraute Charakter dieser Erkrankungsgruppe den Arztbesuch zumindest hinauszögern wird. Bei anderen Erkrankungen – beispielsweise Krankheiten mit einer ausgeprägten Schmerzsymptomatik – wird man es eher mit Überschätzungen zu tun haben, weil der Arztbesuch in starkem Maße beschwerdegesteuert erfolgt (Schach, Schwartz und Kerek-Bodden, 1989). Insofern erscheint vor diesem skizzierten Problemhintergrund über eine prinzipiell unklare Relationierung des Verhältnisses von Patientenstichproben zur Gesamtbevölkerung (als Grundgesamtheit) jedenfalls eine skeptische Einstellung angezeigt und Forschung zur Feststellung des Ausmaßes der „Unschärferelation" sinnvoll.

Für das spezielle Feld der Oralepidemiologie ist also festzustellen, daß sowohl im nationalen (also für die Bundesrepublik Deutschland) als auch im internationalen Bezug der Ergebnisstatus vieler Mundgesundheitserhebungen offen bleiben muß (Pieper und Kessler, 1985; Eder-Debye, Bauch und Micheelis, 1989; Einwag, 1990) und die ermittelten statistischen Morbiditätsbefunde in ihrer Bevölkerungsrepräsentativität nicht exakt beurteilt werden können. Dies schmälert allerdings keineswegs den Erkenntniswert der vorliegenden oralepidemiologischen Studien an ausgewählten Patientenkollektiven an sich, wenn sie zur Aufhellung dessen genutzt werden, wofür sie ihrer Natur nach zunächst einmal stehen: für die zahlenmäßige Erfassung von Morbiditätsereignissen im Zahn-, Mund- und Kieferbereich bei einer definierten Bevölkerungsgruppe, die nämlich zahnärztlich-professionell versorgt wird. Es erscheint fast überflüssig, an dieser Stelle hinzuzufügen, daß beispielsweise Probleme der regionalen Begrenzung, des einbezogenen Stadt-Land-Gefälles, der sozialen Schichtungsstruktur, der geschlechtlichen Zusammensetzung und andere Merkmale des untersuchten Patientenkollektivs geprüft werden müssen, um die Reichweite der Ergebnisse auch für den „Patientenbereich" in concreto abschätzen zu können.

3.2.2 Einbezug der versorgungspolitisch wichtigen Zahnerkrankungen

Eine weitere Besonderheit der oralepidemiologischen Forschungssituation betrifft die Tatsache, daß in der Vergangenheit ganz überwiegend kariesepidemiologische Erhebungen durchgeführt worden sind, während Studien zur Verteilung von Zahnfleisch- und Zahnbetterkrankungen oder – erst recht – zur Verteilung von Zahnstellungs- und Bißlagefehlern nur in einer sehr viel geringeren Zahl vorliegen. Dokumentierte epidemiologische Untersuchungen für den Bereich der Parodontopathien innerhalb der Bundesrepublik Deutschland (z. B. Lange und Schwöppe, 1981; Lange, 1983; Lange, 1986; Hohlfeld und Bernimoulin, 1986; Ahrens et al., 1988) oder auf dem Feld der Abweichungen und Fehlstellungen des Kausystems (z. B. Koch, 1986) zeigen unter dem hier interessierenden Gesichtspunkt der Bevölkerungsrepräsentativität entweder regionale und/oder patientbezogene Begrenzungen, so daß auch bei diesen beiden versorgungspolitisch wichtigen zahnmedizinischen Krankheitsgruppen epidemiologischer Forschungsbedarf zu verzeichnen ist.

3.2.3 Einbezug von Verhaltensfaktoren

Ein dritter Aspekt zur Charakterisierung der oralepidemiologischen Forschungslandschaft in der Bundesrepublik verdient ebenfalls Erwähnung: Die ganz überwiegende Mehrzahl vorliegender epidemiologischer Studien im Zahn-, Mund- und Kieferbereich ist vornehmlich klinisch-deskriptiv orientiert und mithin stark konzentriert auf die Erhebung von

Befunden. Fragen der „behavioral dentistry" (Cohen und Bryant, 1984) wurden – wenn überhaupt – nur in Teilstücken in das Erhebungsdesign eingewoben. Dem Komplex verhaltensbezogener Risikofaktoren (z. B. praktizierte Mund- und Zahnhygiene, Ernährungsgewohnheiten, Inanspruchnahmefrequenz zahnärztlicher Dienste usw.) in seinen Auswirkungen auf den objektiven Befundniederschlag wurde meistens nicht nachgegangen. Ausnahmen im Sinne einer sozialepidemiologisch orientierten Konzeption des Erhebungsmodells sind in der Literatur allerdings auch zu verzeichnen (z. B. Krüger, Mausberg und Kozielsky, 1978; Schiffner und Bauch, 1986; Schiffner und Gülzow, 1988; Pieper und Simaitis, 1989; Schiffner, 1989); bei diesen Untersuchungen handelte es sich dann allerdings vornehmlich um sogenannte Interventionsstudien, die ausgewählte oralprophylaktische Maßnahmen im Zeitverlauf morbiditätsstatistisch abschätzen wollten. Bei diesem Untersuchungstyp der experimentellen bzw. interventionellen Epidemiologie ist ohnehin klar, daß ein Einbezug von Verhaltensfaktoren unumgänglich ist, da Mundhygieneverhalten, Ernährungsverhalten und weitere Faktoren ätiopathogenetisch gerade für die Zahnkaries und die Parodontopathien von außerordentlich hoher Bedeutung sind.

Insgesamt bleibt festzustellen, daß ein Erkenntnisbemühen über den engen Zusammenhang von Verhalten und Befund im Bereich der Oralepidemiologie aus sozialwissenschaftlicher Sicht weiter vorangetrieben werden sollte (auf internationaler Ebene: WHO, 1985), um die Ursachenforschung – also die Identifikation von Risikofaktoren für die Mundgesundheit – zu vertiefen.

Eine dem heutigen sozialwissenschaftlichen Forschungsstand angemessene Erfassung soziodemographischer Merkmale der gewählten Untersuchungspopulationen (ZUMA-Standarddemographie, in: Pappi, 1979) stellt ebenfalls ein Forschungsdesiderat dar.

3.3 Zielbestimmungen des Projekts

Vor dem Hintergrund der obigen Grobskizzierung der gegenwärtigen oralepidemiologischen Forschungslandschaft in der Bundesrepublik Deutschland wurden nunmehr drei Forschungsziele ins Auge gefaßt, die für die Projektanlage der IDZ-Studie tragend sein sollten:

Forschungsziel 1
Die Erfassung der Vorkommenshäufigkeiten (Prävalenzen) von Zahnkaries, Zahnbetterkrankungen Parodontopathien) und Zahnstellungs- und Bißlagefehlern (Dysgnathien) bei einem bevölkerungsrepräsentativen Querschnitt der deutschen Bevölkerung (vgl. Kapitel 5).

Forschungsziel 2
Die Erfassung zentraler Risiko- und Einflußfaktoren (subjektive Einstellungen und Verhaltensweisen) für die Mundgesundheit in der Bevölkerung zu den klinisch relevanten Themenbereichen der Zahn- und Mundhygiene, der Ernährungsgewohnheiten bzw. des Zuckerkonsums, der Fluoridanwendung, der Art und Frequenz der Inanspruchnahme zahnärztlicher Dienste und ähnliches mehr (vgl. Kapitel 6). Zu diesem Forschungsziel gehört auch eine breite Dokumentation relevanter soziodemographischer Daten der Untersuchungspopulation.

Forschungsziel 3
Die Erfassung des zahnärztlichen Versorgungsgrades der Bevölkerung im Gesundheitssystem der Bundesrepublik Deutschland im Hinblick auf die Zielkrankheiten Zahnkaries, Parodontopathien und Dysgnathien; zusätzlich Erfassung des zahnprothetischen Versorgungsstatus.

Die Studie folgte mit dieser Zielkennzeichnung dem epidemiologischen Methodiktypus der Querschnittsstudie (Michaelis, 1990), d. h. in einem eng definierten Zeitraum (hier April bis September 1989) sollten bei einer repräsentativen Zufallsstichprobe der Grundgesamtheit „Deutsche Wohnbevölkerung in der Bundesrepublik Deutschland" (Stand: alte Bundesländer der Bundesrepublik) zahnmedizinische und sozialwissenschaftliche Daten erhoben werden.

Zur Strukturierung des Stichprobenmodells wurden insgesamt vier Altersgruppen ausgewählt, auf die sich die Erhebungsarbeiten beziehen sollten: 8/9 Jahre, 13/14 Jahre, 35–44 Jahre und 45–54 Jahre. Diese Altersgliederung erfolgte vor allem aus zwei Gründen: 1. sollte eine Ausrichtung an häufig verwendete Altersgruppenfestlegungen wichtiger nationaler Studien (insbesondere Patz und Naujoks, 1980; Naujoks und Hüllebrand, 1985) erfolgen, um Ergebnisvergleiche zu erleichtern und 2. sollte diese Alterskohortenauswahl auch auf internationaler Ebene (WHO, 1985; Leclercq und Barmes, 1990) die vergleichende Datenanalyse ermöglichen.

Mit der Entscheidung, die definierten Forschungsziele über den Typus der Querschnittsstudie empirisch zu organisieren, war gleichzeitig auch klar gewesen, daß der Schwerpunkt der Forschungsarbeit auf einer Beschreibung der erhobenen Merkmale liegen muß. Dennoch war aber auch beabsichtigt, den Übergang von einer deskriptiven Epidemiologie zu einer analytischen – also ursachenorientierten – Epidemiologie dadurch zu ermöglichen, daß eine Reihe von Zusammenhangsanalysen in das Auswertungsprogramm des Datenkörpers aufgenommen wurde (vgl. die Kapitel 8–13).

Insgesamt versteht sich das Projekt „Bevölkerungsrepräsentative Erhebung des Mundgesundheitszustandes und -verhaltens in der Bundesre-

publik Deutschland" als eine statistische Bestandsaufnahme über die
aktuelle orale Morbiditätsstruktur in der Bundesrepublik, wobei die systematische Berücksichtigung wichtiger Verhaltens- und Sozialfaktoren
im Erhebungsdesign Orientierungen und Einblicke in die Zusammenhänge und Determinanten des oralen Krankheitsgeschehens liefern
möchte (Eder-Debye, Micheelis und Bauch, 1989; IDZ, 1990).

3.4 Projektablauf

Es erscheint einleuchtend, daß ein epidemiologisches Großprojekt mit
obigem Zuschnitt bereits auf der organisatorischen Ebene eine Fülle
von Fragen aufwirft (personelle und technische Organisation, Studienablaufprozesse, Ausschöpfungsfragen usw.), die hinreichend durchdacht und hinsichtlich ihres empirischen Gewichtes detailliert beurteilt
werden müssen, bevor die eigentliche Haupterhebung verwirklicht werden kann (vgl. auch Greiser, 1981).

3.4.1 Pretest

Dementsprechend wurde nach den notwendigen theoretischen Vorarbeiten zur Entwicklung des Stichprobenmodells, zur Entwicklung der sozialwissenschaftlichen und sozialmedizinischen Erhebungsinstrumente,
zur Konzeption von Kalibrierungsveranstaltungen und der methodischen Anforderungen an die vorzunehmenden Zuverlässigkeitsüberprüfungen eine Vorstudie (Pretest) aufgelegt, die das Gesamtmodell im
„Kleindurchgang" austesten sollte (Bauch und Micheelis, 1989). Im einzelnen sollte über folgende Problemfelder mehr Klarheit erzeugt werden:

- Praktikabilität und Aussagekraft sowohl des zahnmedizinischen Befundungsprogramms als auch des sozialwissenschaftlichen Instrumentariums im Sinne eines Methodentestes
- Das Organisationskonzept der Studie, insbesondere die Kalibrierung (Vereinheitlichung hinsichtlich des Befundungsvorgehens) der niedergelassenen Zahnärzte und die Kooperation zwischen niedergelassenen Zahnärzten und den für die sozialwissenschaftliche Befragung eingesetzten Interviewern
- Die Teilnahmebereitschaft einer Zufallsstichprobe (!) durch Sammeln entsprechender Erfahrungen, Herausarbeiten besonderer Hemmnisse, die einer Mitwirkung im Wege stehen, sowie Aufzeichnungen von Möglichkeiten zur Überwindung solcher Hemmnisse und Erhöhung der Teilnahmebereitschaft
- Die Kostenkalkulation für die Hauptstudie anhand der Kooperations- und Organisationsabläufe bzw. der entsprechenden objektiven Projektnotwendigkeiten

Der Pretest wurde mit 10 niedergelassenen Zahnärzten aus unterschiedlichen Regionalräumen und insgesamt 103 Probanden unterschiedlichen Alters (Kinder/Jugendliche/Erwachsene) durchgeführt. Der Ablauf war so angelegt, daß zunächst die Probanden anhand der Fragebogenentwürfe (vgl. Kapitel 6) mündlich interviewt und dann anschließend anhand des Protokollentwurfes zur zahnmedizinischen Befundung (vgl. Kapitel 5) von den Zahnärzten klinisch untersucht werden sollten (erreichte Kontakte für den Befundungsteil: n = 91 von 103 Probanden). Diese Phase der Vorstudie einschließlich der theoretischen Arbeiten erstreckte sich über den Zeitraum Herbst 1987 bis Frühjahr 1988.

Insgesamt konnte der Pretest viel zur Optimierung der Hauptuntersuchung beitragen. So zeigte sich, daß

- wegen der Komplexität der Untersuchung ein speziell geschulter und hoch motivierter Interviewerstab (ca. 12–15 Interviewer) erforderlich war, der in der Hauptphase des Projektes die Stichprobenpunkte in den verschiedenen Regionen der Bundesrepublik Deutschland zu betreuten hatte
- bei der Adressenziehung eine stadtteilspezifische Adressenziehung nötig war, um große Anfahrtswege zur Untersuchung zu vermeiden
- die gesamte Organisation der Feldarbeit unbedingt in einer zentralen Lenkungshand verbleiben mußte
- kindgerechte Informationsmaterialien für die Projektteilnahme der Kinder fehlten
- die Interviews in einzelnen Punkten optimiert werden mußten
- die projektbezogene Schulungsarbeit der beteiligten niedergelassenen Zahnärzte didaktisch in einigen Punkten noch verbessert werden mußte.

3.4.2 Projektaufbau und -mitarbeiter der Hauptstudie

Über den genauen Aufbau des unter Berücksichtigung des Pretests entstandenen Erhebungsmodells für die empirische Hauptuntersuchungsphase informiert das folgende Kapitel (vgl. Kapitel 4), in den anschließenden Kapiteln (vgl. Kapitel 5 und 6) werden die inhaltlichen Erhebungsinstrumente für den sozialwissenschaftlichen und zahnmedizinischen Teil im einzelnen dargestellt. An dieser Stelle soll nur in Form einer Kurzskizze charakterisiert sein, in welcher Weise die beteiligten Arbeitsgruppen in die Abwicklung dieser oralepidemiologischen Großstudie aufgabenbezogen eingebunden waren.

Während die Federführung in der Projektkonzeption und die gesamte Projektleitung in den Händen des IDZ lag, war die Durchführung aller praktischen Organisationsaufgaben einschließlich der Durchführung der persönlichen Interviews und der EDV-gestützten Auswertungsprogramme Arbeitspart von Infratest. Die zahnmedizinische Expertengruppe war demgegenüber zuständig für die Konzeption der Befundungen, die Konzeption und Leitung der Schulung der Projektzahnärzte und die Durchführung verschiedener Zuverlässigkeitsüberprüfungen (Übereinstimmung im Befundungsverhalten zwischen Projektzahnärzten und Schulungsleiter).

Darüber hinaus arbeiteten an der IDZ-Studie 80 niedergelassene Zahnärzte aus der gesamten Bundesrepublik mit, die durch eine zentrale Aufrufkampagne in den „Zahnärztlichen Mitteilungen" (Heft 2/88) gewonnen worden waren. Diese Zahnärzte führten die zahnmedizinischen Befundungen an der Zufallsstichprobe der Probanden durch. Alle Projektzahnärzte wurden in jeweils regionalen Schulungsveranstaltungen auf ihre wissenschaftliche Befundungsaufgabe in Form von theoretischen Einführungen und praktischen Übungen im Hinblick auf die ausgewählten Indexsysteme vorbereitet.

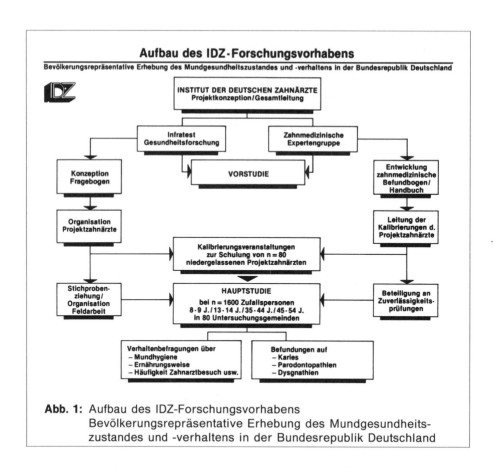

Abb. 1: Aufbau des IDZ-Forschungsvorhabens
Bevölkerungsrepräsentative Erhebung des Mundgesundheitszustandes und -verhaltens in der Bundesrepublik Deutschland

Die Abbildung 1 gibt einen Überblick über den Gesamtaufbau des Forschungsprojektes (vgl. Abb. 1).

Die Feldarbeit erstreckte sich von Anfang April 1989 bis August desselben Jahres.

Das Datenmaterial wurde im Zusammenwirken von IDZ, zahnmedizinischer Expertengruppe und Infratest anhand eines umfangreichen Datenplausibilitätsprogramms geprüft. Auf eine Gewichtung der Datenergebnisse anhand vorliegender demographischer Grundgesamtheitsverteilungen (Volkszählung 1987) konnte verzichtet werden, da „Soll" und „Ist" hinsichtlich relevanter Variablen (Geschlecht, Stellung im Beruf, Bundesland und Ortsgrößenklasse) nur geringfügige Abweichungen aufwiesen (vgl. Kapitel 4).

3.5 Literaturverzeichnis

Ahrens, G., Bauch, J., Bublitz, K.-A., Neuhaus, I.: Parodontalgesundheit der Hamburger Bevölkerung. Epidemiologische Ergebnisse einer CPITN-Untersuchung. Materialienreihe Band 2 des Instituts der Deutschen Zahnärzte (IDZ), 1988

Arnljot, H. A., Barmes, D. E., Cohen, L. K., Hunter, P. B. V., Ship, I. I. (eds.): Oral Health Care Systems. An international collaborative study. World Health Organization, London 1985

Bauch, J., Micheelis, W.: Die Mundgesundheitsstudie des IDZ kommt jetzt in die heiße Phase. Zahnärztliche Mitteilungen 79: 7/1989, S. 750–756

Cohen, L. K., Bryant, P. S. (eds.): Social Sciences and Dentistry. A Critical Bibliography. London 1984

Eder-Debye, R., Micheelis, W., Bauch, J.: Bevölkerungsrepräsentative Erhebung zum Mundgesundheitszustand und -verhalten in der Bundesrepublik Deutschland. Information Nr. 3/1989 des Instituts der Deutschen Zahnärzte (IDZ)

Einwag, J.: Stand der Gebißgesundheit in der Bundesrepublik Deutschland und den europäischen Ländern. Zahnärztliche Praxis 11/1990, S. 400–401

Forschungsgruppe Gesundheitsberichterstattung: Aufbau einer Gesundheitsberichterstattung – Bestandaufnahme und Konzeptvorschlag –. Band 1. Sankt Augustin 1990

Geissler, B., Thoma, P. (Hrsg.): Medizinsoziologie. Eine Einführung für medizinische und soziale Berufe. Frankfurt/Main 1979

Greiser, E.: Epidemiologische Grundbegriffe und Methoden. In: Viefhues, H. (Hrsg.): Lehrbuch Sozialmedizin. Stuttgart–Berlin–Köln–Mainz, 1981, S. 9–41

Hohlfeld, M., Bernimoulin, J. P.: Teilergebnisse einer epidemiologischen Untersuchung des Parodontzustandes bei 45- bis 54jährigen Berliner Probanden. Dtsch Zahnärztl. Z. 41: 1986, S. 619–622

Institut der Deutschen Zahnärzte: Mundgesundheit in der Bundesrepublik Deutschland. Broschürenreihe Band 3 des Instituts der Deutschen Zahnärzte (IDZ), Köln 1990

Koch, R.: Epidemiologische Studie an 5409 Kindern und Jugendlichen aus dem Bamberger Raum unter besonderer Berücksichtigung der Behandlungsbedürftigkeit von Fehlbildungen und kieferorthopädischer Behandlungsmaßnahmen. Habil.-Schrift 1986

Krüger, W., Mausberg, R., Kozielski, P. M.: Kariesfrequenz, Kariesbefall und soziale Milieubedingungen bei Kindern im Vorschulalter. Dtsch Zahnärztl. Z. 33, 1978, S. 164–166

Lange, D. E.: Parodontologie – Daten, Fakten, Entwicklungen und Zielsetzungen. Die Quintessenz 9, 1983, S. 1741–1754

Lange, D. E.: Häufigkeit, Schweregrad und Behandlungsbedürfigkeit von Parodontopathien. ZWR 95, 1986, S. 402–406

Lange, D. E., Schwöppe, G.: Epidemiologische Untersuchungen an Rekruten der Bundeswehr (Mund- und Gebißbefunde). Dtsch Zahnärztl. Z. 36, 1986, S. 432–434

Leclercq, M. H., Barmes, D. E.: International collaborative studies in oral health: a practical illustration of WHO research policy. International Dental Journal 40, 1990, S. 167–170

Michaelis, J.: Epidemiologie – Wissenschaft für die Praxis. Dt. Ärztebl. 87, 39/1990, S. 1741–1746

Micheelis, W., Bauch, J.: Zahnärzte – Mitarbeiter für ein wissenschaftliches Projekt gesucht! Zahnärztliche Mitteilungen 78: 2/1988, S. 104–105

Naujoks, R., Hüllebrand, G.: Mundgesundheit in der Bundesrepublik. Zahnärztliche Mitteilungen 75: 5/1985, S. 417–419

Pappi, F. U. (Hrsg.): Sozialstrukturanalysen mit Umfragedaten. Königstein/Ts. 1979

Patz, J., Naujoks, R.: Morbidität und Versorgung der Zähne in der Bevölkerung der Bundesrepublik Deutschland. Dtsch Zahnärztl. Z. 35, 1980, S. 259–264

Pflanz, M.: Allgemeine Epidemiologie. Aufgaben – Technik – Methoden. Stuttgart 1973

Pieper, K., Kessler, P.: Methoden der Kariesepidemiologie – eine kritische Übersicht –. Dtsch Zahnärztl. Z. 40, 1985, S. 372–381

Pieper, K., Simaitis, K.: Kariesbefall, Sanierungsgrad und Mundhygiene bei Kindern im Vorschulalter. Dtsch Zahnärztl. Z. 44, 7/1989, S. 503–506

Sachverständigenrat für die Konzertierte Aktion im Gesundheitswesen: Medizinische und ökonomische Orientierung. Jahresgutachten 1987, Baden-Baden 1987

Schach, E., Schwartz, F. W., Kerek-Bodden, H. E.: Die EVaS-Studie. Eine Erhebung über die ambulante medizinische Versorgung in der Bundesrepublik Deutschland. Wissenschaftliche Reihe Band 39.1 des Zentralinstituts für die kassenärztliche Versorgung in der Bundesrepublik Deutschland, Köln 1989

Schepank, H.: Psychogene Erkrankungen der Stadtbevölkerung. Eine epidemiologisch-tiefenpsychologische Feldstudie in Mannheim. Berlin–Heidelberg–New York–London–Paris–Tokyo 1987

Schiffner, U.: Der Einfluß kariespräventiver Verhaltensweisen auf Kariesbefunde von Kindern im Vorschulalter. Dtsch Zahnärztl. Z. 44, 7/1989, S. 531–535

Schiffner, U., Bauch, J.: Das Kindergartenbetreuungsprogramm ist in erster Linie bei der Mittelschicht effektiv. Zahnärztliche Mitteilungen 76, 8/1986, S. 938–941

Schiffner, U., Gülzow, H.-J.: Kariesfrequenz und Kariesbefall Hamburger Kindergarten- und Tagesheimkinder im Jahre 1987. Dtsch Zahnärztl. Z. 43, 1988, S. 1166–1171

Weber, I., Abel, M., Altenhofen, L., Bächer, K., Berghof, B., Bergmann, K. E., Flatten, G., Klein, D., Micheelis, W., Müller, P. J.: Dringliche Gesundheitsprobleme der Bevölkerung in der Bundesrepublik Deutschland. Zahlen – Fakten – Perspektiven. Baden-Baden 1990

4 Erhebungsmodell einschließlich Stichprobenbeschreibung mit Soll-Ist-Vergleich

Rosemary Eder-Debye
Jürgen Hoeltz

4.1 Vorbemerkung

Die Zielvorgaben dieser Studie erforderten die Entwicklung eines geeigneten Erhebungsmodells. Insbesondere sollte durch das Erhebungsmodell die ausführliche zahnmedizinische Befundung durch speziell geschulte niedergelassene Zahnmediziner mit einem bundesweit bevölkerungsrepräsentativen Ansatz zusammengeführt werden. Gleichzeitig sollte mit dieser Studie die Verknüpfung detaillierter umfassender Befunde zum Mundgesundheitszustand mit ausführlichen subjektiven Angaben zu zentralen Risiko- bzw. Präventivbereichen wie Ernährung, Mundhygiene und die Inanspruchnahme zahnmedizinischer Dienste ermöglicht werden. Die Indikatorfragen Risiko- bzw. Präventivverhalten sollten in einer persönlich-mündlichen Befragung durch speziell geschulte Interviewer eroben werden.

4.2 Stichprobenbildung und Zahnarzt-Rekrutierung

Wie man niedergelassene Zahnärzte parallel zur Bildung einer repräsentativen Bevölkerungsstichprobe auswählen kann, sie anschließend in standardisierten Befundungskonventionen durch ein zahnmedizinisches Expertenteam schulen kann und schließlich eine bevölkerungsrepräsentative Stichprobe diesen geschulten niedergelassenen Zahnärzten zur Befundung zuführen kann, wird aus folgender Abbildung 1 ersichtlich (vgl. Abb. 1).

Der erste Schritt der Stichprobenbildung bestand in der Auswahl der Untersuchungsgemeinden. Die Auswahl der Untersuchungsgemeinden basierte auf einer Schichtung aller Gemeinden nach Bundesland, Stadt- versus Landkreisen und Gemeindetypen nach Boustedt. Nach Möglichkeit sollten auch alle Regierungsbezirke in der Stichprobe berücksichtigt werden. Die Auswahl der Gemeinden in den einzelnen Schichten entsprach der Verteilung der Bevölkerung über diese Schichten.

Das Stichprobendesign sah die Auswahl von 80 sogenannten „Doppelpoints" vor, d. h. zwei benachbarte Stadtteile oder – in ländlichen Gebieten – zwei benachbarte Gemeinden, in denen 20 Probanden vom selben niedergelassenen Zahnarzt untersucht werden sollten. Da vier ver-

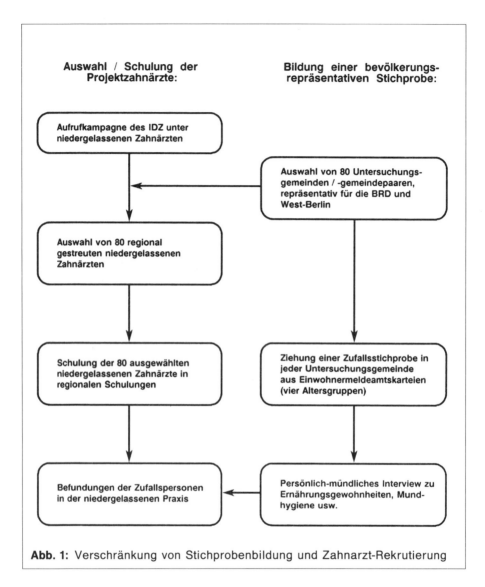

Abb. 1: Verschränkung von Stichprobenbildung und Zahnarzt-Rekrutierung

schiedene Altersgruppen in die Studie einbezogen werden sollten, ergaben sich für die vier Altersgruppen folgende Gruppengrößen für das Stichprobennetto-Soll:

- 8- und 9jährige: n = 400
- 13- und 14jährige: n = 400
- 35- bis 44jährige: n = 400
- 45- bis 54jährige: n = 400

insgesamt   n = 1600 Probanden (Soll)

In jedem Doppelpoint sollten demnach fünf Probanden aus jeder Altersgruppe befragt und zahnmedizinisch befundet werden.

Parallel zur Auswahl der Untersuchungsgemeinden erfolgte die Auswahl der niedergelassenen Zahnärzte, die zur zahnmedizinischen Befundung der Zufallsstichprobe herangezogen werden sollten. Bereits zur Pretest-Phase im Frühjahr 1988 hatte das IDZ einen Aufruf an interessierte niedergelassene Zahnärzte in den „Zahnärztlichen Mitteilungen" (Micheelis und Bauch, 1988) veröffentlicht, auf den sich insgesamt 507 Zahnärzte gemeldet hatten. 95 % dieser Zahnärzte (n = 482) füllten einen ihnen zugeschickten kurzen Fragebogen aus und bildeten somit einen „Pool" teilnahmewilliger Zahnärzte, aus denen diejenigen ausgesucht wurden, die in den ausgewählten Untersuchungsgemeinden bzw. in unmittelbarer Nachbarschaft ihre Praxis unterhielten.

Für 70 der insgesamt 80 Doppelpoints gelang es auf diese Weise, einen niedergelassenen Zahnarzt für die Mitarbeit am Projekt zu gewinnen. Für die restlichen 10 Doppelpoints konnten innerhalb kürzester Zeit neue teilnahmewillige Zahnärzte gewonnen werden, und zwar durch intensives Bemühen des IDZ in Zusammenarbeit mit den jeweiligen Zahnärztekammern[1]).

Der zweite Schritt der Stichprobenbildung bestand in der Ziehung einer Zufallsstichprobe der Probanden aus den Einwohnermeldeamtkarteien der ausgewählten Untersuchungsgemeinden. In größeren Städten wurden die Adressen aus Stadtteilen gezogen. Es wurde eine Zufallsstichprobe der deutschen Wohnbevölkerung in den vier Altersgruppen gebildet.

4.3 Organisation der Feldarbeit

Die Datenerhebung erfolgte für jeden Probanden zum einen durch einen Interviewer, zum zweiten durch einen niedergelassenen Zahnarzt.

Sowohl das klinische Spektrum der zahnmedizinischen Befundung, insbesondere die Berücksichtigung der Spezialgebiete Parodontologie und Kieferorthopädie, als auch die Forderung, vergleichbare Ergebnisse durch sehr viele verschiedene Zahnärzte erheben zu lassen, und darüber hinaus das Ziel der internationalen Vergleichbarkeit der Ergebnisse, machten eine Kalibrierung der Projektzahnärzte erforderlich. Dies sollte in ganztägigen regionalen Schulungsveranstaltungen ge-

---

[1]) Folgende Kammern wirkten mit:
Landeszahnärztekammer Niedersachsen, Landeszahnärztekammer Westfalen-Lippe, Landeszahnärztekammer Rheinland-Pfalz, Landeszahnärztekammer Bayern, Bezirkszahnärztekammer Stuttgart, Bezirkszahnärztekammer Tübingen.

schehen (näheres zum Kalibrierungskonzept vgl. Kap. 7). Unter organisatorischen Gesichtspunkten sollte die Kalibrierung der Projektzahnärzte nicht nur möglichst räumlich nahe am Ort der Niederlassung erfolgen, sondern auch im engen zeitlichen Zusammenhang mit der Feldarbeit stehen, d. h. erst kurz vor der eigentlichen Befundungsarbeit an der Zufallsstichprobe stattfinden.

Der Pretest hatte gezeigt, daß die Komplexität der Untersuchung den Einsatz eines speziell geschulten und besonders motivierten Interviewerstabes erforderte. Die Schulung sollte nicht nur themenbezogene Informationen liefern, die zur Durchführung der Interviews notwendig waren (z. B. Informationen zu Ernährungsfragen, zu Zahnputztechniken usw.), sondern betraf auch die Anwendung von halbstandardisierten Erhebungsinstrumenten bei den 8- und 9jährigen, und die Frage der Motivation und Überwindung von Hemmnissen, speziell auch psychologischen Hemmnissen, die einer zahnmedizinischen Untersuchung entgegenstehen könnten. Darüber hinaus bezog sich die Schulung auf die Zusammenarbeit zwischen Interviewer und Zahnarztpraxis, denn die Interviewer waren für die Einbestellung der Probanden zur Befundung, für die Terminüberwachung und für die evtl. nötige zusätzliche motivationale Arbeit, falls der Proband zum Befundungstermin nicht erschien, zuständig.

Sowohl das Konzept eines kleineren Interviewerstabes (14 Interviewer mit 2 Ersatzinterviewern) als auch die begrenzte Kapazität des zahnmedizinischen Expertenteams, die niedergelassenen Zahnärzte in regionalen Schulungen zu kalibrieren, bedingte die Notwendigkeit, die Feldarbeit nicht zeitgleich in allen 80 Untersuchungsgemeinden bzw. -gemeindepaaren durchzuführen, sondern zeitlich gestaffelt in sieben Wellen.

Neun regionale Schulungsveranstaltungen für die Projektzahnärzte erfolgten im Zeitraum vom 18. März bis zum 10. Juni 1989 in den folgenden Universitätszahnkliniken: Regensburg, Tübingen, Würzburg, München, Bonn, Münster, Hamburg, Göttingen und Marburg. Die Interviewer-Schulung fand am 22. März 1989 in München statt. Die 14 geschulten Interviewer konnten in einer Welle maximal 14 Untersuchungsgemeinden bzw. -gemeindepaare bearbeiten. Somit waren an jeder Welle auch maximal 14 Projektzahnärzte beteiligt. Die erste Welle begann Anfang April 1989 (Beginn der Interviewertätigkeit vor Ort). Die Feldarbeit wurde Mitte Juli (Interviewertätigkeit) bzw. im August 1989 (Befundung) abgeschlossen.

Jede Welle wurde eingeleitet mit einem persönlichen Anschreiben an die Probanden der Zufallsstichprobe in den betreffenden Untersuchungsgemeinden, das über Zweck und Inhalt der Studie Aufschluß gab und den Besuch des Interviewers ankündigte. Ein Unterstützungsschreiben des Bundesgesundheitsamtes und Pressemitteilungen an die jeweilige Lokalpresse stellten wichtige begleitende Motivationsmaßnahmen dar.

Die Datenerhebung erfolgte für jeden Probanden in zwei Phasen. Zuerst wurde der Proband zu Hause zu den Themen „Gesundheitszustand, Ernährungsgewohnheiten, Mundhygiene und Zahnarztinanspruchnahme" (vgl. Kap. 6) von einem Interviewer befragt. Anschließend vereinbarte der Interviewer mit dem Probanden einen Termin – in der Regel in den darauffolgenden Tagen – für die zahnärztliche Befundung. Zur Befundung suchte der Proband den wohnortnahen aber „fremden" Zahnarzt in seiner Praxis auf. Unmittelbar anschließend an die zahnärztliche Befundung wurde dem Probanden ein kleines Geschenk als Anerkennung für seine Teilnahmebereitschaft überreicht. Der Interviewer erhielt von der Zahnarztpraxis jeweils Rückmeldung, welche Probanden zur Befundung erschienen waren. Im Falle des Nicht-Erscheinens eines einbestellten Probanden versuchte der Interviewer durch neuerliche Kontaktaufnahme mit dem Probanden, einen neuen Termin zur Untersuchung zu vereinbaren.

4.4 Erfahrungen mit dem Erhebungsmodell

4.4.1 Regionale Kalibrierungsveranstaltungen

Die Terminplanung für die regionalen Schulungsveranstaltungen mit der erforderlichen langfristigen Terminabstimmung mit jedem der 80 Projektzahnärzte bedingte einen beträchtlichen organisatorischen Aufwand. Das Einhalten der vereinbarten Kalibrierungstermine war für den reibungslosen Ablauf der gesamten Feldarbeit wichtige Voraussetzung. Dank dem großen Engagement sowohl der einzelnen Projektzahnärzte als auch der kalibrierenden Experten, die die Schulungsveranstaltungen leiteten, gelang es im großen und ganzen, durch ein termingerechtes Kalibrieren diese Voraussetzung für die Befundungsarbeiten in den Untersuchungsgemeinden plangemäß zu schaffen. Neben den regulären regionalen Schulungsterminen mußten fünf Zahnärzte in Sonderterminen einzeln kalibriert werden.

Es war notwendig, insgesamt 84 niedergelassene Zahnärzte zur Kalibrierung einzuladen, um letztendlich das Soll von 80 kalibrierten Projektzahnärzten zu erreichen. In vier Fällen mußte Ersatz für einen bereits eingeplanten Zahnarzt gesucht werden, der den Entschluß zur Projektteilnahme später revidierte. In drei dieser Fälle gelang es, einen neuen teilnahmewilligen Zahnarzt in der gleichen Untersuchungsgemeinde (oder zumindest in unmittelbarer Nachbarschaft) zu rekrutieren, so daß diese Gemeinde noch im Stichprobenplan beibehalten werden konnte. In einem Fall mußte ein Ersatz sowohl des Zahnarztes als auch der Untersuchungsgemeinde vorgenommen werden[2]).

Alle kalibrierten Zahnärzte führten anschließend in ihrer eigenen Praxis die Befundung der Probanden aus der Zufallsstichprobe durch. Nach der Kalibrierung gab es keine weiteren Ausfälle bei den Projektzahnärzten.

4.4.2 Adressenziehung zur Bildung der Zufallsstichprobe

Mit einer Ausnahme gelang es, für alle Untersuchungsgemeinden im Stichprobenplan eine termingerechte Ziehung von Zufallsadressen (in den ausgewählten Altersgruppen) aus den Einwohnermeldeamtkarteien zu bekommen. In Bremen mußte auf alternative Auswahlverfahren zur Bildung der Stichprobe ausgewichen werden. Die Erwachsenen-Stichproben in Bremen wurden nach dem Adressen-Random-Verfahren gebildet, die Kinder- und Jugendlichen-Stichproben – wegen des sehr kleinen Anteils dieser Altersgruppen an der Gesamtbevölkerung – durch das Quoten-Auswahlverfahren.

4.4.3 Koordination zwischen Interviewer und Zahnarztpraxis

Wichtige Hilfe für den Ablauf der Feldarbeit in den einzelnen Untersuchungsgemeinden war eine gute Kooperation und Koordination zwischen Interviewer und Zahnarztpraxis, die weitestgehend hergestellt werden konnten. Die überwiegende Mehrzahl der Projektzahnärzte kam den Interviewern bzw. den Probanden mit einem breiten und/oder flexiblen Angebot an möglichen Befundungsterminen entgegen, was wesentlich zur guten Ausschöpfung und einer raschen Abwicklung der Feldarbeit in den einzelnen Untersuchungsgemeinden beitrug. Die Mehrzahl der Befundungen konnte innerhalb von sieben bis zehn Tagen nach dem Interview durchgeführt werden.

Schwierig gestaltete sich für die Interviewer die Motivation zögernder Probanden, wenn Befundungstermine erst lange nach dem Interview angeboten werden konnten oder auch wenn Terminangebote zu wenig Spielraum für Berufstätige ließen (z. B. nur Vormittags- oder Mittagstermine).

4.4.4 Probandengeschenke und andere unterstützende Maßnahmen

Das „Paket" von themenbezogenen Probandengeschenken, Unterstützungsschreiben des Bundesgesundheitsamtes und der Ankündigung der

---

[2]) Die Ersatzgemeinde wurde aus der gleichen Schicht gezogen (s. Abschn. 4.2) d. h. im gleichen Bundesland und Gemeindetyp.

Studie in der Lokalpresse (vgl. Abschn. 4.3) trug sicherlich neben dem engagierten Einsatz der Interviewer und der befundenden Zahnärzte wesentlich zur guten Ausschöpfung bei (vgl. Abschn. 4.5.1). Nicht nur konnte die Ausschöpfungsrate gegenüber dem Pretest verbessert werden, sondern es wurde auch eine deutliche Reduktion der Ausfallrate zwischen Interview und Befundung erzielt (7 % versus 12 % im Pretest).

4.5 Realisierte Stichprobe

4.5.1 Erzielte Stichprobengröße und Ausschöpfung

Die erzielte Stichprobengröße beträgt insgesamt für alle Altersgruppen n = 1898 für das Interview und n = 1763 für die Befundung. Somit konnte das vorgegebene Stichprobengrößen-Soll von n = 1600 um 10 % überschritten werden. Tabelle 1 (vgl. Tab. 1) zeigt die Zusammensetzung der realisierten Stichprobe nach Altersgruppen.

Tabelle 1: Zusammensetzung der realisierten Stichprobe nach Altersgruppen		
	Anzahl Interviews	Anzahl Befundungen
8/ 9jährige	459	443
13/14jährige	462	452
35–44jährige	500	451
45–54jährige	468	417
Gesamt	1889	1763

Wie bei jeder empirischen Studie ist die Festlegung der Stichprobengröße das Resultat eines Ausgleichs zwischen zu erwartendem Aufwand und Ertrag und den notwendigen Fallzahlen für die gewünschten Aufgliederungen der Ergebnisse, z. B. nach Alter und Geschlecht. Der Standardfehler bei der Schätzung von Populationsparametern verringert sich mit zunehmender Stichprobengröße nicht linear, sondern sogar unterproportional. So bewirkt eine Erhöhung der Stichprobengröße von n = 100 auf n = 400 eine Verringerung der Größe des Konfidenzintervalls für Populationsanteile von 0,20 auf 0,10 (auf dem 95 % Signifikanzniveau)[3]. Eine weitere Vergrößerung des Stichprobenumfangs von n =

---

[3] Bei ermittelten Stichprobenanteilen zwischen 0,40 und 0,60. Geringere und auch größere Stichprobenanteile gehen mit etwas kleineren Konfidenzintervallen einher (Bortz, 1984).

Tabelle 2: Ausschöpfung (ohne Bremen)[1]				
	Kinder 8/9 Jahre	Jugendliche 13/14 Jahre	Erwachsene 35–54 Jahre	Gesamt
Brutto gesamt	560	560	1700	2820
Nicht bearbeitete Adressen[2]	12	12	79	103
Brutto bearbeitete Adressen	548	548	1621	2717
Qualitätsneutrale Ausfälle[3]				
1. Adresse falsch, existiert nicht (mehr)	9 (1,6%)	4 (0,7%)	18 (1,1%)	31 (1,1%)
2. Zielperson verstorben	–	2 (0,4%)	3 (0,2%)	5 (0,2%)
3. Zielperson verzogen	13 (2,4%)	16 (2,9%)	55 (3,4%)	84 (3,1%)
4. Person gehört nicht zur Zielgruppe	2 (0,4%)	1 (0,2%)	1 (0,1%)	4 (0,1%)
Bereinigtes Brutto	**524**	**525**	**1544**	**2593**
Ausfälle[4]				
5. Im Haushalt niemanden angetroffen	9 (1,7%)	13 (2,5%)	58 (3,8%)	80 (3,1%)
6. Zielperson nicht angetroffen	5 (1,0%)	5 (1,0%)	37 (2,4%)	47 (1,8%)
7. Zielperson verreist	6 (1,1%)	5 (1,0%)	44 (2,8%)	55 (2,1%)
8. Zielperson krank/nicht in der Lage, dem Interview zu folgen	8 (1,5%)	1 (0,2%)	27 (1,7%)	36 (1,4%)
9. Zielperson nicht bereit aus Zeitgründen	3 (0,6%)	5 (1,0%)	194 (12,6%)	202 (7,8%)
10. Zielperson generell nicht bereit	39 (7,4%)	41 (7,8%)	226 (14,6%)	306 (11,8%)
Summe Ausfälle (5.–10.)	70 (13,4%)	70 (13,3%)	586 (38,0%)	726 (28,0%)
Anzahl Interviews[5]	454 (86,6%)	455 (86,7%)	958 (62,0%)	1867 (72,0%)
Anzahl Interviews ohne Befundung	16 (3,1%)	10 (1,9%)	100 (6,5%)	126 (4,9%)
Anzahl Befundungen[5]	438 (83,6%)	445 (84,8%)	858 (55,6%)	1741 (67,1%)

[1] Folgende Darstellung bezieht sich auf alle Untersuchungsgemeinden außer Bremen. In Bremen wurden andere Stichprobenverfahren (Adressen-Random, Quote) angewendet, die mit den sonst angewendeten Verfahren nicht ohne weiteres verglichen werden können (vgl. Kap. 4.4.2).

[2] Wegen beschränkter Kapazität der Zahnarztpraxen wurden diese Adressen vom Interviewer nicht bearbeitet, d. h. er unternahm in diesen Fällen keinen Kontaktversuch.

[3] Prozentzahlen (Zeilen 1–4) beziehen sich auf das Brutto der bearbeiteten Adressen.

400 pro Altersgruppe auf beispielsweise n = 1000 brächte lediglich eine weitere Verringerung dieses Konfidenzintervalls von 0,10 auf 0,06.

Entscheidende Kriterien für die Stichprobengüte sind neben dem Erreichen der erwünschten Mindestgröße (n = 1600) der Grad der Ausschöpfung und die Ausgewogenheit der Stichprobe hinsichtlich zentraler soziodemographischer Merkmale (s. auch Abschn. 4.5.2). Das Studiendesign mit getrennten Phasen der Datenerhebung im Interview und in der Befundung hat zwei verschiedene Ausschöpfungsraten zur Folge. Eine Reihe von Faktoren sind für Ausfälle zwischen Interview und Befundung und somit für die unterschiedlichen Ausschöpfungsraten verantwortlich, wie z. B. Zeitgründe, Entfernungs- oder Transportprobleme, Zahnarztangst usw.

Tabelle 2 stellt die Ausschöpfungsraten und Ausfallgründe für die gesamte Stichprobe und für die einzelnen Altersgruppen dar (vgl. Tab. 2). Die Ausschöpfungsrate beträgt für die Gesamtstichprobe 67 % für die Befundung und sogar 72 % für das Interview, ein für epidemiologische und sozialwissenschaftliche Forschung sehr gutes Resultat. Die Ausschöpfungsraten sind, wie zu erwarten war, in den einzelnen Altersgruppen unterschiedlich, und liegen in den Kinder- und Jugendlichen-Gruppen für die zahnmedizinische Befundung sogar bei ca. 84 %. Der elterliche Einfluß spielte hier sicherlich eine entscheidende Rolle. Die Angabe von Zeitmangel als Grund für die Nicht-Teilnahme war fast ausschließlich in den Erwachsenen-Gruppen zu beobachten. Auch die Nicht-Antreffbarkeit war deutlich häufiger in den Erwachsenen-Gruppen.

4.5.2 Stichprobenstruktur

Neben der Frage der Ausschöpfung ist für die Qualität der Stichprobe entscheidend, ob zwischen Teilnehmern und Nicht-Teilnehmern Unterschiede in Merkmalen bestehen, die zu einer Verzerrung der Ergebnisse führen könnten. Ein Vergleich zwischen der Verteilung ausgewählter soziodemographischer Variablen in der Grundgesamtheit und in der Stichprobe dient der Suche nach möglichen Verzerrungen in der Stichprobenstruktur.

Tabelle 3 zeigt die Geschlechtsverteilung für Grundgesamtheit und Stichprobe in den betreffenden Altersgruppen (vgl. Tab. 3). Es zeigt sich eine sehr gute Übereinstimmung zwischen Population und Stichprobe in der Geschlechtsverteilung.

Fußnote zur Tabelle 2 (Fortsetzung):
[4] Alle folgenden Prozentzahlen beziehen sich auf das bereinigte Brutto.
[5] Diese Zahlen ergeben, zusammen mit den in Bremen durchgeführten Interviews und Befundungen, die vollständige Stichprobengröße, die in Tab. A 1 im Anhang dargestellt ist.

Tabelle 3: Geschlechtsverteilung für Grundgesamtheit[1]) und Stichprobe		männlich %	weiblich %
8/9jährige	Grundgesamtheit	51,3	48,7
	Interview-Stichprobe	51,2	48,8
	Befundungsstichprobe	51,7	48,3
13/14jährige	Grundgesamtheit	51,2	48,8
	Interview-Stichprobe	52,6	47,4
	Befundungsstichprobe	53,1	46,9
35–44jährige	Grundgesamtheit	50,6	49,4
	Interview-Stichprobe	47,7	52,3
	Befundungsstichprobe	46,4	53,6
45–54jährige	Grundgesamtheit	50,3	49,7
	Interview-Stichprobe	49,2	50,8
	Befundungsstichprobe	48,7	51,3

[1]) Deutsche Wohnbevölkerung; Quelle: Amtliche Bevölkerungsfortschreibungen zum 31. 12. 1986

Tabelle 4: Verteilung der Grundgesamtheit[1]) und Stichprobe nach Gemeindetyp		Kreisfreie Städte %	Land- kreise %
8/9jährige	Grundgesamtheit	26,2	73,8
	Interview-Stichprobe	32,2	67,8
	Befundungsstichprobe	32,3	67,7
13/14jährige	Grundgesamtheit	25,6	74,4
	Interview-Stichprobe	31,8	68,2
	Befundungsstichprobe	31,6	68,4
35–44jährige	Grundgesamtheit	33,2	66,8
	Interview-Stichprobe	30,7	69,3
	Befundungsstichprobe	31,0	69,0
45–54jährige	Grundgesamtheit	33,0	67,0
	Interview-Stichprobe	31,1	68,9
	Befundungsstichprobe	31,4	68,6

[1]) Deutsche Bevölkerung am Ort der Hauptwohnung; Quelle: Amtliche Bevölkerungsfortschreibungen zum 31. 12. 1986

Die Verteilung der Grundgesamtheit und Stichprobe nach Gemeindetyp (kreisfreie Städte versus Landkreise) ist in Tabelle 4 dargestellt. Während die Erwachsenen-Stichproben eine sehr ausgewogene Verteilung aufweisen, zeigt sich bei den Jugendlichen- und Kinderstichproben ein leicht erhöhter Anteil von Probanden aus kreisfreien Städten (vgl. Tab. 4).

Die regionale Verteilung der Stichprobe im Vergleich zur Grundgesamtheit über die 11 Bundesländer ist im Anhang dargestellt.

Ein zentraler Faktor, der einen systematischen Einfluß auf die Ergebnisse zum Mundgesundheitsstatus ausüben kann, ist der natürliche Fluoridgehalt des Trinkwassers. Tabelle 5 zeigt den Fluoridgehalt im Trinkwasser für die Untersuchungsgemeinden im Vergleich zu 7531 ausgewerteten Gemeinden, die in der Fluoridkarte des WIdO dargestellt sind (vgl. Tab. 5). Die nahezu gleichen Verteilungen zeigen, daß die untersuchte Stichprobe auch in dieser Hinsicht eine hohe Repräsentativität erreicht.

Tabelle 5: Verteilung der Untersuchungsgemeinden nach natürlichem Fluoridgehalt im Trinkwasser (Eberle, 1988)				
	IDZ-Studie		Ausgewertete Gemeinden in der Bundesrepublik (alte Bundesländer einschließlich West-Berlin[1])	
	Anzahl	%	Anzahl	%
Gemeinden/Gemeindepaare davon:	80	100,0	7531	100,0
Kategorie I (bis 0,25 mg F/l)	70	88,6	6920	91,9
Kategorie II (0,25–0,50 mg F/l)	7	8,8	601	8,0
Kategorie III (0,50–0,75 mg F/l)	1	1,3	123	1,6
Kategorie IV (mehr als 0,75 mg F/l)	1	1,3	48	0,6
Keine Angabe	3	3,8	–	–

[1]) Einige Gemeinden mußten in unterschiedliche Kategorien eingestuft werden, so daß die Summe der Prozentangaben 100,0 % übersteigt.

Besonders wichtig für die vorliegenden Fragestellungen nach Mundgesundheitsstatus, Ernährungs- und Präventivverhalten dürften auch eventuelle Abweichungen der Stichprobe von der Struktur der Grundgesamtheit in den Variablen sein, die als zentrale Kennzeichen der sozialen Schicht angesehen werden können. Tabelle 6 zeigt die Verteilungen für Grundgesamtheit und Stichprobe in der Variable „berufliche Stellung" für die männlichen Erwachsenen. Die Anteile von Arbeitern, Angestellten und Selbständigen zeigen eine sehr gute Übereinstimmung zwischen Interview-Stichprobe und Grundgesamtheit (vgl. Tab. 6). Der Anteil der Beamten ist dagegen leicht erhöht in der Stichprobe (16 % versus 12 % in der Grundgesamtheit).

Tabelle 6: Berufliche Stellung: Männer[1]), 35–54 Jahre

	Grundgesamtheit Männer[2]) 35–54 Jahre %	Interview-Stichprobe Männer 35–54 Jahre %
Arbeiter	37,2	35,0
Angestellte	36,7	34,8
Beamte	12,2	16,2
Selbständige	13,9	12,8
Andere/Keine Angabe	–	1,3

[1]) Gegenwärtige berufliche Stellung; bei Arbeitslosigkeit/Nicht-Erwerbstätigkeit zählt die frühere berufliche Stellung.
[2]) Bundesrepublik Deutschland (West), Stand April 1988; Quelle: Statistisches Bundesamt, 1989. Diese Zahlen basieren auf der Annahme, daß diejenigen, die gegenwärtig arbeitslos oder erwerbslos sind (8,5 %), die gleiche Verteilung über berufliche Stellung aufweisen wie die derzeit Erwerbstätigen.

Nur knapp die Hälfte (56 %) der erwachsenen deutschen Frauen in der Altersgruppe 35 bis 54 Jahre ist derzeit erwerbstätig und nur für diesen Teil der weiblichen Bevölkerung sind offizielle Statistiken zur beruflichen Stellung verfügbar. Tabelle 7 vergleicht daher die berufliche Stellung der Frauen nur für derzeit erwerbstätige Frauen. Die Übereinstimmung zwischen Grundgesamtheit und Stichprobe im Anteil Angestellte und Selbständige ist sehr gut. Der Anteil von Beamten ist in der Stichprobe zwar tendenziell aber nicht signifikant erhöht. Der deutlichste und einzige knapp signifikante Unterschied liegt in der leichten Unterrepräsentanz von Arbeiterinnen in der Stichprobe derzeitig erwerbstätiger Frauen gegenüber der Grundgesamtheit (vgl. Tab. 7).

Tabelle 7: Berufliche Stellung: Erwerbstätige Frauen, 35–54 Jahre		
	Grundgesamtheit deutsche erwerbstätige Frauen 35–54 Jahre[1] %	Interview-Stichprobe, nur derzeit erwerbstätige Frauen, 35–54 Jahre (n = 304) %
Arbeiterinnen	25,5	20,1
Angestellte	55,3	57,6
Beamte	5,6	7,6
Selbständige	13,6	14,5
Andere/Keine Angabe	–	0,3

[1] Bundesrepublik Deutschland (West); Stand April 1988; Quelle: Statistisches Bundesamt, 1989

Weitere Hinweise zur Frage von eventuellen systematischen Verzerrungen in der Stichprobenstruktur können aus der Gegenüberstellung von befundeten Probanden einerseits und Probanden, die zwar mündlich befragt wurden, aber dann nicht zur Befundung beim Zahnarzt erschienen sind, andererseits gewonnen werden. Insgesamt 126 Probanden gehören dieser letzten Gruppe an. Der Großteil dieser Probanden (n = 100) ist zwischen 35 und 54 Jahre alt. Für sie existieren zwar keine zahnmedizinischen Befunddaten, aber ihre Interviewdaten erlauben einen Vergleich mit den befundeten Probanden in den folgenden Bereichen:

- Soziodemographische Variablen (Alter, Geschlecht, soziale Schicht, berufliche Stellung, Schulbildung)
- Subjektive Morbidität (Zahnbeschwerden, Anzahl fehlender Zähne, Zahnersatz)
- Risiko- bzw. Präventivverhalten (Zuckerkonsum, Mundhygiene, Zahnarzt-Inanspruchnahme, Zahnarzt-Angst).

Der Vergleich zwischen befundeten Erwachsenen und Erwachsenen, die zwar interviewt aber nicht vom Zahnarzt befundet wurden (im folgenden „Nichtbefundete" genannt), zeigt keine signifikanten Unterschiede in soziodemographischen Variablen (vgl. Tab. 8). Der Frauenanteil ist zwar unter den Nichtbefundeten etwas niedriger, diese Differenz erreicht aber nicht annähernd statistische Signifikanz (p = .14, chi^2-Test).

Tabelle 8: Soziodemographische Merkmale von befundeten und nichtbefundeten Probanden (35–54 Jahre)		
	Befundete (n = 868)	Nichtbefundete (n = 100)
Alter (im Mittel)	44,1	44,4
Geschlecht	%	%
männlich	47,6	56,0
weiblich	52,4	44,0
Schicht[1])		
Oberschicht	13,1	14,0
Mittelschicht	50,8	45,0
Unterschicht	35,1	36,0
Keine Angabe	0,9	5,0
Berufliche Stellung[2])		
Arbeiter	28,9	26,0
Angestellte	45,6	48,0
Beamte	12,1	6,0
Selbständige	11,2	15,0
Sonstige	0,7	–
Keine Angabe	1,5	5,0
Schulbildung		
Volks-, Hauptschule	60,4	59,0
Mittlere Reife, Realschule	20,4	16,0
Fachhochschulreife	3,5	2,0
Abitur	13,6	16,0
Anderer/kein Schulabschluß	1,3	2,0
Keine Angabe	0,9	5,0

[1]) Zur Beschreibung des Schichtindex vgl. Kap. 6
[2]) Derzeitige, falls nicht mehr berufstätig, letzte Stellung

In der subjektiven Wahrnehmung von Zahnbeschwerden weisen befundete und nichtbefundete Erwachsene ebenfalls weitgehend Übereinstimmung auf. Beide Gruppen berichten in gleichem Ausmaß von Zahnschmerzen (z. B. beim Zähneputzen, auf Heißes bzw. Kaltes oder auch Süßes) oder sonstigen Zahnbeschwerden (z. B. Beeinträchtigung der Kaufunktion, Zahnfleischschwund, Zahnfleischbluten oder Schmerzen bzw. Geräusche in den Kiefergelenken). Auch sogenannte Parafunktionen (Zähneknirschen, Zungenpressen, Wangen- oder Lippenbeißen usw.) werden in beiden Gruppen gleich häufig berichtet.

In der allgemeinen Einstellung zu den eigenen Zähnen zeigen sich allerdings zwischen beiden Gruppen einige Unterschiede. Nichtbefundete stimmen zweimal so häufig der Aussage zu: „Im Vergleich zu meinen

Altersgenossen habe ich mehr Ärger mit meinen Zähnen" (20 % gegenüber nur 11 % in der befundeten Gruppe; p < .01, chi^2-Test). Nichtbefundete Personen sind auch etwas seltener der Meinung, daß ihre Zähne gut aussehen (37 % versus 47 %; p = .08, chi^2-Test).

Im Rahmen des Interviews wurden auch einige Fragen zum Zahnbestand und Zahnersatz gestellt. Prüfungen haben erwartungsgemäß für die befundeten Probanden eine nur begrenzte Übereinstimmung zwischen den subjektiven Angaben und dem zahnmedizinischen Befund ergeben. Folglich sind subjektive Angaben zur Anzahl fehlender Zähne, zum Vorhandensein von Zahnlücken und zur Art und zum Ausmaß von Zahnersatz nur mit Vorsicht zu interpretieren (vgl. hierzu auch Kap. 11). Bei aller Vorsicht in der Interpretation sind aber evtl. Unterschiede zwischen befundeten und nichtbefundeten Personen in diesen subjektiven Angaben von zentraler Bedeutung für die Prüfung möglicher Selektionseffekte in der befundeten Stichprobe. Die Angaben von befundeten und nichtbefundeten Erwachsenen zum Zahnbestand und Zahnersatz sind in Tab. 9 dargestellt (vgl. Tab. 9).

Nichtbefundete Probanden berichten im Durchschnitt von einer signifikant höheren Anzahl von verlorengegangenen Zähnen (7,1 versus 5,7 bei befundeten Probanden; p < .05, zweiseitiger t-Test). Der unterschiedliche Anteil von „Vollprothesenträgern (OK + UK)" – nach eigenen Angaben zweimal so hoch in der nichtbefundeten Gruppe – verfehlt dagegen die statistische Signifikanz bei weitem (p = .23, chi^2-Test). Dennoch zeigt dieser Vergleich, daß der Anteil der Vollprothesenträger bei den befundeten Probanden vermutlich etwas höher ausgefal-

Tabelle 9: Subjektive Angaben zum Zahnbestand und Zahnersatz bei befundeten und nichtbefundeten Probanden (35–54 Jahre)

	Befundete[1]) (n = 868)	Nichtbefundete[2]) (n = 100)
Alle natürlichen Zähne noch vorhanden	20,3 %	18,4 %
Mittlere Anzahl fehlender Zähne	5,7	7,1
Ohne Zahnersatz	35,5 %	36,7 %
Vollprothesenträger (OK + UK)	2,4 %	5,1 %
Zahnlücken vorhanden (fehlende Zähne ohne Zahnersatz)	35,2 %	38,5 %

[1]) Prozentangaben beziehen sich auf die Gruppe der Befundeten bzw. Nichtbefundeten abzüglich der Probanden ohne Angaben zur jeweiligen Frage.
[2]) p < .05, t-Test (zweiseitig)

len wäre, wären alle 100 nichtbefundeten Personen ebenfalls zahnmedizinisch untersucht worden. Eine Analyse der befundeten Probanden ergibt, daß nur knapp jeder zweite Proband (48 %), der nach eigenen Angaben Vollprothesenträger (OK + UK) ist, beim zahnmedizinischen Befund als Totalprothesenträger (OK + UK) bestätigt wurde. Legt man diese Übereinstimmungsrate zugrunde, so hätte die zahnmedizinische Untersuchung aller 100 nichtbefundeten Erwachsenen schätzungsweise zu einer Erhöhung des Anteils von Personen, denen alle 28 Zähne fehlen, von 1,15 % (vgl. Kap. 11) auf 1,24–1,34 % geführt. Die Untererfassung von Vollprothesenträgern durch das realisierte Studiendesign ist demnach als geringfügig einzustufen.

Eine analoge Schätzung des Einflusses auf den Index M-T durch eine Befundung aller 100 Erwachsenen, die nicht zur Befundung erschienen sind, kann auf der Basis der oben erwähnten höheren Anzahl von fehlenden Zähnen nach subjektiver Angabe in der Gruppe der Nichtbefundeten durchgeführt werden. Von den nach subjektiven Angaben fehlenden Zähnen in der befundeten Gruppe (durchschnittlich 5,7) konnten knapp 95 % durch den zahnmedizinischen Befund bestätigt werden (durchschnittlicher M-T-Wert von 5,4). Legt man die gleiche Übereinstimmungsrate zwischen subjektiven Angaben und zahnmedizinischem Befund auch für die Nichtbefundeten zugrunde, so würde eine Befundung dieser 100 Personen zu einer Erhöhung des durchschnittlichen M-T-Wertes für die gesamte Erwachsenen-Stichprobe von 5,4 (vgl. Kap. 11) auf 5,5 führen. Auch hier hat also die Untererfassung von Probanden mit einer höheren Anzahl fehlender Zähne vermutlich nur minimale Auswirkungen auf das Gesamtergebnis.

Ein Vergleich zwischen Befundeten und Nichtbefundeten in einigen Merkmalen des Risiko- bzw. Präventivverhaltens zeigt für die Mundhygiene und die ZA-Inanspruchnahme (Zeitpunkt des letzten ZA-Besuches) keine Unterschiede. Der Zuckerkonsum ist dagegen in der nichtbefundeten Gruppe tendenziell erhöht (p = .09, t-Test). Entscheidender Faktor, der einer Befundung im Rahmen dieser Studie entgegenstand, dürfte die Zahnarztangst sein, denn die Zahnarztangst ist in der nichtbefundeten Gruppe signifikant stärker ausgeprägt (p = .02, t-Test).

4.5.3 Zusammenfassung zur Güte der Stichprobe

Die Güte der realisierten Stichprobe läßt sich zusammenfassend wie folgt darstellen:

- Die erwünschte Mindest-Stichprobengröße (n = 1600) wurde um 10 % übertroffen (n = 1763 befundete Probanden). Die Interview-Stichprobe umfaßt sogar 1889 Probanden.
- Die Ausschöpfungsrate liegt bei 72 % für das Interview und bei 67 % für die zahnmedizinische Befundung, ein für epidemiologische

und sozialwissenschaftliche Forschung sehr gutes Ergebnis.
- Die erzielte Stichprobe zeigt eine sehr gute Übereinstimmung mit der Grundgesamtheit in zentralen soziodemographischen Merkmalen. Auch der natürliche Fluoridgehalt des Trinkwassers in den ausgewählten Untersuchungsgemeinden entspricht der Verteilung des Fluoridgehaltes im Trinkwasser der gesamten Bundesrepublik Deutschland (alte Bundesländer). Aufgrund der sehr guten Übereinstimmung zwischen Stichprobe und Grundgesamtheit wurde bei der Auswertung auf eine Gewichtung der Ergebnisse zur Korrektur von eventuellen strukturellen Stichprobenverzerrungen verzichtet.
- Ein Vergleich zwischen befundeten und interviewten aber nicht befundeten Erwachsenen zeigt eine gute Übereinstimmung in soziodemographischen Merkmalen und eine nur minimale Tendenz zur Untererfassung von Probanden mit weitgehendem Zahnverlust in der befundeten Stichprobe.

4.6 Tabellenanhang

Tabelle A 1: Verteilung der Grundgesamtheit[1]) und Stichprobe innerhalb der Altersgruppen nach Bundesland

		8/9-jährige %	13/14-jährige %	35–44-jährige %	45–54-jährige %	Summen der ausgewählten vier Altersgruppen %
Schleswig-Holstein	Soll[2])	4,4	4,7	4,6	4,5	4,6
	Int.[3])	3,9	4,8	5,2	3,9	4,4
	Bef.[4])	3,6	4,9	5,3	4,2	4,5
Hamburg	Soll	1,9	2,0	2,6	2,7	2,6
	Int.	2,2	2,8	2,3	3,3	2,6
	Bef.	2,3	2,7	1,6	3,5	2,5
Niedersachsen	Soll	12,8	13,5	12,0	12,0	12,1
	Int.	12,4	12,3	13,3	12,6	12,7
	Bef.	12,6	12,4	12,9	12,7	12,6
Bremen	Soll	0,9	0,9	1,1	1,1	1,1
	Int.	1,1	1,5	0,8	1,2	1,2
	Bef.	1,1	1,5	0,9	1,4	1,2
NRW	Soll	26,0	25,9	26,6	27,7	27,1
	Int.	26,6	26,0	26,8	26,5	26,5
	Bef.	26,0	25,4	26,4	25,2	25,8

Fortsetzung Seite 58

Tabelle A 1: Fortsetzung						
		8/9-jährige	13/14-jährige	35–44-jährige	45–54-jährige	Summen der ausgewählten vier Altersgruppen
		%	%	%	%	%
Hessen	Soll	8,6	8,5	9,2	8,8	9,0
	Int.	8,7	8,9	9,1	9,3	9,0
	Bef.	8,8	8,8	8,5	9,2	8,8
Rhl.- Pfalz	Soll	6,4	6,2	5,9	6,0	6,0
	Int.	6,1	6,5	6,0	6,0	6,1
	Bef.	6,3	6,6	6,2	6,2	6,4
Baden-Württembg.	Soll	15,2	15,2	14,4	14,6	14,6
	Int.	15,9	16,0	15,6	16,0	15,9
	Bef.	16,5	16,2	16,3	15,9	16,2
Bayern	Soll	19,5	19,2	18,1	17,5	17,9
	Int.	19,2	18,4	17,2	18,9	18,4
	Bef.	18,7	18,6	17,9	19,2	18,6
Saarland	Soll	1,8	1,6	1,7	1,8	1,8
	Int.	1,3	1,3	1,2	0,6	1,1
	Bef.	1,4	1,3	1,1	0,7	1,1
Berlin	Soll	2,4	2,3	3,7	3,3	3,4
	Int.	2,6	1,5	2,5	1,6	2,1
	Bef.	2,7	1,5	2,8	1,8	2,2

[1] Deutsche Bevölkerung am Ort der Hauptwohnung. Quelle: Amtliche Bevölkerungsfortschreibungen zum 31. 12. 1986
[2] Soll = Grundgesamtheit in der jeweiligen Altersgruppe
[3] Int. = Interview-Stichprobe
[4] Bef. = Befundungsstichprobe

4.7 Literaturverzeichnis

Bortz, J.: Lehrbuch für empirische Forschung für Sozialwissenschaftler. Berlin, Heidelberg, New York, Tokio, 1984
Eberle, G.: Fluoridkarte der Bundesrepublik Deutschland. WIdO-Materialien, Band 25/2, 2. überarbeitete, weitgehend komplettierte Auflage, Bonn, 1988
Micheelis, W., Bauch, J.: Zahnärzte-Mitarbeit für ein wissenschaftliches Projekt gesucht! Zahnärztliche Mitteilungen 78: 2/88, S. 104–105

Teil B

Aufbau und Inhalte der Erhebungsinstrumente

5 Aufbau und Inhalte des zahnmedizinischen Erhebungsinstrumentariums

Johannes Einwag
Peter Dünninger
Klaus Keß
Rudolf Naujoks
Elmar Reich

5.1 Vorbemerkung

Bei der hier vorliegenden bevölkerungsrepräsentativen Untersuchung handelt es sich um eine sogenannte „Prevalence Study", mit der die Verbreitung von Karies, Parodontopathien, Zahnfehlstellungen und Okklusionsstörungen, Zahnersatz, Dentalfluorose und Traumen in der Bundesrepublik Deutschland ermittelt werden sollte (vgl. hierzu auch Kapitel 3).

5.2 Terminologische Festlegungen

Ohne eine internationale Abstimmung bezüglich der Terminologie wäre ein Vergleich verschiedener Studien nahezu unmöglich. Die FDI hat daher (FDI, 1975; Franke, 1976) ein entsprechendes, umfangreiches, weltweit anwendbares Glossar entwickelt. Im Rahmen der vorliegenden Studie werden diese Definitionen zugrunde gelegt. Diese Aussage gilt sowohl bezüglich der Beschreibung der Zahnkaries als auch der Kariesindices sowie der Fachausdrücke für diagnostische Maßnahmen (Zahnschema, Untersuchung, Befundaufzeichnung ...).

5.3 Merkmale der Diagnoseerstellung

Insgesamt 80 anhand eines Befundhandbuches (IDZ, 1991) und durch praktische Übungen kalibrierte (vgl. hierzu Kapitel 7) niedergelassene Zahnärzte führten die Befunderhebungen durch. Die Untersuchungen erfolgten auf dem Zahnarztstuhl in der jeweiligen zahnärztlichen Praxis. Als Lichtquelle dienten die üblichen Kaltlichtlampen. Im einzelnen:

5.3.1 Kariesdiagnostik

Die Kariesdiagnostik erfolgte als Vollbefundung mit nicht vergrößerndem, unzerkratztem Spiegel und spitzer Sonde. Die Untersuchungslampe sollte so eingestellt sein, daß eine Durchleuchtung der approximalen Flächen der Frontzähne mittels Spiegel von lingual möglich war. Die Zähne wurden vor der Untersuchung quadrantenweise getrocknet. Röntgenaufnahmen wurden nicht angefertigt.

5.3.2 Parodontaldiagnostik

Im Rahmen der Parodontaldiagnostik wurden verschiedene Untersuchungsmethoden eingesetzt:

- Zunächst wurde visuell überprüft, ob Zahnstein vorhanden war oder nicht.
- Anschließend erfolgte die Befundung des Gingivazustandes über die Erhebung des Papillen-Blutungs-Index (PBI) als Teilbefundung (partial recording) im ersten und vierten Quadranten mit Hilfe der WHO-Sonde.
- Für die Erhebung des CPITN erfolgte eine Beschränkung auf die Befundung bestimmter Indexzähne, und zwar 16, 11, 26, 46, 31 und 36 bei den Kindern und Jugendlichen bzw. 17, 16, 11, 26, 27, 37, 36, 31, 46 und 47 bei den Erwachsenen.
- Von der Feststellung des Attachmentverlustes wurden die 8/9jährigen ausgenommen. Die Untersuchung erfolgte ebenfalls als Teilbefundung im ersten und vierten Quadranten.

5.3.3 Kieferorthopädische Diagnostik

Der kieferorthopädische Teil der Untersuchung bestand aus 2 Abschnitten:

- Im ersten Abschnitt wurden Abformungen von Ober- und Unterkiefer vorgenommen und die Interkuspidationsposition (= IKP) mit einer Wachsplatte festgehalten. Abdrücke und Bißregistrat wurden auf dem Postweg zentral an ein in der Bundesrepublik gelegenes Labor versandt. Dort wurden Modelle hergestellt, die mit dem Bißregistrat zueinander in Beziehung gebracht wurden. Die Modellbefunde wurden in der vorliegenden Publikation dazu verwendet, die Reliabilität der klinischen Befunde zu überprüfen.
- Im zweiten Abschnitt erfolgte die kieferorthopädische Befundung als Inspektion unter Zuhilfenahme eines markierten Holzspatels (Einzelheiten s.u.).

5.3.4 Dentalfluorose/Zahntraumen

Sämtliche vorhandene Zähne wurden – soweit möglich – hinsichtlich des Vorhandenseins von Dentalfluorose bzw. Zahntraumen überprüft und die Inspektion ggf. durch eine Nachfrage beim Patienten ergänzt.

5.4 Verfahren der Befunderhebung und Befundaufzeichnung

Die Aussagekraft von Untersuchungen über den Mundgesundheitszustand hängt entscheidend von der Genauigkeit der Befunderhebung und der Befundaufzeichnung ab. Von vielen Autoren (z. B. Baume, 1962; Backer-Dirks et al., 1967; Horowitz et al., 1973; Naujoks, 1980) beschriebene, mitunter erhebliche inter- wie intraindividuelle Unterschiede in der Karies- und Parodontaldiagnostik können niemals vollständig aufgehoben, jedoch durch eine geeignete Kalibrierung (vgl. Kapitel 7) auf ein erträgliches Maß reduziert werden.

Neben allgemein anerkannten und durch FDI (1975) oder WHO (1962, 1971, 1977, 1987) definierten Kriterien sind im Interesse der Vergleichbarkeit jedoch immer wieder Absprachen zu gewissen Punkten erforderlich. Im Rahmen der vorliegenden Studie betraf dies folgende Sachverhalte (modifizierter Auszug aus dem Befundungshandbuch der vorliegenden Studie):

5.4.1 Befunderhebung Kariologie

a) Schneidekanten der Frontzähne sind keine separaten **Zahnflächen**. Falls eine Läsion oder eine Füllung auf die Schneidekante begrenzt ist, sollte sie der nächstliegenden Fläche des betreffenden Zahnes zugerechnet werden. **Frontzähne** haben somit nur 4 registrierbare Flächen (mesial, distal, labial und lingual). Die okklusale Fläche der **Seitenzähne** bewirkt, daß bei diesen Zähnen 5 Flächen registriert werden.
(*Kommentar:* Diese Vereinbarung wirkt sich lediglich auf die DMF-S-Werte aus; auf den DMF-T-Index hat sie keinerlei Einfluß.)

b) Wenn sich eine kariöse Läsion über die Grenzlinie zu einer benachbarten Fläche ausdehnt, so gilt diese Fläche ebenfalls als kariös.
Eine **approximale Füllung** an einem Frontzahn gilt jedoch nur dann als Füllung an der benachbarten labialen oder lingualen/palatinalen Fläche, wenn zumindest ein Drittel dieser Nachbarfläche in die Füllung einbezogen ist. Der Grund für dieses Kriterium ist der Umstand, daß die Zahnsubstanz an den benachbarten Flächen oft entfernt werden muß, um einen Zugang für die Behandlung der approximalen Fläche des Frontzahnes zu ermöglichen.
Gleiches gilt für die Approximalflächen im Seitenzahnbereich, wenn der Zugang über die Randleiste erfolgt. Um eine ähnliche Möglichkeit der Überbewertung bei Seitenzähnen zu vermeiden, sollten bei approximal-okklusalen Füllungen die benachbarten buckalen oder lingualen Flächen erst dann als ebenfalls beteiligt gelten, wenn die Ausdehnung der Füllung zumindest einen Millimeter über die Begrenzungslinie zur Nachbarfläche hinausreicht.
(*Kommentar:* Die Bedeutung dieser Übereinkunft ist offensichtlich:

Würden die angrenzenden Flächen mit „gefüllt" gewertet, ergäbe sich neben einem höheren DMF-S-Index-Wert vor allem auch eine deutliche günstigere Relation zwischen gefüllten und nicht versorgten Zahnflächen, d. h. ein deutlich besserer Sanierungsgrad!)

c) Bei **Überkronung eines Zahnes** werden alle Flächen (d. h. entweder 4 oder 5) der F-Komponente des DMF-Indexes zugerechnet. Für alle überkronten Seitenzähne, auch für solche, die als Brückenpfeiler oder als Halteelemente bei abnehmbaren Zahnersatz dienen, gilt ferner die Absprache, daß sie als „überkront wegen Karies" registriert werden.
Bei Frontzähnen sollte der Untersucher jedoch herausfinden, weshalb diese Kronen eingegliedert wurden. Falls eine Krone nicht wegen kariöser Zerstörung, sondern aufgrund einer Fraktur, einer Mißbildung oder aus ästhetischen Gründen eingegliedert wurde, wird dieser Befund nicht registriert.
(*Kommentar:* Diese Übereinkunft ist insofern von Bedeutung, als in der Regel nicht alle [bei Brückenpfeilern mitunter sogar keine] der Flächen eines überkronten Zahnes vor der Versorgung behandlungsbedürftig sind. In der Literatur wurde daher vorgeschlagen [z. B. Wagg 1974], hier eine auf Erfahrungswerten basierende Zahl, z. B. 2,25 zu benutzen. Bei dem von uns gewählten Modus wird daher der Gesamt DMF-S-Index, sowie der Sanierungsgrad vergleichsweise überschätzt. Der Verzicht auf die Erfassung der traumatisierten, mißgebildeten oder wegen mangelhafter Ästhetik überkronten Zähne führt hingegen eher zu einer Unterbewertung.)

d) Aus kieferorthopädischen Gründen **mit Bracketts versehene oder bebänderte Zähne** werden wie üblich untersucht und alle sichtbaren Flächen entsprechend registriert.
(*Kommentar:* Wenn überhaupt, kommt es hier allenfalls zu einer geringfügigen Unterschätzung des DMF-S-Wertes. Alternative: Entsprechende Personen gar nicht miterfassen; dann wäre die Stichprobe allerdings nicht mehr repräsentativ. Das von uns gewählte Vorgehen erscheint als das „kleinere Übel".)

e) Bestimmte Zähne, vor allem erste Prämolaren, werden gelegentlich im Zuge kieferorthopädischer Behandlungen entfernt. Diese Zähne werden bei der DMF-Analyse nicht berücksichtigt. Der Untersucher muß feststellen, daß die **Zähne aus kieferorthopädischen Gründen entfernt** wurden. Wegen der typischen Symmetrie dieser Extraktionen bereitet eine solche Festlegung auch nur selten Schwierigkeiten.
(*Kommentar:* Diese Übereinkunft ist vor allem für die Beurteilung des Mundgesundheitszustandes der 13/14jährigen von erheblicher Bedeutung. Eine Berücksichtigung dieser Zähne bzw. Zahnflächen würde eine – tatsächlich nicht vorhandene – erhebliche Überschät-

zung der Anzahl von Patienten mit erhöhter Kariesaktivität [DMF-S von 20 bei 13/14jährigen nur wegen der Extraktion von 4 Prämolaren aus kieferorthopädischen Gründen] suggerieren.

Die höheren Altersgruppen wurden bis auf Ausnahmen – wenn überhaupt – in der Regel durch abnehmbare kieferorthopädische Apparaturen ohne begleitende Extraktionstherapie versorgt. Auswirkungen auf den Mittelwert oder die Verteilung des Kariesbefalls sind durch diese Übereinkunft daher nicht zu erwarten.)

f) **Avitale Zähne** werden genauso bewertet wie vitale Zähne. Wenn allerdings bei einem avitalen Zahn eine Füllung nur gelegt wurde, um den Wurzelkanal zu verschließen (und nicht wegen einer Karies), so wird diese Füllung nicht registriert. Falls keine anderen Läsionen oder Füllungen vorhanden sind, gilt der Zahn als gesund (kariesfrei).
(*Kommentar:* Verzicht auf diese Übereinkunft führt sowohl zu einer Erhöhung der DMF-T- als auch der DMF-S-Werte als auch zu einer Verbesserung des Sanierungsgrades!)

g) Füllungen oder Kronen an **hypoplastischen Zähnen** (mit Formdefekt), die nur aus ästhetischen Gründen erforderlich waren, gehen nicht in den DMF-Index ein. Gleiches gilt für mißgebildete Zähne.

5.4.2 Befunderhebung Parodontologie

a) Pro Gebiß wurde klinisch sichtbarer **Zahnstein** als ja-nein-Entscheidung aufgezeichnet.

b) Der **Entzündungsgrad der Gingiva** wurde auf der rechten Kieferhälfte mittels des **Papillen-Blutungs-Indexes** aufgezeichnet. Bei der Untersuchung der **Gingiva von Kindern und Jugendlichen** werden nur vollständig durchgebrochene Zähne berücksichtigt. Im Durchbruch befindliche Zähne sind nicht registriert.
(*Kommentar:* Auf diese Weise werden sowohl zu hohe Werte beim PBI [Gingivitis erutiva] als auch die Registrierung von „Pseudotaschen" vermieden.)

c) Wie für epidemiologische Untersuchungen allgemein üblich, wurden für die Aufnahme des **CPITN** die Indexzähne verwendet. Bei der Überprüfung der Parodontalgesundheit (CPITN) von Kindern und Jugendlichen beschränkte sich die Untersuchung auf die Indexzähne 11 und 31 sowie die 6-Jahr-Molaren.
Bei den Erwachsenen werden auch die Befunde an den 12-Jahr-Molaren erfaßt. Falls diese Indexzähne nicht vorhanden waren, wurden an zwei weiteren Zähnen im Sextanten die Befunde erhoben. Falls weniger als zwei Zähne im Sextanten waren, wurde dieser Sextant nicht befundet.

(*Kommentar:* Die Übereinkunft für die jüngeren Altersgruppen erfolgte, um Pseudotaschen, wie sie insbesondere beim Zahndurchbruch entstehen, nicht versehentlich als „pathologische Veränderungen" zu registrieren.)

d) Die Halbseitenregistrierung des **Attachmentverlustes** erfolgte auf der rechten Kieferhälfte an jedem Zahn mesial und bukkal, bzw. bei mehrwurzeligen Zähnen bukkal der mesialen Wurzel. Die Messung erfolgt nur an Zähnen, bei denen die Schmelz-Zement-Grenze oder die klinische Krone zumindest teilweise vorhanden sind. Teilweise durchgebrochene Zähne und/oder Wurzelreste werden nicht untersucht.
Ist die Schmelz-Zement-Grenze nicht eindeutig zu erkennen (z. B. durch Füllung oder Krone), wird ihre Position ausgehend von den benachbarten Zähnen oder der Zahnanatomie vom Untersucher festgelegt.
(*Kommentar:* Aufgrund der großen Anzahl an Überkronungen in den höheren Altersgruppen würden ohne diese Vereinbarung eine Vielzahl von Zähnen nicht zur Bewertung gelangen. Der Unsicherheitsfaktor bei der exakten Bestimmung der Rezession erscheint im Vergleich zum Ausmaß des Informationsverlustes weniger bedeutend.)

5.4.3 Befunderhebung Zahnersatz

a) **Einzelkronen** gelten nicht als Zahnersatz. **Kronen mit Anhänger** hingegen werden als Zahnersatz registriert.
(*Kommentar:* Einzelkronen sind „zahnerhaltende" Maßnahmen und kein „Zahnersatz". Als Bestandteil einer Brückenkonstruktion sind sie hingegen Bestandteil eines Zahnersatzes und werden entsprechend registriert. Im Vergleich zu anderen Studien, in denen diese Differenzierung nicht erfolgt, ergibt sich somit allein aus dieser Definition für die Bundesrepublik ein geringerer Anteil von „Zahnersatz" an der zahnärztlichen Versorgung der Bevölkerung, als es aus der Summation der Kronen- und Brücken- Restaurationen ersichtlich wäre.)

b) **Teleskopprothesen** fallen unter die Rubrik „Herausnehmbarer Zahnersatz".
(*Kommentar:* Diese Vereinbarung ist im wesentlichen für die Kalibrierung von Bedeutung; Konsequenzen für den Vergleich mit anderen Studien ergeben sich mangels entsprechender Daten nicht.)

c) **Teleskopbrücken, Implantate und Klebebrücken** werden als zusätzliche Informationen registriert.

5.4.4 Befunderhebung Kieferorthopädie

a) die sagittalen **Okklusionsverhältnisse** werden auf beiden Seiten an den Eckzähnen und an den 1. Molaren als neutral, distal oder mesial eingestuft.
Das Okklusionsverhältnis der 1. Molaren wird dann als neutral bewertet, wenn der mesio-bukkale Höcker des oberen 1. Molaren mit der zentralen, bukkalen Fissur des unteren 1. Molaren okkludiert. Liegt die zentrale, bukkale Fissur des unteren 1. Molaren mesial des mesio- bukkalen Höckers des OK-6ers, liegt ein mesiales Okklusionsverhältnis vor, im umgekehrten Fall ein distales.
Das Okklusionsverhältnis der Eckzähne wird dann als neutral eingestuft, wenn die Höckerspitze des oberen Eckzahnes zwischen Eckzahn und 1. Prämolaren/Milchmolaren okkludiert. Ein mesiales Okklusionsverhältnis an den Eckzähnen liegt dann vor, wenn die Approximalfläche zwischen Unterkiefereckzahn und 1. Prämolar/Milchmolar mesial der Höckerspitze des oberen Eckzahnes liegt – im umgekehrten Fall ein distales. Falls Eckzahn und 1. Prämolar/Milchmolar im Unterkiefer lückig stehen (z. B. bei Vorliegen von Primatenlücken), soll sich der Untersucher an einer Ebene in der Lückenmitte orientieren.

b) Zur Beurteilung der **Platzverhältnisse** (Engstände oder Lückenstellungen) werden die Zahnbögen im Ober- und Unterkiefer jeweils in ein Front- (2er bis 2er der Gegenseite) und zwei Seitenzahnsegmente (3er, 4er und 5er) unterteilt und diese getrennt bewertet. Wie in der Kieferorthopädie üblich, sind die Eckzähne dem Seitenzahnbereich zuzuordnen.
Sofern nicht alle Zähne vorhanden sind, erfolgt die Bewertung der Platzverhältnisse unter Berücksichtigung der Gebißentwicklung für die Altersgruppen unterschiedlich. Bei der Altersgruppe der Kinder und Jugendlichen wird davon ausgegangen, daß noch alle Zähne durchbrechen werden. Hingegen gilt in der Altersgruppe der Erwachsenen ein fehlender Zahn, ebenso wie ein prothetisch ersetzter, als Lücke.

c) Besteht zwischen einzelnen oder mehreren Antagonistenpaaren aufgrund vertikaler Diskrepanzen ($>0,5$ mm) kein gegenseitiger okklusaler Kontakt, so liegt ein **offener Biß** vor. Dies gilt jedoch nicht für im Durchbruch befindliche Zähne.

d) **Kopfbiß** kann im Front- und Seitenzahnbereich auftreten. Bei Kopfbiß im Frontzahnbereich stehen sich die Inzisalkanten der Ober- und Unterkieferfrontzähne gegenüber. Der Kopfbiß im Seitenzahnbereich ist eine transversale Okklusionsstörung, wobei die bukkalen und oralen Höcker der Ober- und Unterkieferseitenzähne sich jeweils einander gegenüberstehen. Kopfbiß wird nur bei okklusalem Kontakt festgehalten.

e) **Kreuzbiß** kann ebenfalls im Front- und Seitenzahnbereich auftreten. Bei Kreuzbiß in der Front okkludiert mindestens ein Unterkieferschneidezahn vor die Oberkieferfrontzähne. Bei Kreuzbiß im Seitenzahnbereich okkludieren bukkale Höcker der Oberkieferseitenzähne in die zentralen Fissuren bzw. mit den lingualen Höckern der Unterkieferseitenzähne. Kreuzbiß im Seitenzahnbereich wird nur bei okklusalem Kontakt festgehalten.

f) **Nonokklusion** kann nur im Seitenzahnbereich auftreten. Dabei okkludieren die Oberkieferseitenzähne lingual oder bukkal der Unterkieferseitenzähne. Die Bewertung „Nonokklusion" erfolgt ohne Rücksicht auf die vertikalen Okklusionsverhältnisse.

g) Nehmen Eckzähne eine markante Stellung außerhalb, d. h. vestibulär, des allgemeinen Zahnbogenverlaufs ein, wird dies als **Eckzahnaußenstand** festgehalten.

h) **Tiefer-Biß** (= overbite) wird dann vermerkt, wenn in der Interkuspidationsposition (= IKP) weniger als die Hälfte der Unterkieferfront bzw. bei Kreuzbiß die Hälfte der Oberkieferfront des Probanden sichtbar ist.

i) Zur Bestimmung des Abstandes der Labialflächen der oberen und unteren Schneidezähne (**Sagittale Frontzahnstufe** = overjet) wird ein geeichter Holzspatel mit Markierungen bei 2 mm und 5 mm verwendet. Die sagittale Frontzahnstufe kann somit als kleiner/gleich 2 mm, als größer 2 mm und kleiner/gleich 5 mm sowie als größer 5 mm eingestuft werden.

j) Die Übereinstimmung der Mitte des oberen und unteren Zahnbogens (**OK/UK-Mitte**) wird bei frontaler Betrachtungsweise überprüft und als übereinstimmend oder als voneinander abweichend vermerkt.

k) Der Untersucher (= Zahnarzt) befragt den Probanden hinsichtlich seiner **Zufriedenheit mit** seiner **Zahnstellung**, besonders der Frontzähne. Die Antwort muß als „zufrieden", „weniger zufrieden", oder „unzufrieden" eingestuft werden.

l) Auf einer Beilage zur Befundanleitung ist der **Profilverlauf** von insgesamt 12 Personen abgebildet. Dabei sind 3 Beispiele für einen „(1) harmonischen" Profilverlauf aufgeführt. 3 Personen weisen einen „(2) Profilverlauf schräg nach hinten" auf, d. h. das Profil läßt auf eine Distallage des Unterkiefers schließen. Weitere 3 Personen zeigen einen „(3) Profilverlauf schräg nach vorne", d. h. das Profil deutet auf eine Fehlbildung des progenen Formenkreises hin. Des weiteren ist der Profilverlauf von 3 Personen abgebildet, der „(4) charakteristisch für Deckbißträger" ist. Der Untersucher muß den Profilverlauf der Probanden einer der drei Möglichkeiten zuordnen.

5.5 Dokumentation

Die Ergebnisse einer epidemiologischen Studie hängen wesentlich auch von der Genauigkeit ab, mit der die Befunde aufgezeichnet werden. Ideal wäre in diesem Zusammemhang ein Verfahren, das

a) bereits während der Befundaufzeichnung unlogische und widersprüchliche Daten erkennt und deren umgehende Korrektur ermöglicht,

b) Übertragungsfehler (z. B. vom Untersucher zur dokumentierenden Person, vom Originalbefundbogen zur maschinenlesbaren Codierung oder beim Einlesen der codierten Daten) von vorneherein ausschaltet und

c) nachträgliche Fehlersuchprogramme zur Validierung der eingelesenen Daten überflüssig macht.

Bei Anwendung moderner kleinrechnergestützter Erfassungssysteme (z. B. Pieper, 1982) mit entsprechender Software können diese Anforderungen heute durchaus verwirklicht werden. Eine wesentliche Voraussetzung für den routinemäßigen Einsatz ist allerdings die intensive Schulung der Untersucher und ein entsprechendes Studiendesign, Vorbedingungen, die für flächendeckende Untersuchungen im Bereich der Bundesrepublik bislang nur im Rahmen einer repräsentativen Studie an bayerischen Grundschülern (Einwag, 1991) gewährleistet werden konnten.

Im Rahmen der vorliegenden Studie erschien es aufgrund der gewählten Besonderheiten im Studiendesign (vgl. hierzu Kapitel 3) – nämlich die Untersuchung durch 80 niedergelassene Zahnärzte in deren Praxisräumen – geboten, auf die Anwendung einer kleinrechnergestützten Erfassung zu verzichten. Es schien unter diesen Umständen sinnvoller, auf das System maschinenlesbarer Markierungsbelege zurückzugreifen, ein Verfahren, das bereits im Rahmen der Studien A0 1978 (Patz und Naujoks, 1980) und A5 1983 (Naujoks und Hüllebrand, 1985) der Deutschen Gesellschaft für Zahn-, Mund- und Kieferheilkunde sowie des „National Dental Caries Prevalence Survey" (U.S. Department for Health and Human Services, 1981) mit Erfolg eingesetzt worden war.

Für die einzelnen Fachbereiche wurden in diesem Zusammenhang folgende Befundbögen entwickelt:

5.5.1 Befundaufzeichnung Kariologie

Jede Säule stellt einen Zahn dar. Die Zähne sind durch arabische Ziffern (8-1/1-8) gekennzeichnet (vgl. Abb. A1 und A2).

Das erste Feld unter der Zahnbezeichnung besteht aus 9 Kästchen die für Angaben über den gesamten Zahn vorgesehen sind. Dabei bedeuten:

F = Fehlender Zahn (wegen Karies oder PAR)
KL = Extrahiert aus kieferorthopädischen oder nicht pathologischen Gründen bzw. Trauma
NA = Nicht angelegter Zahn
M = Milchzahn
FM = Fehlender Milchzahn, bleibender Zahn noch nicht durchgebrochen
Ra = Radix relicta
Hy = Hypoplasie
ER = Ersetzter (Prothesen-) Zahn
ZW = Zwischenglied

Mehrfachnennungen sind dabei möglich (z. B. F und Ra).
Das zweite Feld unter der Zahnbezeichnung, das als „Krone" charakterisiert ist und aus 4 Kästchen besteht, ist für Angaben bei Überkronungen vorgesehen.
Es bedeuten dabei:
G = Vollguß- oder Bandkrone
V = Verblendkrone
J = Jacketkrone (Kunststoff- oder Porzellanmantelkrone)
St = Stiftkrone (ggf. nach Angaben des Patienten oder bei Vorlage eines Röntgenbildes zu ergänzen)

Auf jeder Zahnfläche sind für 8 verschiedene Informationen Kästchen aufgedruckt. Dabei bedeuten:
K = Karies
SK = Sekundärkaries
A = Amalgamfüllung
G = Gußfüllung
Z = Zementfüllung
C = Compositefüllung
PV = Provisorischer Verschluß
Fi = Fissurenversiegelung

Alle Eintragungen werden mit einem senkrechten Strich in dem betreffenden Kästchen vorgenommen. Als Hilfe für die Eintragungen im Befundheft befindet sich eine Liste aller verwendeten Symbole mit ihrer Bedeutung ausklappbar auf der letzten Seite im Befundheft.

5.5.2 Befundaufzeichnung Parodontologie

Der Befundbogen für den Teilbereich Parodontologie einschließlich der Erläuterungen der einzelnen Symbole/Abkürzungen ist aus Abbildung A3 (vgl. Abb. A3) ersichtlich.

5.5.3 Befundaufzeichnung Zahnersatz

Für den Teilbereich Zahnersatz wurde der Befundbogen nach Abbildung A4 (vgl. Abb. A4) eingesetzt.

5.5.4 Befundaufzeichnung Kieferorthopädie

Die Dokumentation der am Patienten erhobenen kieferorthopädischen Befunde erfolgte auf dem als Abbildung A5 (vgl. Abb. A5) beigefügten Befundblatt. Im Unterschied zu den Erhebungen in den vorgenannten Bereichen wurden zusätzlich zum intraoralen Befund auch noch Angaben über das Profil des Patienten sowie über die Einstellung des Patienten zu seiner aktuellen Zahnstellung in die Befunderhebung aufgenommen.

5.6 Verfahren zur korrekten Gruppenauswahl und Gegenüberstellung

Prävalenzstudien können nur in Ausnahmefällen als Totalerhebung durchgeführt werden; in der Regel müssen kariesepidemiologische Untersuchungen auf eine Stichprobe (Sample) beschränkt werden. Durch geeignete Auswahlverfahren ist dafür zu sorgen, daß die für das Sample ermittelten Ergebnisse den tatsächlichen Gebißzustand der Gesamtpopulation möglichst genau widerspiegeln und keine Selektion der Probanden stattfindet.

Diese Problematik ist im Kapitel 3 und Kapitel 4 eingehend abgehandelt.

5.7 Art und Weise der Ergebnisaufbereitung

Bei der Darstellung der Ergebnisse sollte versucht werden, alle Daten mit möglichst wenig Maßzahlen so genau wie möglich wiederzugeben bzw. zu charakterisieren.

Dabei sind vor allem 2 Angaben wichtig:

a) die zentrale Tendenz, d. h. eine Beschreibung, welche Werte „typisch" sind (z. B. durch Mittelwert und/oder Median)

b) die Variabilität, d. h. eine Beschreibung, wie die Werte verteilt sind (z. B. durch Standardabweichung und/oder Quantile)

Welche dieser Kenngrößen im Einzelfall als angemessen erscheint, hängt ganz entscheidend von der Verteilung der Einzelwerte ab: Handelt es sich um Normalverteilungen, sind Mittelwert und Standardabweichung geeignete Maßzahlen. Bei den im Rahmen der meisten Kariesstatistiken (zumindest bei Kindern und Jugendlichen) vorliegenden „linksschiefen" Verteilungen (d. h. es sind viele niedrige und nur wenige große Werte vorhanden) ist die Angabe des Medianwertes und von Quantilen in jedem Fall vorzuziehen (z. B. Pieper, 1985).

Da in den meisten Publikationen jedoch nach wie vor Mittelwert und Standardabweichung als Kenngrößen angegeben werden, mußten aus Vergleichsgründen auch im Rahmen der vorliegenden Studie Mittelwerte berechnet und publiziert werden. Sie sind jedoch in der Regel ergänzt um die Angabe des Medians und des inneren 70 %-Quantils, d. h. des Bereiches, der die „inneren" 70 % der Werte umfaßt (siehe z. B. Kapitel 8).

5.8 Anhang Befundbogen

Im folgenden sind die Bogen für die Befundaufzeichnung in den Bereichen Kariologie, Parodontologie, Zahnersatz und Kieferorthopädie abgedruckt.

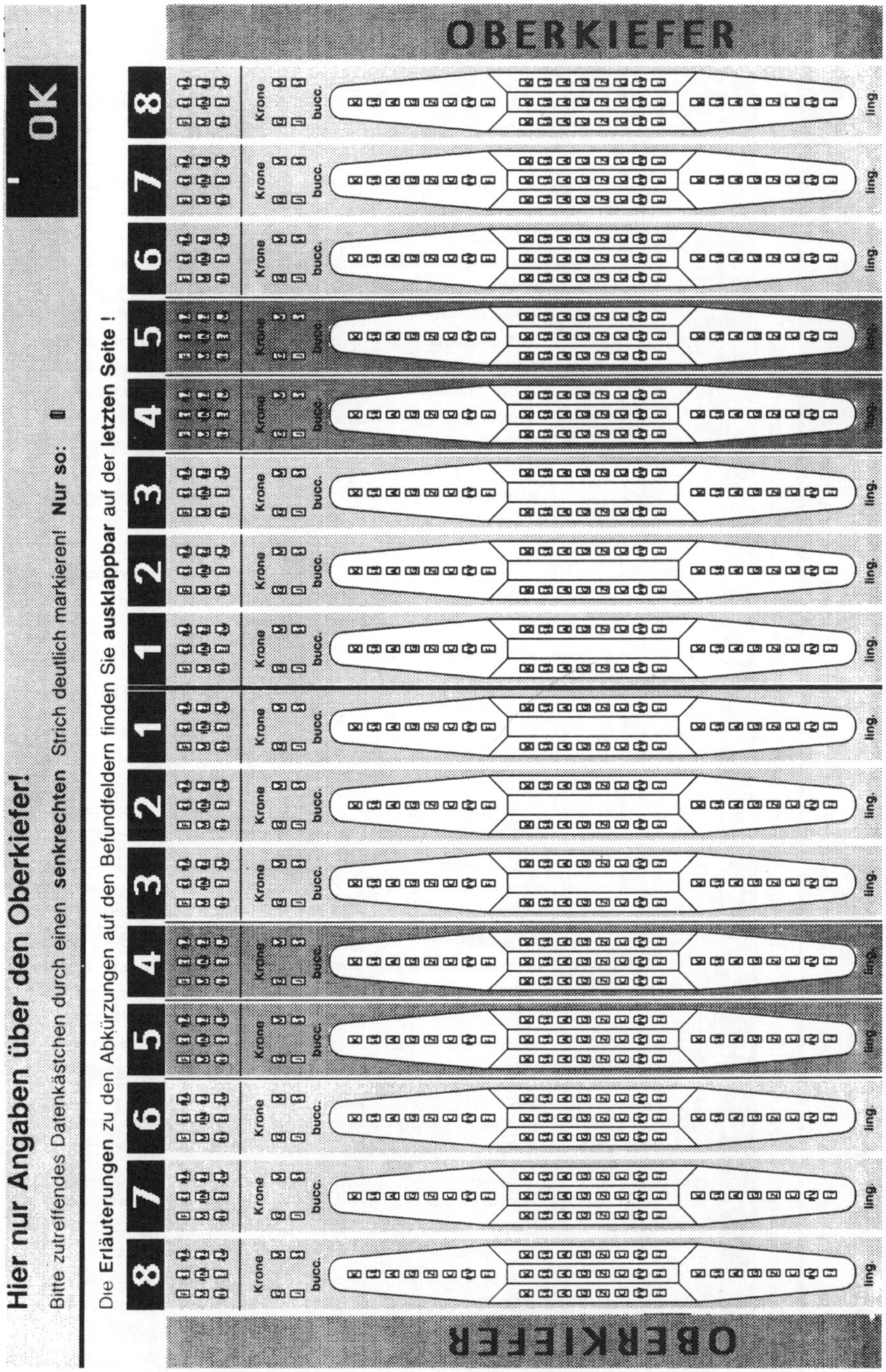

Abbildung A1 – Markierungsbeleg Oberkiefer

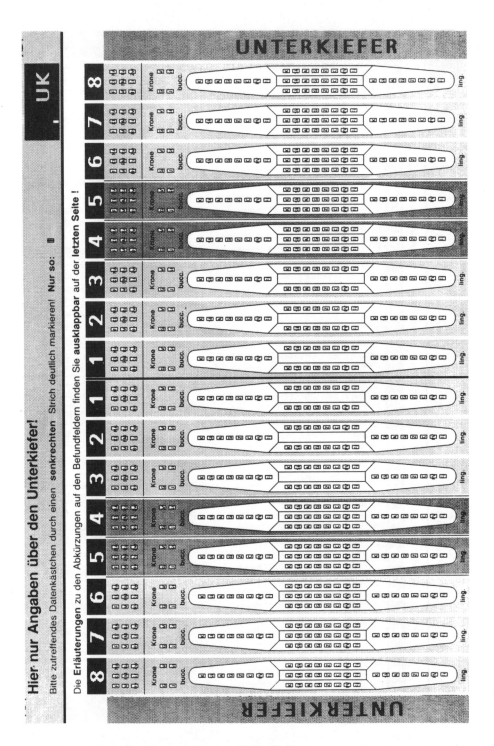

Abbildung A2 – Markierungsbeleg Unterkiefer

Bitte zutreffendes Datenkästchen durch ein **Kreuz** markieren! **Nur so:** ☒

PARODONTOLOGIE:

Zahnstein: Ja .... ☐

                     Nein .... ☐

PBI   (Papillenblutungsindex):

F	F	F	F	F	F	F
0	0	0	0	0	0	
1	1	1	1	1	1	
2	2	2	2	2	2	
3	3	3	3	3	3	
4	4	4	4	4	4	
OK	16	15	14	13	12	11
UK	46	45	44	43	42	41
0	0	0	0	0	0	
1	1	1	1	1	1	
2	2	2	2	2	2	
3	3	3	3	3	3	
4	4	4	4	4	4	
F	F	F	F	F	F	

F = bleibender Zahn fehlend bzw. nicht vollständig durchgebrochen
0 = kein Blut sichtbar
1 = einzelner Blutungspunkt, < 2 mm breit
2 = 2 Blutpunkte oder Blut auf weniger als der halben bestrichenen Strecke
3 = ganze bestrichene Strecke voll Blut, interdentales Dreieck füllt sich mit Blut
4 = starke Blutung beim Sondieren

CPITN   (Parodontalindex):

F	F	F	
0	0	0	
1	1	1	
2	2	2	
3	3	3	
4	4	4	
OK	17 16	11 26	27
UK	47 46	31 36	37
0	0	0	
1	1	1	
2	2	2	
3	3	3	
4	4	4	
F	F	F	

F = bleibender Zahn (Zähne) fehlend bzw. nicht vollständig durchgebrochen
0 = keine Blutung
1 = Blutung festgestellt entweder direkt oder über den Spiegel, nachdem alle Sextanten untersucht worden sind
2 = Zahnstein und Füllungsüberhänge, die beim Sondieren festgestellt worden sind, wobei die Sonde nicht bis in den schwarzen Bereich eingeführt werden kann
3 = Taschentiefe 4 - 5 mm Der Gingivarand liegt in der Höhe des schwarzen Bereichs der Sonde
4 = Taschentiefe > 6 mm, schwarzer Bereich der Sonde nicht mehr sichtbar

17	27
47	37

= Diese Zähne bitte **nur** bei **Erwachsenen** untersuchen!

Bei Kindern unter 10 Jahren nur Grade 0, 1, 2 bestimmen!

Attachment (Hyperplasie + / Rezession -):

Zähne	F 17	F 16	F 15	F 14	F 13	F 12	F 11
	B M	B M	B M	B M	B M	B M	B M
+/-							
Rez. (mm)							
TT (mm)							

} In diesen Zeilen **eintragen**, nicht ankreuzen!

Zähne	F 47	F 46	F 45	F 44	F 43	F 42	F 41
	B M	B M	B M	B M	B M	B M	B M
+/-							
Rez. (mm)							
TT (mm)							

F = bleibender Zahn fehlend bzw. nicht vollständig durchgebrochen
B = buccal
M = mesial

} In diesen Zeilen **eintragen**. nicht ankreuzen!

Abbildung A3 – Befundbogen Parodontologie

Bitte zutreffendes Datenkästchen durch ein **Kreuz** markieren! **Nur so:** ☒

ZAHNERSATZ:

Zahnersatz:

Ja .... ☐

Nein .... ☐ ⟶ *Bitte überspringen Sie dieses Blatt und machen Sie bei Kieferorthopädie (nächste Seite) weiter!*

Festsitzender Zahnersatz:

	Zw	Zw	Zw	Zw	Zw	Zw	Zw	Zw	Zw	Zw	Zw	Zw	Zw	Zw
	K	K	K	K	K	K	K	K	K	K	K	K	K	K
	A	A	A	A	A	A	A	A	A	A	A	A	A	A
OK	8	7	6	5	4	3	2	1	1	2	3	4	5	6	7	8
UK	8	7	6	5	4	3	2	1	1	2	3	4	5	6	7	8
	Zw	Zw	Zw	Zw	Zw	Zw	Zw	Zw	Zw	Zw	Zw	Zw	Zw	Zw
	K	K	K	K	K	K	K	K	K	K	K	K	K	K
	A	A	A	A	A	A	A	A	A	A	A	A	A	A

Zw = Zwischenglied
K = Krone (nur Kronen ankreuzen, die Bestandteil einer **Brückenkonstruktion** sind (also keine Einzelkronen))
A = Anhänger

Teleskopbrücken: **Implantate:**   **Klebebrücken:**

Ja .... ☐   Ja .... ☐   Ja .... ☐

Nein .... ☐   Nein .... ☐   Nein .... ☐

Herausnehmbarer Zahnersatz:

Partiell	E	E	E	E	E	E	E	E	E	E	E	E	E	E
OK	8	7	6	5	4	3	2	1	1	2	3	4	5	6	7	8
UK	8	7	6	5	4	3	2	1	1	2	3	4	5	6	7	8
	E	E	E	E	E	E	E	E	E	E	E	E	E	E

E = Ersetzter Zahn

Total
Oberkiefer .... Ja .... ☐   Nein .... ☐
Unterkiefer .... Ja .... ☐   Nein .... ☐

Abbildung A4 – Befundbogen Zahnersatz

Bitte zutreffendes Datenkästchen durch ein **Kreuz** markieren! **Nur so:** ☒

KIEFERORTHOPÄDIE:

Okklusionsverhältnisse:

rechts	links
6 3	3 6
m m	m m
n n	n n
d d	d d

m = mesial
n = neutral
d = distal

		SZ rechts	Front	SZ links
Engstände	OK	☐	☐	☐
Engstände	UK	☐	☐	☐
Lückenstellung	OK	☐	☐	☐
Lückenstellung	UK	☐	☐	☐
Offener Biß	(< 0,5 mm)	☐	☐	☐
Kopfbiß		☐	☐	☐
Kreuzbiß		☐	☐	☐
Nonokklusion		☐	▓	☐
Eckzahnaußenstand	OK	☐	☐	☐
Eckzahnaußenstand	UK	☐	☐	☐
Tiefer Biß		▓	▓	▓
Sagittale FZS	1,5 bis 2 mm	▓	▓	▓
Sagittale FZS	bis 5 mm	▓	▓	▓
Sagitale FZS	über 5 mm	▓	▓	▓
Mitten nicht identisch		▓	▓	▓

Der Patient ist mit seiner Zahnstellung:

- zufrieden .... ☐
- weniger zufrieden .... ☐
- unzufrieden .... ☐

Das Profil des Patienten:

- zeigt einen harmonischen Verlauf .... ☐
- deutet auf eine progene Fehlbildung hin ...... ☐
- läßt auf eine Distallage des UK schließen ..... ☐
- zeigt die Charakteristika eines Deckbißträgers .. ☐

Abbildung A5 – Befundbogen Kieferorthopädie

5.9 Literaturverzeichnis

Backer-Dirks, O., Baume, L. J., Davies, G. N., Slack, G. L.: Grundsätzliche Forderungen für kontrollierte klinische Versuche. Int Dent J 17, 1967, S. 104–114
Baume, L. J.: Allgemeine Grundsätze für eine internationale Normung der Kariesstatistiken. Int Dent J 12, 1962, S. 279–289
Einwag, J.: Mundgesundheitszustand bayerischer Grundschüler. Deutscher Ärzte-Verlag, Köln 1991
Federation Dentaire Internationale: Classifications of epidemiologic studies on dental caries and definitions of related terms. Int Dent J 25, 1975, S. 79–87
Franke, G.: Klassifizierung epidemiologischer Studien über Zahnkaries und Definitionen verwandter Begriffe. Int Dent J 26, 1976, S. 73–83
Horowitz, A. M., Baume, L. J., Backer-Dirks, O., Davies, G. N., Slack, G. L.: Grundsätzliche Forderungen für kontrollierte klinische Versuche über kariesprophylaktische Präparate und Maßnahmen. Int Dent J 23, 1973, S. 517–529
Institut der Deutschen Zahnärzte (Hrsg.): Instruction for examination and documentation of oral health status (Data recording manual/Befundungshandbuch) for the purposes of the "Representative population survey of oral health status and oral hygiene practice in the Federal Republic of Germany". IDZ, Köln (im Druck)
Naujoks, R.: Zweck und Bedeutung epidemiologischer Untersuchungen in der Zahn-, Mund- und Kieferheilkunde. Dtsch Zahnärztl Z 35, 1980, S. 255–258
Naujoks, R., Hüllebrand, G.: Mundgesundheit in der Bundesrepublik. Zahnärztliche Mitteilungen 75: 5/1985, S. 417–419
Patz, J., Naujoks, R.: Morbidität und Versorgung der Zähne in der Bevölkerung der Bundesrepublik Deutschland. Dtsch Zahnärztl Z 35, 1980, S. 259–264
Pieper, K.: Ein kleinrechnergestütztes Erfassungssystem für kariesepidemiologische Untersuchungen. Dtsch Zahnärztl Z 37, 1982, S. 677–679
Pieper, K., Kessler, P.: Methode der Kariesepidemiologie – eine kritische Übersicht. Dtsch Zahnärztl Z 40, 1985, S. 372–381
U.S. Department of Health and Human Services: The Prevalence of Dental Caries in United States Children (1979–1980). The National Dental Caries Prevalence Survey. NIH Publication No 82–2245, 1981
Wagg, B. J.: ESCI – a new index for evaluating caries progression. Comm Dent Oral Epidemiol 2, 1974, S. 219–224
World Health Organization: Standardization of reporting dental diseases and conditions. Org Techn Rep Sor, No 242, 1962
World Health Organization: Oral health surveys, basic methods. World Health Organization, Genf 1971
World Health Organization: Oral health surveys. Basic methods. 2nd edition. World Health Organization, Genf 1977
World Health Organization: Oral health surveys. Basic methods. 3rd edition. World Health Organization, Genf 1987

6 Aufbau und Inhalte des sozialwissenschaftlichen Erhebungsinstrumentariums

Wolfgang Micheelis
Rosemary Eder-Debye
Jost Bauch

6.1 Vorbemerkung

Wie oben (vgl. Kap. 3) bereits ausgeführt wurde, war die empirische Gesamterhebung als eine sozialepidemiologische Querschnittsstudie angelegt worden. Von diesem grundsätzlichen Erkenntnisinteresse her bestimmte sich auch der Anspruch, die Datensammlung gleichgewichtig sowohl auf den zahnmedizinischen Befundkomplex als auch auf den sozialwissenschaftlichen Verhaltenskomplex auszurichten; für die mathematisch-statistische Auswertung stellte ebenfalls die verschränkte Analyse von Befund- und Verhaltensdaten einen wesentlichen Schwerpunkt dar (vgl. Kap. 12).

Die Entwicklung des sozialwissenschaftlichen Erhebungsinstrumentes hatte wegen der gerade angesprochenen Designbesonderheiten insgesamt fünf – sehr unterschiedliche – Aufgaben zu berücksichtigen. Der Fragebogen sollte

a) eine inhaltlich angemessene Operationalisierung der relevanten Risikofaktoren aus dem Verhaltensbereich für die Pathogenese von Zahnkaries, Parodontopathien und Zahnstellungs- und Bißlagefehlern leisten (z. B. Hellwege, 1984; König, 1987; Schraitle und Siebert, 1987; Blain und Trask, 1988; Micheelis und Müller, 1990; Micheelis und Schneller, 1991),

b) eine methodische Entsprechung für eine mündliche Interviewsituation sicherstellen,

c) eine motivierende Aufgabe für die sich anschließende zahnmedizinische Befundung übernehmen,

d) bei Fixierung des kategorialen Fragegerüstes altersspezifische Adaptationen an die Denk- und Gefühlswelt der verschiedenen Zielgruppen – also Kinder, Jugendliche und Erwachsene (vgl. Kap. 3) – ermöglichen,

e) wichtige soziodemographische Hintergrundvariablen (z. B. Pappi, 1979) der Stichprobenpopulationen abbilden, um sozialstrukturelle

Analysen (speziell zur Sozialschichtspezifität) der Befund- und Verhaltensdaten vorantreiben zu können.

6.2 Ausgangssituation

Die Entscheidung, eine sozialepidemiologische Querschnittsstudie durchzuführen, legte es nahe, einen weitgehend strukturierten Fragebogen[1] zu entwickeln, der als Grundlage für das mündliche Interview fungieren konnte.

Die Vorteile eines weitgehend standardisierten Vorgehens liegen auf der Hand: gute Eignung für Erhebungen bei zahlenmäßig großen Gruppen, unmittelbare Vergleichbarkeit der Ergebnisse zwischen den Probanden, vollständige Fixierung der interessierenden Erhebungsaspekte, gute Möglichkeiten einer EDV-gestützten Erfassung und Auswertung – um nur einige zentrale Punkte zu nennen.

Ohne hier jeweils die Vor- und Nachteile der verschiedenen Befragungstechniken (Atteslander, 1975) im einzelnen diskutieren zu wollen, muß in diesem Zusammenhang allerdings hervorgehoben werden, daß die Forschungsmethode der Befragung ganz generell mit einem gewissen Interpretationsproblem verknüpft ist, nämlich daß mit der Befragungsmethode Verhalten nicht direkt erfaßt werden kann (wie beispielsweise mit der Forschungsmethode der Beobachtung), sondern „nur" Verbalverhalten, also Angaben über Verhaltensweisen. Diese methodologische Problematik sollte nicht völlig übersehen werden, wenn auch andererseits zwischenzeitlich die sozialwissenschaftlichen Befragungstechniken einen beachtlichen Reifegrad erreicht haben, so daß die Aussagekraft der Befragungsmethode insgesamt durchaus hoch veranschlagt werden kann.

Ganz zweifellos stellt die eigentliche Fragebogenentwicklung für ein neues Themenfeld ein in weiten Bereichen kreativ-innovatives Geschehen dar, bei dem sich Erkenntnisse und Fakten aus der einschlägigen Literatur (des zu erhebenden Gegenstandsbereiches), allgemeine logische Überlegungen zum Fragebogenaufbau, psychologische Kalküle zur Befragungsdynamik, Alltagsbeobachtungen und Einschätzungen zum thematisch relevanten Erleben und Verhalten, Befragungsphantasien des Forschers und positives Wissen über die Grundregeln der Befragungstechnik mischen bzw. mischen müssen. Vor diesem Hintergrund mag deutlich werden, daß es nicht ganz einfach ist, eine Dokumentation vorzulegen, die den Leser ausreichend über den Prozeß der Fragebogenerstellung informiert.

---

[1] Abweichungen im Sinne einer stärker offenen Befragung waren allerdings für die Kinderstichprobe erforderlich.

6.3 Themenfelder der Befragung

Im folgenden sollen die Themenfelder einschließlich ausgewählter Operationalisierungshinweise in Kurzskizzen vorgestellt werden, die inhaltlich dem Fragebogenkonzept zugrundegelegt wurden:

6.3.1 Subjektiver Gesundheitszustand und Mundgesundheitszustand

Die aktuelle Gesundheitsbefindlichkeit und – davon abgesetzt – die aktuelle Bewertung zum eigenen Zahnzustand wurden mit Hilfe einer 5er Skala (von „sehr gut" bis „schlecht") erfaßt. Ferner wurde die gesundheitliche und mundgesundheitliche Kontrollorientierung (eher external versus eher internal) erfragt, ebenfalls mit Hilfe einer 5er Skala (von man könne „sehr viel" bis „nichts" zur Erhaltung oder Verbesserung der eigenen Gesundheit tun).

Die Bedeutung der subjektiven Kontrollorientierung für die eigene gesundheitliche Vorsorgeeinstellung und das generelle Gesundheitsverhalten liegt auf der Hand; beispielsweise für unsere Studie die Frage, welchen subjektiven Stellenwert man überhaupt der praktizierten Mundhygiene, der bewußten Lenkung der eigenen Ernährungsweise oder den Motivanlässen für einen Zahnarztbesuch gibt.

Im Kontext der subjektiven Wahrnehmung des eigenen Mundgesundheitszustandes wurde im Erwachsenenfragebogen auch die Perzeption des Zahnverlusts und der zahnprothetischen Versorgung mit einer Reihe von Fragen ermittelt. Im Kern interessierte hier die psychologisch wichtige Fragestellung, wie Zahnverlust und Zahnersatz subjektiv wahrgenommen werden (Abgleich mit den zahnmedizinischen Befunddaten).

6.3.2 Aktuelle Beschwerdenbelastung

In diesem Fragezusammenhang sollte es vor allem darum gehen, sowohl das Ausmaß von Zahn-, Mund- und Kieferbeschwerden als auch den subjektiven Erlebniswert dieser Beschwerdengruppe im Vergleich zu anderen Organbeschwerden zu ermitteln. Die Zusammenstellung der Beschwerdenliste, die den Befragten im Interview vorgelegt wurde, orientierte sich weitgehend an den häufigsten Beschwerden psychischer und somatischer Art (Scheuch, 1982, S. 72–73), ergänzt um Zahn-, Mund- und Kieferbeschwerden.

6.3.3 Kaufunktionelle Gewohnheiten und Funktionsstörungen im Kausystem

Die Relevanz psychosozialer Faktoren bei der Entstehung und für den Verlauf funktioneller Erkrankungen des Kausystems ist in der einschlägigen Literatur unumstritten (zusammenfassend Graber, 1989). Es wurden mit einer Reihe von Fragen Aspekte der gewohnheitsmäßigen Kaumuster und aktueller Beschwerden im Bereich der Kiefergelenke abgefragt. Die Konstruktion der Fragen erfolgte in teilweiser Anlehnung an den Anamnesefragebogen von Jenni, Schürch jr. und Geering (1987).

6.3.4 Selbstwahrnehmung zur dentofazialen Ästhetik

Die subjektive Bedeutung der Mundgesundheit (z. B. Girardi und Micheelis, 1988) wird außerordentlich stark über Aspekte der empfundenen Gesichtsästhetik gesteuert. „Schönes Aussehen" und „soziales Wohlbefinden" sind in diesem subjektiven Bewertungszusammenhang wichtige Bezugspunkte. Mit einer Reihe von Aussagen, zu denen die Befragten mit Hilfe einer 5er Skala bewertend Stellung nehmen sollten, wurde diesem Problemkompex im Fragebogen nachgegangen.

6.3.5 Trink- und Ernährungsgewohnheiten/Zwischenmahlzeiten

Dem Themenkomplex der Trink- und Ernährungsgewohnheiten wurde im Fragebogen sehr viel Raum gegeben, um die Stellung des „Zuckerfaktors" als einen zentralen Risikofaktor für die Kariesgenese und (teilweise) die Parodontitisgenese im eingelebten Ernährungsgefüge der Befragten ausreichend abschätzen zu können. Es wurde die Verzehrshäufigkeit sowohl von Nahrungsmitteln als auch Getränken erfragt, bei der die Unterscheidung von „gesüßt" (Zucker/Honig) und „ungesüßt" (oder mit Zuckeraustauschstoffen) das entscheidende Kriterium darstellte. Die inhaltliche Zusammenstellung der Vorgaben wurde in weitgehender Anlehnung an die Ernährungserhebung der „Zweiten nationalen Untersuchung über Lebensbedingungen, Umwelt und Gesundheit in der Bundesrepublik Deutschland und Berlin (West)" der Deutschen Herz-Kreislauf-Präventionsstudie (DHP) vorgenommen. Das abgefragte Frequenzspektrum zur Verzehrshäufigkeit reichte von „(fast) täglich" über „etwa 1 mal in der Woche" bis „nie" in Form einer 6er Skala.

Der Komplex der aus der Sicht der Zahnmedizin sehr wichtigen „Zwischenmahlzeiten" und „Zwischenschleckereien" wurde über eine eigene Fragebatterie erhoben.

Für die Kinder- und Jugendlichenstichprobe wurde die Ernährungserfassung zusätzlich um die Verzehrsgewohnheiten im Schul- bzw. Pausenbereich ergänzt. Auch in diesem Zusammenhang erfolgte die Befragung getrennt nach Nahrungsmitteln und Getränken.

Für die Auswertung (vgl. Kap. 12) wurden aus den verschiedenen Einzelvariablen Summenscores gebildet – jeweils aufgegliedert nach „eher mundgesund" und „eher mundungesund" – für Speisen und Getränke.

Für die Konstruktion der Summenscores wurde der ernährungsphysiologische Bewertungsmaßstab von Schraitle und Siebert (1987, S. 244ff.) verwendet; dieser Bewertungsmaßstab ermöglicht im Hinblick auf die Zahngesundheit eine Zuordnung nach „günstig", „ungünstig" und „neutral" (oder „noch akzeptabel, aber verbesserungsfähig").

6.3.6 Zahnputzgewohnheiten/Zahnputztechniken

Die ätiopathogenetische Bedeutung unzureichender Zahn- und Mundhygiene für die Krankheitsbilder der Zahnkaries und wesentlicher Formen der Gingivitis/Parodontitis ist zahnmedizinisches Standardwissen und insofern von außerordentlicher Wichtigkeit für eine Verhaltensbefragung auf dem Feld vermeidbarer Oralkrankheiten. Für die relative Bedeutung der Einzelkomponenten des Putzverhaltens besteht allerdings noch Forschungsbedarf.

Folgende Aspekte der Zahnputzgewohnheiten wurden im Fragebogen operationalisiert:
– Häufigkeit
– Zeitpunkt(e)
– Zeitdauer
– Methoden/Techniken
– generelle Gebrauchsdauer der Zahnbürste
– Art der verwendeten Zahnbürste: a) Aufbau der Handzahnbürste und b) Handzahnbürste vs. elektrische Zahnbürste
– Einsatz zusätzlicher Mundhygienemittel (nach Art und Häufigkeit)

Dem unter sozialwissenschaftlichen Gesichtspunkten wichtigen Thema der sozialen Kontrolle im Verhaltensbereich der Mundhygiene wurde bei der Kinder- und Jugendlichenbefragung dadurch Rechnung getragen, daß zusätzlich zu den obigen Erhebungspunkten auch nach dem elterlichen Kontrollverhalten im Kontext der persönlichen Zahnputzgewohnheiten gefragt wurde.

Bei allen Fragekonstruktionen für das Themenfeld der Zahnputzgewohnheiten/-techniken wurde eine geschlossene Form gewählt, d. h. durch vorformulierte Antwortvorgaben, zwischen denen der Befragte zu wählen hatte, sollte eine Information über die eigene Zahn- und Mundhygiene ermittelt werden. Die Zusammenstellung der Antwortvorgaben zur Zahnputztechnik erfolgte in teilweiser Anlehnung an die Ausführungen von Hellwege (1984). Zusätzlich zur standardisierten Erhebung der Zahnputztechnik wurden die Probanden um eine Beschreibung ihrer Zahnputzmethode mit eigenen Worten gebeten.

6.3.7 Prophylaxewissen im zahnmedizinischen Bereich

Es ist eine Alltagserfahrung, daß Wissen und Verhalten häufig nicht in einer konsonanten Beziehung zueinander stehen. Sowohl innere (Gedanken, Gefühle, Einstellungskonflikte usw.) Aspekte als auch äußere Situationsfaktoren können dazu führen, daß Wissen nicht in Verhalten umgesetzt wird. Dieser Sachverhalt ist selbstverständlich auch für den Bereich des Gesundheitsverhaltens von außerordentlicher Bedeutung. Dennoch ist auf der anderen Seite der subjektiv verfügbare Wissensbestand, den eine Person über einen Gegenstandsbereich (hier: Möglichkeiten der Vermeidbarkeit von Erkrankungen und Beschwerden im Mundbereich) hat, ein wichtiger Faktor für das persönliche Handlungsverständnis.

Unter diesem Gesichtspunkt interessierte die kognitive Strukturierung des vorhandenen Prophylaxewissens. Neben einer Fragenkonstruktion mit offener Antwortmöglichkeit zu den mehr assoziativen Verknüpfungen zum Stichwort der Vermeidbarkeit von Zahnerkrankungen wurde in einer zweiten Frage in Form einer Rangplatzfrage die subjektive Einschätzung der Wichtigkeit einzelner Prophylaxemaßnahmen ermittelt.

6.3.8 Generelles Inanspruchnahmeverhalten und Motive des Zahnarztbesuchs

Die Inanspruchnahmefrequenz zahnärztlicher Dienste wurde in drei unterschiedlichen Zeitbezugsrahmen erfragt: 1. Häufigkeit des Besuches in den letzten zwölf Monaten, 2. Häufigkeit des Besuches in den letzten drei Monaten und 3. Häufigkeit des Besuches in den letzten vier Wochen. Mit dieser mehrfachen Frequenzabfrage sollte das allgemeine Muster des Inanspruchnahmeverhaltens erkennbar werden bzw. behandlungsspezifische Frequenzepisoden soweit als möglich herausgefiltert werden. Zusätzlich wurde der Zeitpunkt des letzten Zahnarztbesuchs ermittelt.

Die Motive des letzten Zahnarztbesuches (z. B. Schmerzen, Reparatur, Kontrollbesuch usw.) wurden in einem eigenen Fragekomplex behandelt. Zusätzlich wurde der Stellenwert des Kontrollmotivs (Zahnarztkontrolle des Gebißzustandes) bei der Entscheidung für einen Praxisbesuch einschließlich des diesbezüglichen Frequenzmusters mit Hilfe von zwei Fragen erhoben.

6.3.9 Art und Umfang kieferorthopädischer Versorgungen

Die Behandlungsbedürftigkeit von Zahnstellungs- und Bißlagefehlern hat im zahnmedizinischen Versorgungssystem ein zahlenmäßig beachtliches Gewicht (Koch, 1986), so daß eine Bearbeitung dieser Versorgungsproblematik auch im Rahmen dieses Gesamtprojektes angezeigt erschien. Mit einer Reihe von Fragen wurde sowohl im Kinder-, als auch im Jugendlichen- und Erwachsenenfragebogen der allgemeine Versorgungsstatus (also kieferorthopädisch behandelt: ja/nein), die zeitliche Dauer, die Art der Behandlungstechnik (festsitzend/herausnehmbar/kombinierte Formen) und der Zeitpunkt des Behandlungsabschlusses erfragt; zusätzlich wurde bei der Jugendlichenstichprobe die durchschnittliche Tragedauer der herausnehmbaren Apparaturen ermittelt.

6.3.10 Ausmaß der Angst vor zahnärztlicher Behandlung und allgemeine Zahnarzterfahrungen

Das Thema der Zahnarztangst ist im Hinblick auf das Inanspruchnahmeverhalten zahnärztlicher Dienste von großer Bedeutung und im internationalen Rahmen recht gut erforscht (vgl. Kap. 13). Insofern lag es nahe, im Rahmen der vorliegenden sozioepidemiologischen Erhebung die Angstprävalenzen in der Bundesrepublik Deutschland an einem bevölkerungsrepräsentativen Querschnitt zu ermitteln.

Sowohl aus Gründen der internationalen Vergleichbarkeit als auch aufgrund des methodischen Reifegrades des entsprechenden Befragungsinstrumentes wurde zur Dentalangstermittlung die „Dental Anxiety Scale" (DAS) von Corah (1969) bzw. Corah, Gale und Illig (1978) in einer eigenen Übersetzung in den Fragebogen eingearbeitet. Das Konstruktionsprinzip der Dental Anxiety Scale hat eine Stufung von Annäherungssituationen an die zahnärztliche Behandlung (als eigentlichem Angstgegenstand) als Grundlage, zu denen sich die Befragungspersonen jeweils auf einem vorgegebenen Angstkontinuum (von „entspannt" bis „so ängstlich, daß ich Schweißausbrüche bekomme und mich regelrecht krank fühle") äußern sollen. Die Zuverlässigkeit und Gültigkeit des DAS-Erhebungsinstrumentes zeigt auf der mathematisch-statistischen Ebene positive Resultate (Corah, Gale und Illig, 1978).

Für den Kinderfragebogen wurde auf die Anwendung der Dental Anxiety Scale verzichtet und stattdessen eine sehr einfache Form der Angsterfragung gewählt.

Mit einer Reihe von Zusatzfragen (Eigenentwicklungen) wurde im Anschluß an das DAS-Fragemodell dem soziologisch wichtigen Sachverhalt nachgegangen, ob und in welcher Weise die subjektiven Angstgefühle zu einem sozialen Interaktionsthema zwischen Zahnarzt und Patient (Micheelis, 1983) werden.

Darüber hinaus wurde mit zwei offenen Fragen das übergreifende Thema von „unangenehmen" und „angenehmen" Erinnerungen an zahnärztliche Praxiserfahrungen bearbeitet.

6.3.11 Soziodemographie

Die Beschreibung zahnmedizinischer Befunde nach zentralen soziodemographischen Hintergrundmerkmalen ist in der oralepidemiologischen Forschung unzureichend (vgl. Kap. 3), obwohl die gesundheits- und sozialpolitische Bedeutung einer solchermaßen angelegten Ergebnisaufgliederung eigentlich kaum überschätzt werden kann; man denke hier an den gesamten Komplex der differentiellen Morbidität, also z. B. die Frage der Abhängigkeit oraler Befunde von sozialer Schichtzugehörigkeit, vom Familienstand oder von Regionalräumen.

Vor diesem Hintergrund erschien es geboten, eine ausführliche „Statistik" zur Erfassung der wesentlichen sozialen und demographischen Grunddaten in den Fragebogen zu integrieren. In weitgehender Anlehnung an die über Jahre entwickelte Standarddemographie des Zentrums für Umfragen, Methoden und Analysen (ZUMA) für allgemeine Bevölkerungsumfragen (Pappi, 1979) wurden folgende Aspekte im statistischen Teil erhoben:
— Geschlecht
— genaues Alter
— Schulbildung
— Berufsausbildung
— Erwerbsstatus
— ausgeübter Beruf
— Familienstand
— Haushaltsgröße
— monatliches Haushaltsnettoeinkommen
— Krankenkassenzugehörigkeit

Für die Kinder- und Jugendlichenbefragung wurde eine gekürzte Fassung des Statistikteils verwendet; die entsprechenden Angaben wurden von dem Interviewer direkt von den Erziehungsberechtigten der Kinder oder Jugendlichen eingeholt.

Auf der Basis der Variablen „Schulbildung", „Erwerbsstatus" und „monatliches Haushaltsnettoeinkommen" wurde in Anlehnung an das Punktesystem der Deutschen Herz-Kreislauf-Präventionsstudie (DHP) mit einer 1:1:1- Gewichtung dieser drei Variablen ein Sozialschichtindex mit der Stratifizierung „Unterschicht" (= untere Unterschicht, mittlere Unterschicht, obere Unterschicht), „Mittelschicht" (= untere Mittelschicht, mittlere Mittelschicht) und „Oberschicht" (= obere Mittelschicht, Oberschicht) aufgebaut. Folgende Verteilungen der Sozialschichtzuordnung ergaben sich in den drei altersspezifischen Teilstichproben (vgl. Tab. 1):

Tabelle 1: Verteilungsmuster der Sozialschichtzuordnung in den drei Altersgruppen auf der Basis der Stichproben-Daten (SP)			
	Kinder-SP %	Jugendlichen-SP %	Erwachsenen-SP %
„Oberschicht"	14,8	15,6	13,4
„Mittelschicht"	47,9	46,9	50,9
„Unterschicht"	37,3	37,5	35,7

6.4 Vorgehen

6.4.1 Pretest

Die Fragebogenkonzepte für die Kinder-, Jugendlichen- und Erwachsenenstichprobe wurden im Rahmen des gesamten Projektpretestes (Bauch, Micheelis, 1989) auf Verständlichkeit, Ergiebigkeit der Aussagen und Interviewdauer geprüft.

Die Interviewer berichteten insgesamt von positiven Erfahrungen mit den Fragebogen. Trotz der Interviewdauer von ca. 50–60 Minuten kam der Fragebogen für die Erwachsenengruppe gut an. Die Probanden machten nach den Darstellungen der Interviewer ohne Zeichen von Ermüdung oder Langeweile an der Befragung engagiert mit. Die Interviewer hatten das Gefühl, die Aufmerksamkeit der Probanden auf etwas zu lenken, woran sie üblicherweise nicht bewußt dachten (z. B. Ernährungsverhalten, Kaugewohnheiten, Zahnputztechniken usw.), wofür sie aber im Laufe des Interviews zunehmend Interesse gewannen. Das Interview schien somit nicht nur eine wichtige informationssammelnde, sondern auch deutlich eine motivierende Funktion zu erfüllen. Dies dürfte z. T. auch der Grund für die relativ geringe Ausfallquote zwischen Interview und zahnärztlicher Untersuchung im Pretest gewesen sein.

Der Fragebogen für Jugendliche bereitete ebenfalls – trotz seiner zeitlichen Länge – nach Aussagen der Interviewer keine besonderen Probleme bei der Durchführung. Lediglich der Fragebogen für Kinder schien in einigen Punkten einer Vereinfachung zu bedürfen, bzw. es war nach Abschluß der Pretestphase zu entscheiden, ob einige Themen angesprochen werden sollten, obwohl ein Teil der Stichprobe hierzu nur recht unzuverlässige Angaben machen konnte (z. B. die Frage zum Zeitpunkt des letzten Zahnarztbesuches, zu den Arbeiten, die in der Zahnarztparaxis verrichtet wurden, u. ä. mehr). Auflockernd wirkte nach

Aussagen der Interviewer jedoch die Frage nach der Methode des Zähneputzens am Modell, das bei den 8–9jährigen großen Anklang fand.

Insgesamt erschien es aufgrund der Pretestergebnisse bzw. Interviewerfahrungen angezeigt, die Revision der Fragebogen nur behutsam anzugehen und auf die Überarbeitung einzelner Fragekonstruktionen zu beschränken. Eine gewisse Ausnahme bildete – wie schon angedeutet – der Kinderfragenbogen. Hier wurden eine ganze Reihe von Fragen, die die Kinder offenkundig intellektuell überforderten, entweder ganz herausgestrichen oder durch einen deutlich verstärkten Konkretionsbezug vereinfacht. Der Standardisierungsgrad dieses Kinderfragebogens wurde insgesamt für die Haupterhebung deutlich zurückgenommen, so daß das Interview mit den 8/9jährigen deutliche Züge einer mehr offenen Exploration der interessierenden Fragekomplexe annahm. Die durchschnittliche Interviewdauer wurde auf ca. 20 Minuten reduziert.

6.4.2 Hauptstudie

Die Hauptstufenerhebung wurde ausschließlich mit professionellen Fulltime-Interviewern durchgeführt, die in einer zentralen Schulungsveranstaltung u.a. eingehend in den Aufbau, die Inhalte und die Dramaturgie der gesamten Interviewsituation (vor allem: Motivierungsfunktion der Verhaltensbefragung für die sich anschließende zahnmedizinische Befundung!) eingewiesen wurden. Speziell die Erhebung der Ernährungsgewohnheiten (Problematik: „gesüßt" vs. „ungesüßt") und der diversen Zahnputztechniken und der Handhabung der entsprechenden Zweifelsfälle aus beiden Themenfeldern wurde gründlich geschult.

6.5 Anhang Fragebogen

Im folgenden sind die Endfassungen der drei Fragebogen abgedruckt, wie sie in der Haupterhebung für alle mündlichen Interviews zugrunde gelegt wurden.

6.5.1 Kinderfragebogen für das Interview mit den 8/9jährigen

Institut der Deutschen Zahnärzte
Universitätsstraße 71-73
5000 Köln 41
Telefon 0221 / 4001(0)

Infratest Forschung
Landsberger Straße 338
8000 München 21
Telefon 089 / 5600(0)

Alle Rechte für
Fragenformulierung und
Fragebogengestaltung
bei **Infratest** und dem
Institut der Deutschen Zahnärzte

Projekt Nr.: **87/4131/3**   Februar 1989

Mitglied des Arbeitskreises
Deutscher Marktforschungs-
institute e.V.

Bitte folgendermaßen markieren: (⟶)

Nr.		K. 2	Weiter mit
°0.	Wir untersuchen den Zustand der Zähne bei Kindern in Deinem Alter und ich möchte Dir hierzu einige Fragen stellen. Dies ist keine Prüfung und Du hilfst mir sehr, wenn Du mir gleich sagst, wenn Du etwas nicht verstanden hast. Und wenn Du auf eine Frage keine Antwort weißt, dann sagst Du einfach:"Ich weiß es nicht." Das macht dann gar nichts.°		
°1.	Zunächst einmal: wie alt bist Du?° 11	8 Jahre ( ) 9 Jahre ( )	
°2.	In welcher Klasse bist Du? 12	2. Klasse ( ) 3. Klasse ( ) 4. Klasse ( )	
	Zur weiteren Auflockerung, falls erforderlich einige Zusatzfragen stellen, z.B.: *"Wie heißt Dein Lehrer oder Deine Lehrerin?", "Gehst Du gerne zur Schule?"°*		
°3.	Kannst Du Dich erinnern, ob Du mal in der Schule gefehlt hast, weil Du krank warst, seitdem Du in der .... (siehe Frage 2) Klasse bist?° 13	Ja ( ) Nein ( )	4 5

Nr.		K. 2	Weiter mit

°4. Weißt Du noch, wie viele Tage Du gefehlt hast? Was hat Dir da gefehlt?

Weiter fragen:

War das das einzige Mal, oder warst Du mehrmals krank, seitdem Du in der .... (siehe Frage 2) Klasse bist?

Bei mehrmals:

Wie viele Tage hast Du noch gefehlt?°

Bitte Summe bilden: insgesamt:

- ca. 1 bis 3 Tage ( )
- ca. 4 bis 5 Tage ( )
- ca. 6 bis 10 Tage ( )
- mehr als 10 Tage ( )
- Weiß nicht ( )

14

°5. Hast Du schon mal Zahnschmerzen gehabt? Oder hat Dir etwas im Mund weh getan?°

- Ja ( )   6
- Nein ( )   **9A**

15

°6. Was hat wehgetan?°

- Hineinwachsen eines Zahnes ( )
- Spange / Klammer ( )
- Zahnschmerzen ( )
- Zahnfleischschmerzen ( )
- Sonstige Beschwerden / Schmerzen ( )
- Weiß nicht ( )

16
17-22

°7. Bist Du deswegen zum Zahnarzt gegangen?°

- Ja ( )   8
- Nein ( )
- Weiß nicht ( )   **9A**

23

Nr.		K. 2	Weiter mit

°8. Was hat er gemacht?°

	Nur nachgeschaut	( )
	Gebohrt / Zahn gefüllt	( )
	Zahn gezogen	( )
24-27	Sonstiges	( )

°9A Weißt Du, was Plomben sind?

	Ja	( )
Bei "Nein", bitte erläutern! ←	Nein	( )
28		

°9B Hast Du Plomben?°

	Ja	( )	10
	Nein	( )	
29	Weiß nicht	( )	11

°10. Weißt Du ungefähr, wie viele Du hast? Versuch das bitte zu schätzen.°

	☐☐	Plomben
30/31, 32	Weiß nicht	( )

°11. Fällt Dir etwas ein, was man für seine Zähne tun kann, damit sie möglichst gesund und schön bleiben?

Bei "Ja" bitte nachfragen:
Fällt Dir sonst noch etwas ein, was man für seine Zähne tun kann?°

Ja, und zwar:

_____

_____

_____

_____

_____

33-36   Nein, mir fällt nichts ein   ( )

Nr.		K. 2	Weiter mit
°12.	Kaust Du manchmal an Stiften oder Kugelschreibern? *Bei Spontanantwort "Selten" bitte "Ja" markieren!°* Ja ( ) Nein ( ) 37 Weiß nicht ( )		
°13.	Beißt Du manchmal ein bißchen auf Deinen Lippen oder ziehst Du manchmal mit dem Mund Deine Wangen nach innen? *Bei Spontanantwort "Selten" bitte "Ja" markieren!°* Ja ( ) Nein ( ) 38 Weiß nicht ( )		
°14.	Manche Kinder - auch größere Kinder - lutschen an ihren Daumen, wenn sie nervös oder aufgeregt sind. Wie ist es bei Dir? Lutschst Du manchmal am Daumen? *Bei Spontanantwort "Selten" bitte "Ja" markieren!°* Ja ( ) Nein ( ) 39 Weiß nicht ( )		
°15.	Und wie war das früher? Hast Du früher Daumen gelutscht? *Bei Spontanantwort "Selten" bitte "Ja" markieren!°* Ja ( ) Nein ( ) 40 Weiß nicht ( )		
°16.	Manche Kinder - auch Erwachsene - kauen manchmal an ihren Fingernägeln, besonders wenn sie nervös oder aufgeregt sind. Wie ist es bei Dir? Kaust Du manchmal an Deinen Fingernägeln? *Bei Spontanantwort "Selten" bitte "Ja" markieren!°* Ja ( ) Nein ( ) 41 Weiß nicht ( )		

Nr.		K. 2	Weiter mit
°17.	Jetzt möchte ich Dir ein paar Fragen dazu stellen, was Du ißt und trinkst. Wie war das z.B. bei Dir **gestern**? Weißt Du noch, was Du gestern an **süßen Sachen** gegessen hast? Kannst Du Dich erinnern, was Du gestern Süßes gegessen hast? Fällt Dir da etwas ein?		

Bei "Ja" bitte nachfragen: Fällt Dir noch etwas ein?°

Ja, und zwar: ( )

_____

_____

_____

42-51, 52   Hat nichts Süßes gegessen / weiß nicht   ( )

°18. Was hast Du gestern zum **Frühstück** gegessen? Kannst Du Dich erinnern?

*Bitte **nur Süßes notieren**! Bei "Brot" o.ä. bitte nachfragen, was auf dem Brot war. Bei "Cornflakes" bitte nachfragen, ob Zucker dazu kam usw.!°*

Hat Süßes gegessen, und zwar: ( )

_____

_____

_____

Hat nichts Süßes gegessen ( )

Kann sich nicht erinnern ( )

53-62, 63   Hat nicht gefrühstückt ( )

°19A Was hast Du gestern zum **Mittagessen** gegessen?

*Bitte **nur süße Hauptspeisen** notieren (z.B. Pfannkuchen mit Marmelade, Kaiserschmarrn, Griesbrei mit Kompott, Dampfnudeln mit Vanillesoße).°*

Hat süße Hauptspeise gegessen, und zwar: ( )   **20A**

_____

_____

_____

Hat keine süße Hauptspeise gegessen ( )   **19B**

64-73, 74   Kann sich nicht erinnern ( )

Nr.		K. 3	Weiter mit
°19B	**Sofern Hauptspeise n i c h t Süßspeise war, bitte nachfragen:**		
	Hat es **Nachtisch** gegeben?		
	Wenn Ja, bitte nachfragen:		
	Was war der Nachtisch?°		
	Hat süßen Nachtisch gegessen, und zwar:	( )	
	_____		
	_____		
	_____		
	Hat keinen süßen Nachtisch gegessen	( )	
	11-20, 21 Kann sich nicht erinnern	( )	

°20A	Was hast Du gestern zum **Abendessen** gegessen?		
	Bitte _nur süße Hauptspeisen_ notieren! (z.B. Pfannkuchen mit Marmelade, Kaiserschmarrn, Griesbrei mit Kompott, Dampfnudeln mit Vanillesoße).°		
	Hat süße Hauptspeise gegessen, und zwar:	( )	
	_____		21
	_____		
	_____		
	Hat keine süße Hauptspeise gegessen	( )	
	22-31, 32 Kann sich nicht erinnern	( )	20B

°20B	**Sofern Hauptspeise n i c h t Süßspeise war, bitte nachfragen:**		
	Hat es **Nachtisch** gegeben?		
	Wenn Ja, bitte nachfragen:		
	Was war der Nachtisch?°		
	Hat süßen Nachtisch gegessen, und zwar:	( )	
	_____		
	_____		
	_____		
	Hat keinen süßen Nachtisch gegessen	( )	
	33-42, 43 Kann sich nicht erinnern	( )	

Nr.		K. 3	Weiter mit

°21. Ich lese Dir jetzt einige Sachen vor, die man oft **zwischen** den Mahlzeiten ißt.
Sage mir bitte, ob Du diese Sachen gerne zwischendurch ißt oder nicht.

Vorgaben bitte vorlesen!°

	Ja	Nein	Spontan:
			"Ich darf nicht" "Ich darf nur selten" "Gibt's nicht bei uns" "Gibt's nur selten" o.ä.
Brot mit **Wurst** oder **Käse**	( )	( )	( )
Brötchen, Brezeln o.ä. ohne Belag	( )	( )	( )
Frisches **Obst**, Gemüse (rohe Karotten etc.)	( )	( )	( )
Süßigkeiten (Bonbons, **Schokolade**, Schokoriegel, Gummibärchen)	( )	( )	( )
Kuchen, **Kekse**, Waffeln, Brot mit **Marmelade**, Honig o.ä., Müsliriegel	( )	( )	( )
Eis, Pudding, Griesbrei, Milchreis o.ä.	( )	( )	( )
Frucht-Joghurt, Quark mit Zucker, Honig oder Obst; Müsli	( )	( )	( )
Chips, Flips, Erdnüsse, Pommes frites etc.	( )	( )	( )
Trockenfrüchte, Rosinen	( )	( )	( )

Bitte vergewissern Sie sich, daß das Kind weiß, was Trockenfrüchte sind, sonst bitte erläutern!

44-61

°22. Gibt es sonst noch etwas, das Du gerne zwischendurch ißt oder naschst?°

Ja, und zwar: _____ ( )
_____
_____

62-67, 68   Nein   ( )

Nr.				K. 3 u. 4			Weiter mit
°23.	\multicolumn{7}{l}{Jetzt möchte ich, daß Du mir sagst, was Du **gestern** so zwischendurch gegessen hast. Ich lese Dir noch einmal etwas vor und Du versuchst Dich zu erinnern, ob Du das **gestern** irgendwann einmal zwischendurch gegessen hast.}

Liste vorlesen, bei "ja" immer nachfragen, ob zwischendurch oder zu den Hauptmahlzeiten. Nur eintragen, wenn nicht zu den Hauptmahlzeiten gegessen!

		Ja	Nein
	Brot mit Wurst oder Käse	( )	( )
	Brötchen, Brezeln o.ä. ohne Belag	( )	( )
	Frisches Obst, Gemüse (rohe Karotten etc.)	( )	( )
	Süßigkeiten (Bonbons, Schokolade, Schokoriegel, Gummibärchen)	( )	( )
	Kuchen, Kekse, Waffeln, Brot mit Marmelade, Honig o.ä., Müsliriegel	( )	( )
	Eis, Pudding, Grießbrei, Milchreis o.ä.	( )	( )
	Frucht-Joghurt, Quark mit Zucker, Honig oder Obst; Müsli	( )	( )
	Chips, Flips, Erdnüsse, Pommes frites etc.	( )	( )
69-77	Trockenfrüchte, Rosinen	( )	( )

°24. Fällt Dir sonst noch etwas ein, was Du gestern zwischendurch gegessen oder genascht hast?

Ja, und zwar: _____   ( )

11-16, 17   Nein   ( )

°25. Hat Dir jemand schon einmal gesagt, daß Du nicht soviel Süßigkeiten essen sollst?

Ja   ( )   26

18   Nein   ( )   27

Nr.		K. 4	Weiter mit

°26.	Wer hat Dir das erzählt?
	
	Mehrfachnennungen möglich!
	Bitte nachfragen:
	
	Wer noch?°
	
	  - Eltern, sonstige Verwandte ( )
	  - Lehrer ( )
	  - Kindergärtnerin ( )
	  - Freunde ( )
	  - Zahnarzt, Zahnarzthelferin ( )
	  - Kieferorthopäde ( )
	  - Kinderarzt ( )
	  - Sonstige Ärzte ( )
	  - Durch Fernsehen bekannt ( )
	
	  Sonstiges ( )
	19-29 Weiß nicht ( )		

°27.	Weißt Du, warum Du nicht soviele Süßigkeiten essen sollst?
	
	Vorgaben bitte n i c h t vorlesen!°
	
	  - Zähne ( )
	  - Ungesund ( )
	  - Verderben den Appetit ( )
	  - Machen dick ( )
	
	  Sonstiges ( )
	30-35 Weiß nicht warum ( )		

Nr.		K. 4	Weiter mit
°28.	Was nimmst Du mit als Pausenbrot in die Schule? **Vorgaben bitte n i c h t vorlesen!** **Bitte nachfragen:** Nimmst Du noch etwas mit?°		

Brot mit Wurst oder Käse	( )	
Brötchen, Brezeln o.ä. ohne Belag	( )	
Frisches Obst, Gemüse (rohe Karotten etc.)	( )	
Süßigkeiten (Bonbons, Schokolade, Schokoriegel, Gummibärchen)	( )	
Kuchen, Kekse, Waffeln, Brot mit Marmelade, Honig o.ä., Müsliriegel	( )	
Eis, Pudding, Grießbrei, Milchreis o.ä.	( )	
Frucht-Joghurt, Quark mit Zucker, Honig oder Obst; Müsli	( )	
Chips, Flips, Erdnüsse, Pommes frites etc.	( )	
Trockenfrüchte, Rosinen	( )	
Sonstiges _gesüßt_	( )	
Sonstiges _ungesüßt_ (oder mit Süßstoff)	( )	
36-47 Ich nehme kein Pausenbrot mit	( )	

| °29. | Nimmst Du auch etwas zu trinken mit? Was?

 Vorgaben bitte n i c h t vorlesen!° |

Milch	( )
Kakao	( )
Milchshakes, sonstige Milchmischgetränke	( )
Kaffee	( )
Tee	( )
Kinderkaffee, Carokaffee	( )
Karamalz, Kinderbier	( )
Obstsaft	( )
Gemüsesaft	( )
Mineralwasser, Wasser	( )
Limonade, Cola, Spezi o.ä.	( )
Sonstiges _gesüßt_	( )
Sonstiges _ungesüßt_ (oder mit Süßstoff)	( )
48-61 Ich nehme nichts zu trinken mit	( )

Nr.		K. 4 u. 5	Weiter mit

°30A Kaufst Du Dir manchmal *in der Pause* etwas zu essen oder zu trinken?°

	Ja	( )	30B
62	Nein	( )	31A

°30B Was kaufst Du Dir?

> **Vorgaben bitte n i c h t vorlesen!**
> **Bitte nachfragen:**

Gibt es noch etwas, was Du Dir zum Essen oder Trinken kaufst?

> *Bitte hier auch Speisen und Getränke registrieren, die das Kind in der Schule bestellt und im voraus bezahlt!*°

Speisen:
- Brot mit Wurst oder Käse ( )
- Brötchen, Brezeln o.ä. ohne Belag ( )
- Frisches Obst, Gemüse (rohe Karotten etc.) ( )
- Süßigkeiten (Bonbons, Schokolade, Schokoriegel, Gummibärchen) ( )
- Kuchen, Kekse, Waffeln, Brot mit Marmelade, Honig o.ä., Müsliriegel ( )
- Eis, Pudding, Griesbrei, Milchreis o.ä. ( )
- Frucht-Joghurt, Quark mit Zucker, Honig oder Obst; Müsli ( )
- Chips, Flips, Erdnüsse, Pommes frites etc. ( )
- Trockenfrüchte, Rosinen ( )
- Sonstiges **gesüßt** ( )
- Sonstiges **ungesüßt** (oder mit Süßstoff) ( )

Getränke:
- Milch ( )
- Kakao ( )
- Milchshakes, sonstige Milchmischgetränke ( )
- Kaffee ( )
- Tee ( )
- Kinderkaffee, Carokaffee ( )
- Karamalz, Kinderbier ( )
- Obstsaft ( )
- Gemüsesaft ( )
- Mineralwasser, Wasser ( )
- Limonade, Cola, Spezi o.ä. ( )
- Sonstiges **gesüßt** ( )
- Sonstiges **ungesüßt** (oder mit Süßstoff) ( )

63-80, 11-16

Nr.		K. 5	Weiter mit

°31A Kaufst Du Dir manchmal **nach der Schule** etwas zu essen oder zu trinken?°

                                      Ja   ( )   31B

17   Nein   ( )   **32**

°31B Was kaufst Du Dir?

> Vorgaben bitte **n i c h t** vorlesen!
> Bitte nachfragen:

Gibt es sonst noch etwas, was Du Dir zum Essen oder Trinken kaufst?

Speisen:

Brot mit Wurst oder Käse	( )
Brötchen, Brezeln o.ä. ohne Belag	( )
Frisches Obst, Gemüse (rohe Karotten etc.)	( )
Süßigkeiten (Bonbons, Schokolade, Schokoriegel, Gummibärchen)	( )
Kuchen, Kekse, Waffeln, Brot mit Marmelade, Honig o.ä., Müsliriegel	( )
Eis, Pudding, Grießbrei, Milchreis o.ä.	( )
Frucht-Joghurt, Quark mit Zucker, Honig oder Obst; Müsli	( )
Chips, Flips, Erdnüsse, Pommes frites etc.	( )
Trockenfrüchte, Rosinen	( )
Sonstiges **gesüßt**	( )
Sonstiges **ungesüßt** (oder mit Süßstoff)	( )

Getränke:

Milch	( )
Kakao	( )
Milchshakes, sonstige Milchmischgetränke	( )
Kaffee	( )
Tee	( )
Kinderkaffee, Carokaffee	( )
Karamalz, Kinderbier	( )
Obstsaft	( )
Gemüsesaft	( )
Mineralwasser, Wasser	( )
Limonade, Cola, Spezi o.ä.	( )
Sonstiges **gesüßt**	( )
Sonstiges **ungesüßt** (oder mit Süßstoff)	( )

18-41

Nr.						K. 5 u. 6		Weiter mit

°32. Weißt Du noch, was Du gestern getrunken hast?

Zuerst spontan antworten lassen! Dann gezielt für jede Zeit einzeln nachfragen, z.B. :" Und was hast Du zum Frühstück getrunken?"
Dann auch einzelne Getränke nachfragen, z.B.: "Hast Du gestern Milch getrunken?" usw.°

	Spontan	Zum Frühstück	In der Pause	Zum Mittag-essen	Nachmittags	Zum Abend-essen	Nach dem Abend-essen
Milch	( )	( )	( )	( )	( )	( )	( )
Kakao	( )	( )	( )	( )	( )	( )	( )
Milchshakes, sonstige Milchmischgetränke	( )	( )	( )	( )	( )	( )	( )
Kaffee	( )	( )	( )	( )	( )	( )	( )
Tee	( )	( )	( )	( )	( )	( )	( )
Kinderkaffee, Carokaffee	( )	( )	( )	( )	( )	( )	( )
Karamalz, Kinderbier	( )	( )	( )	( )	( )	( )	( )
Obstsaft	( )	( )	( )	( )	( )	( )	( )
Gemüsesaft	( )	( )	( )	( )	( )	( )	( )
Mineralwasser, Wasser	( )	( )	( )	( )	( )	( )	( )
Limonade, Cola, Spezi o.ä.	( )	( )	( )	( )	( )	( )	( )

42-76, 11-52

°33. Kaust Du gerne Kaugummi?

Bei Spontanantwort "manchmal" oder "selten", bitte "ja "markieren!

	Ja	( )
	Nein	( )
53	Darf ich nicht	( )

°34. Jetzt möchte ich Dir einige Fragen zum Zähneputzen stellen.
Wie ist es bei Dir, putzt Du Dir morgens die Zähne?°

	Ja	( )	35
54	Nein	( )	37

°35. Putzt Du Dir die Zähne vor oder nach dem *Frühstück*?°

	vor dem Frühstück	( )
55	*nach* dem Frühstück	( )

Nr.		K. 6	Weiter mit
°36.	Machst Du das jeden Tag oder nur manchmal?° Jeden Tag ( ) 56 Manchmal ( )		
°37.	Putzt Du Dir die Zähne nach dem **Mittagessen**?° Ja ( ) 57 Nein ( )		**38** **39**
°38.	Machst Du das jeden Tag oder nur manchmal?° Jeden Tag ( ) 58 Manchmal ( )		
°39.	Putzt Du Dir die Zähne nach dem **Abendessen** oder bevor Du ins Bett gehst?° Ja ( ) 59 Nein ( )		**40** **41**
°40.	Machst Du das jeden Tag oder nur manchmal?° Jeden Tag ( ) 60 Manchmal ( )		

°41.	Putzt Du Dir die Zähne, nachdem Du zwischendurch etwas ißt, wie z. B. ....
	     | *Bitte hier ein Beispiel wählen, das das Kind genannt hat (siehe Fragen 21-23)!*° |
	
	                                     Ja ( )
	 61 Nein ( )
			42
			 43

°42.	Machst Du das nur manchmal oder fast immer?° Nur manchmal ( ) 62 Fast immer ( )		

Nr.		K. 6	Weiter mit
°43.	Nun ist es manchmal so, daß man sich das Zähneputzen vornimmt, es aber dann vergißt oder keine Zeit hat - oder auch gerade keine Lust hat. Wie war das bei Dir gestern? Kannst Du Dich erinnern, wann Du Dir gestern die Zähne geputzt hast?		
	Nach Spontanantwort bitte nachfragen:		
	Wann hast Du gestern noch die Zähne geputzt?		
	Mehrfachnennungen möglich!°		
		Vor dem Frühstück ( )	
		Nach dem Frühstück ( )	
		Nach dem Mittagessen ( )	
		Vor dem Abendessen ( )	
		Nach dem Abendessen / vor dem ins-Bett-gehen ( )	
		Nach einer Zwischenmahlzeit ( )	
		Zu anderen Zeiten ( )	
		Gestern nicht geputzt ( )	
	63-71	Weiß nicht ( )	
°44.	Einmal ganz ehrlich, putzt Du Deine Zähne von allein, von Dir aus, denkst Du selber daran, oder wartest Du immer, bis Dich Deine Mutter oder Dein Vater daran erinnert?°		
		Meistens von alleine ( )	
		Teil - teils ( )	
		Meistens erinnern mich meine Eltern daran ( )	45
	72	Putze mir die Zähne nicht ( )	51
°45.	Jetzt möchte ich Dich fragen, **wie** Du Deine Zähne putzt. Das kannst Du mir vielleicht an diesem großen Gebiß zeigen. Wie gehst Du da vor? Putzt Du sie nur außen oder auch noch von innen?		
	Bitte am Modell illustrieren, was mit "außen" und "innen" gemeint ist!°		
		Nur außen ( )	
		Außen und innen ( )	
	73	Weiß nicht ( )	
°46.	Und was ist mit den Zähnen oben? Putzt Du sie hier gesondert?		
	Bitte auf Kauflächen beim Modell deuten!°		
		Ja ( )	
		Nein ( )	
	74	Weiß nicht ( )	

Nr.				K. 6	Weiter mit
°47.	Benutzt Du eine normale Zahnbürste oder eine elektrische Zahnbürste?				
	Bitte vergewissern Sie sich, daß das Kind weiß, was eine elektrische Zahnbürste ist, sonst bitte erläutern!°				
		Normale Zahnbürste		( )	
		Elektrische Zahnbürste		( )	
	75	Beides		( )	
°48.	Hast Du eine eigene Zahnbürste, die Du ganz alleine für Dich hast?°				
		Ja		( )	49
	76	Nein		( )	51
°49.	Welche Farbe hat Deine Zahnbürste?°				
		_____			
	77	Weiß nicht		( )	
°50.	Seit wann hast Du diese Zahnbürste?°				
	Vorgaben bitte n i c h t vorlesen!°				
		Bis zu 1 Monat		( )	
		2 bis 3 Monate		( )	
		4 bis 6 Monate		( )	
		Länger als 6 Monate		( )	
	78	Weiß nicht genau		( )	

Nr.		K. 7	Weiter mit

°51. Hast Du eine Spange oder Klammer oder hast Du einmal eine gehabt, oder solltest Du eine bekommen?°

                    Hatte eine Spange / Klammer ( )

                    Habe eine Spange / Klammer ( )

                    Soll eine Spange / Klammer bekommen ( )

11   Nein bzw. weiß nicht ( )

°52. Ist bei Dir in der Schule oder früher im Kindergarten über Zähne gesprochen worden und was man alles tun kann, damit sie schön und gesund bleiben?

**Mehrfachnennungen möglich!
Bitte nachfragen: "Wann noch?"°**

                    In der 4. Klasse ( )

                    In der 3. Klasse ( )

                    In der 2. Klasse ( )   53

                    In der 1. Klasse ( )

                    Im Kindergarten ( )

                    Nein, weder im Kindergarten, noch in der Schule ( )   **55**

12-18   Weiß nicht ( )

°53. Ist auch gezeigt worden, **wie** Du Deine Zähne putzen sollst?°

                    Ja ( )   54

                    Nein ( )

19   Weiß nicht ( )   **55**

°54. Putzt Du Deine Zähne auch so, wie Dir gezeigt wurde?°

                    Ja ( )

                    Teils - teils ( )

                    Nein ( )

20   Weiß nicht ( )

Nr.		K. 7	Weiter mit

°55. Hat Dein Zahnarzt oder seine Helferin Dir mal gezeigt, <u>wie</u> Du Deine Zähne putzen sollst?°

Ja	( )	56
Nein	( )	57
Weiß nicht	( )	
21 Ich war noch nie beim Zahnarzt	( )	63

°56. Putzt Du Deine Zähne auch so, wie Dir gezeigt wurde?°

Ja	( )
Teils - teils	( )
Nein	( )
22 Weiß nicht	( )

°57. Wann warst Du das letzte Mal beim Zahnarzt?

> **Vorgaben bitte n i c h t vorlesen!**
> **Bitte durch Abfragen: vor / nach Ostern, vor / nach Weihnachten, Sommerferien, als du in der . . . . . Klasse warst usw. Zeitpunkt schätzen!**
>
> *Für Kinder, die in kieferorthopädischer Behandlung sind (siehe Frage Nr. 51), Frage ergänzen: "... ich meine den normalen Zahnarzt, <u>nicht</u> den Kieferorthopäden!*

Innerhalb der letzten 4 Wochen	( )	
Innerhalb der letzten 3 Monate	( )	
In diesem Schuljahr	( )	
Im letzten Schuljahr	( )	58
Im vorletzten Schuljahr	( )	
Länger zurückliegend	( )	
Läßt sich nicht schätzen	( )	
23 Noch nie	( )	63

°58. Als Du das letzte Mal beim Zahnarzt warst, warst Du alleine im Behandlungszimmer oder war Deine Mutter oder Dein Vater dabei, als Du auf dem Zahnarztstuhl saßt?°

Mutter / Vater oder andere Begleitperson war dabei	( )
Alleine	( )
24 Weiß nicht	( )

Nr.		K. 7	Weiter mit
°59.	Gehst Du nur zum Zahnarzt, wenn Du Schmerzen hast oder auch mal nur zur Kontrolle, so daß der Zahnarzt "nachschauen" kann?°		
	Nur bei Schmerzen ( )		61
25	Manchmal zur Kontrolle ( )		60
°60.	Weißt Du, wie oft **Du** zur Kontrolle gehst?°		
	Vierteljährlich ( )		
	Halbjährlich ( )		
	1 mal im Jahr ( )		
	Jedes 2. Jahr ( )		
	Seltener, und zwar: ( )		
	_____		
26	Weiß nicht ( )		
°61.	Bist Du mal **in der Schule** von einem Zahnarzt untersucht worden?°		
	Ja ( )		
	Nein ( )		
27	Weiß nicht mehr ( )		
°62.	Es gibt ja viele Kinder, die Angst vor dem Zahnarzt haben. Wie ist das bei Dir? Hast Du sehr viel Angst, wenn Du zum Zahnarzt gehst, hast Du etwas Angst oder macht es Dir gar nichts aus?°		
	Viel Angst ( )		
	Etwas Angst ( )		64
28	Macht mir nichts aus ( )		!
°63.	Es gibt ja viele Kinder, die Angst vor dem Zahnarzt haben. Wie ist das bei Dir? Wenn Du morgen zum Zahnarzt müßtest, hättest Du sehr viel Angst, hättest Du nur etwas Angst oder würde Dir das gar nichts ausmachen?°		
	Viel Angst ( )		
	Etwas Angst ( )		
29	Macht mir nichts aus ( )		

Nr.	STATISTIK		K. 1	Weiter mit
°64.	**Geschlecht:** °			
		Männlich	( )	
	11	Weiblich	( )	

°65. Bei wem wohnst Du hier?°

	Bei Vater und Mutter	( )	
	Nur beim Vater	( )	
	Nur bei der Mutter	( )	
	Bei Vater und Stiefmutter / Freundin (bzw. Partnerin) des Vaters	( )	
	Bei Mutter und Stiefvater / Freund (bzw. Partner) der Mutter	( )	
	Bei Großeltern / Großelternteil	( )	
	Bei Verwandten	( )	
	Bei Adoptiveltern	( )	
12-20	Bei einer Pflegefamilie	( )	

°66. Arbeitet Dein Vater (bzw. männlicher Haushaltsvorstand) ganztags oder halbtags oder gar nicht zur Zeit?

Bei Abwesenheit des Vaters bitte nach männlichem Haushaltsvorstand fragen!°

Ganztags	( )	
Halbtags	( )	
Arbeitet nicht	( )	
Kein männlicher Haushaltsvorstand vorhanden	( )	

Bitte nachprüfen! Nicht markieren, wenn Zielperson nur vorübergehend aus Krankheitsgründen nicht arbeitet!

21

°67. Arbeitet Deine Mutter ganztags oder halbtags oder gar nicht zur Zeit?

Bei Abwesenheit der Mutter bitte nach Mutterersatz, Stiefmutter o.ä., die im Haushalt wohnt, fragen!°

Ganztags	( )	
Halbtags	( )	
Arbeitet nicht	( )	
Keine Mutter / kein Mutterersatz vorhanden	( )	

Bitte nachprüfen! Nicht markieren, wenn Zielperson nur vorübergehend aus Krankheitsgründen nicht arbeitet!

22

Bitte wenden Sie sich jetzt an den anwesenden Erziehungsberechtigten!

Nr.		K. 1	Weiter mit

°68. **Bitte zum Schluß beim anwesenden Erziehungsberechtigten erfragen:**

- derzeitiger bzw. letzter Beruf des Vaters
  (bzw. des männlichen Haushaltsvorstandes) und

- derzeitiger bzw. letzter Beruf der Mutter
  (bzw. Mutterersatz, Stiefmutter)

Liste 68 vorlegen!°

		Beruf des Vaters bzw. des männlichen Haushaltsvorstandes	Beruf der Mutter bzw. Mutterersatz / Stiefmutter
Arbeiter			
A	Ungelernte Arbeiter	( )	( )
B	Angelernte Arbeiter	( )	( )
C	Gelernte und Facharbeiter	( )	( )
D	Vorarbeiter	( )	( )
E	Meister, Polier	( )	( )
Angestellte			
F	Industrie- und Werkmeister im Angestelltenverhältnis	( )	( )
G	Angestellte mit einfacher Tätigkeit (z.B. Verkäufer, Kontorist, Stenotypistin)	( )	( )
H	Angestellte mit qualifizierter Tätigkeit (z.B. Sachbearbeiter, Buchhalter, technischer Zeichner)	( )	( )
J	Angestellte mit hochqualifizierter Tätigkeit oder Leitungsfunktion (z.B. Wissenschaftlicher Mitarbeiter, Prokurist, Abteilungsleiter)	( )	( )
K	Angestellte mit umfassenden Führungsaufgaben (z.B. Direktor, Geschäftsführer, Vorstand größerer Betriebe und Verbände)	( )	( )
Beamte			
L	Einfacher Dienst	( )	( )
M	Mittlerer Dienst	( )	( )
N	Gehobener Dienst	( )	( )
O	Höherer Dienst	( )	( )
Selbständige *(einschließlich mithelfende Familienangehörige)*			
P	Selbständige Landwirte	( )	( )
Q	Freie Berufe, selbständige Akademiker	( )	( )
R	Sonstige Selbständige mit bis zu 9 Mitarbeitern	( )	( )
S	Sonstige Selbständige mit 10 und mehr Mitarbeitern	( )	( )
T	Mithelfende Familienangehörige	( )	( )
Sonstige (z.B. Auszubildende, Schüler, Studenten, Wehrpflichtige, Zivildienstleistende, Praktikanten)		( )	( )
War noch nie berufstätig		( )	( )

30-35

| Nr. | | K. 1 | Weiter mit |

Bitte auch beim anwesenden Erziehungsberechtigten erfragen:

°69. **Bitte für beide Elternteile erfragen:**

Welchen Schulabschluß haben Sie?
Falls Sie mehrere Abschlüße haben, nennen Sie bitte nur den _höchsten_?

Und Ihr Ehepartner?

Liste 69 vorlegen!
Falls leibliche Eltern nicht im gleichen Haushalt leben, bitte für Elternersatz im Haushalt markieren.°

		Vater / männlicher Haushaltsvorstand	Mutter / Mutterersatz
A	Volksschule **ohne** abgeschlossene Lehre oder Berufsausbildung	( )	( )
B	Volksschule **mit** abgeschlossener Lehre oder Berufsausbildung	( )	( )
C	Mittelschule, Oberschule ohne Abitur, Fachschule, Handelsschule, Mittlere Reife	( )	( )
D	Abitur	( )	( )
E	Fachhochschule / Fachakademie	( )	( )
F	Universität	( )	( )
G	Sonstigen Schulabschluß	( )	( )
H	Kein Schulabschluß	( )	( )

36/37

64-67	68/69		
Listen-Nr.	Lfd. Nr.	Welle	Abrechnungs-Nr.

_____ _____
Ort   Datum

Ich bestätige die korrekte Durchführung des Interviews und die Übergabe der "Erklärung zum Datenschutz":

_____
Unterschrift des Interviewers

6.5.2 Jugendlichenfragebogen für das Interview mit den 13/14jährigen

Institut der Deutschen Zahnärzte
Universitätsstraße 71-73
5000 Köln 41
Telefon 0221 / 4001(0)

Infratest Forschung
Landsberger Straße 338
8000 München 21
Telefon 089 / 5600(0)

Alle Rechte für
Fragenformulierung und
Fragebogengestaltung
bei **Infratest** und dem
Institut der Deutschen Zahnärzte

Projekt Nr.:**87/4131/2**   **Februar 1989**

Mitglied des Arbeitskreises
Deutscher Marktforschungs-
institute e.V.

Bitte folgendermaßen markieren: (⎯⎯)

Nr.		K. 2	Weiter mit
°0.	Das Institut der Deutschen Zahnärzte führt zusammen mit Infratest Gesundheitsforschung eine Untersuchung über Zahngesundheit durch. Wir untersuchen den Zustand der Zähne bei Jugendlichen in Deinem Alter und ich möchte Dir hierzu einige Fragen stellen.°		

°1.	Wie fühlst Du dich gesundheitlich so alles in allem gesehen?
	
	Vorgaben bitte vorlesen!°
	
	    Sehr gut? ( )
	    Gut? ( )
	    Zufriedenstellend? ( )
	    Weniger gut? ( )
	11 Schlecht? ( )		

°2.	Wieviel kann man selbst tun, um seine *eigene Gesundheit* zu erhalten oder zu verbessern?
	
	Vorgaben bitte vorlesen!°
	
	    Sehr viel? ( )
	    Viel? ( )
	    Einiges? ( )
	    Wenig? ( )
	12 Oder nichts? ( )		

°3.	Und wenn Du jetzt speziell an Deine *Zähne* denkst, wie ist der Zustand Deiner Zähne?
	
	Vorgaben bitte vorlesen!°
	
	    Sehr gut? ( )
	    Gut? ( )
	    Zufriedenstellend? ( )
	    Weniger gut? ( )
	13 Schlecht? ( )		

Nr.		K. 2	Weiter mit

° 4. Und wieviel kann man selbst tun, um die **Gesundheit seiner Zähne** zu erhalten oder zu verbessern?

Vorgaben bitte vorlesen!°

Sehr viel?	( )
Viel?	( )
Einiges?	( )
Wenig?	( )
Oder nichts?	( )

14

° 5. Ich lese Dir nun einige Angewohnheiten vor.

Bitte sage mir, ob Du folgendes
- häufig,
- manchmal
- oder nie tust:

Vorgaben bitte vorlesen!°

	Häufig	Manchmal	Nie
Zungenpressen	( )	( )	( )
Wangen- oder Lippenbeißen	( )	( )	( )
Fingernägelkauen	( )	( )	( )
Bleistiftkauen	( )	( )	( )
Kaugummikauen	( )	( )	( )
Zähnepressen oder Knirschen	( )	( )	( )
Daumenlutschen	( )	( )	( )

15-21

° 6. Und wie war das früher? Hast Du früher Daumen gelutscht?

Bei Spontanantwort "manchmal" bitte "Ja" markieren!°

Ja	( )
Nein	( )
Weiß nicht	( )

22

Nr.		K 2	Weiter mit
°7.	Auf der folgenden Liste stehen einige Aussagen. Bitte markiere das für Dich Zutreffende selbst. *Fragebogen vor den Befragten legen und Liste 7 selbst ausfüllen lassen!°*		

Liste 7

Bitte folgendermaßen markieren: (——)
Bitte in *jede* Zeile einen Strich!

	Kommt häufig vor	Kommt manchmal vor	Kommt selten vor	Kommt nie vor
Wenn ich etwas sehr Heißes oder sehr Kaltes esse oder trinke, tun mir die Zähne weh	( )	( )	( )	( )
Beim Zähneputzen tun mir die Zähne weh	( )	( )	( )	( )
Beim Zähneputzen tut mir das Zahnfleisch weh	( )	( )	( )	( )
Wenn ich Süßigkeiten esse, tun mir die Zähne weh	( )	( )	( )	( )

23-26

Nr.		K. 2	Weiter mit
°8.	Und wie sehr treffen die folgenden Aussagen auf Dich persönlich im Moment zu?		
	Fragebogen vor den Befragten legen und Liste 8 selbst ausfüllen lassen!°		

Liste 8

Bitte folgendermaßen markieren: (—)
Bitte in *jede* Zeile einen Strich!

	Trifft voll und ganz zu	Trifft überwiegend zu	Trifft teilweise zu	Trifft weniger zu	Trifft gar nicht zu
Im Vergleich zu meinen Altersgenossen habe ich mehr Ärger mit meinen Zähnen	( )	( )	( )	( )	( )
Ich finde, meine Zähne sehen gut aus	( )	( )	( )	( )	( )
Wenn ich fotografiert werde, achte ich darauf, daß meine Zähne möglichst nicht zu sehen sind	( )	( )	( )	( )	( )
Im Profil gefällt mir mein Gesicht wegen der Zahn- bzw. Kieferstellung nicht so gut	( )	( )	( )	( )	( )
Ich bin schon oft gehänselt worden wegen meiner Zähne bzw. wegen meiner Zahnstellung	( )	( )	( )	( )	( )

27-31

Nr.		K 2	Weiter mit

°9. Nun würde uns interessieren, wie häufig Du die folgenden Nahrungsmittel zu Dir nimmst.

Fragebogen vor den Befragten legen und Liste 9 selbst ausfüllen lassen!°

Liste 9

Bitte folgendermaßen markieren: (—)
Bitte in *jede* Zeile einen Strich!

	(Fast) täglich	Mehrmals in der Woche	Etwa 1 mal in der Woche	2 - 3 mal im Monat	1 mal im Monat oder seltener	Nie
Obstkonserven	( )	( )	( )	( )	( )	( )
Haferflocken, Müsli (*ungesüßt* oder mit Süßstoff)	( )	( )	( )	( )	( )	( )
Haferflocken, Müsli (*gesüßt* mit Zucker, Honig)	( )	( )	( )	( )	( )	( )
Quark, Joghurt (*ungesüßt* oder mit Süßstoff)	( )	( )	( )	( )	( )	( )
Quark, Joghurt (*gesüßt* mit Zucker, Honig, Marmelade o.ä.)	( )	( )	( )	( )	( )	( )
Schokolade	( )	( )	( )	( )	( )	( )
Kuchen, Kekse, Gebäck, Müsliriegel; Brot mit Marmelade, Honig, Nougatcreme	( )	( )	( )	( )	( )	( )
Eiscreme	( )	( )	( )	( )	( )	( )
Pudding, Milchreis, Griesbrei (*gesüßt*)	( )	( )	( )	( )	( )	( )

32-40

Nr.		K. 2	Weiter mit

°10. Und wie häufig nimmst Du die einzelnen Getränke zu Dir?

Fragebogen vor den Befragten legen und Liste 10 selbst ausfüllen lassen!°

Liste 10

Bitte folgendermaßen markieren: (⎯)
Bitte in *jede* Zeile einen Strich!

	(Fast) täglich	Mehrmals in der Woche	Etwa 1 mal in der Woche	2 - 3 mal im Monat	1 mal im Monat oder seltener	Nie
Milch	( )	( )	( )	( )	( )	( )
Kakaogetränk	( )	( )	( )	( )	( )	( )
Milchshakes, sonstige Milchmischgetränke	( )	( )	( )	( )	( )	( )
Kaffee, **gesüßt** (Zucker)	( )	( )	( )	( )	( )	( )
Kaffee, **ungesüßt** oder mit Süßstoff	( )	( )	( )	( )	( )	( )
Tee, **gesüßt** (Zucker, Honig)	( )	( )	( )	( )	( )	( )
Tee, **ungesüßt** oder mit Süßstoff	( )	( )	( )	( )	( )	( )
Alkoholische Getränke	( )	( )	( )	( )	( )	( )
Obstsäfte	( )	( )	( )	( )	( )	( )
Gemüsesäfte	( )	( )	( )	( )	( )	( )
Mineralwasser, Wasser	( )	( )	( )	( )	( )	( )
Kalorienarme Erfrischungsgetränke (Diätetische Limonade, Diät-Fruchtsaftgetränke, Brause mit Süßstoff, Cola light u.ä.)	( )	( )	( )	( )	( )	( )
Sonstige Erfrischungsgetränke ("normale" Limonade, Cola, Bluna, Fanta u.ä.)	( )	( )	( )	( )	( )	( )

41-53

Nr.		K. 2		Weiter mit

°11. Wie oft ißt Du außerhalb der Hauptmahlzeiten, also Frühstück, Mittag- und Abendessen, irgendwelche Kleinigkeiten?

Schätze doch bitte ungefähr, wie oft das jeden Tag ist.°

1 mal	( )	
2 mal	( )	
3 mal	( )	12
4 mal	( )	
5 mal und öfter	( )	
Weiß nicht	( )	

54   Esse zwischendurch nicht   ( )   13

°12. Was ißt Du so zwischendurch besonders gerne?

Vorgaben bitte vorlesen!°

Brot mit Wurst oder Käse	( )
Brötchen, Brezeln o.ä. ohne Belag	( )
Frisches Obst, Gemüse (rohe Karotten etc.)	( )
Süßigkeiten (Bonbons, Schokolade, Schokoriegel, Gummibärchen o.ä.)	( )
Kuchen, Kekse, Waffeln, Brot mit Marmelade, Honig o.ä., Müsliriegel	( )
Eis, Pudding, Griesbrei, Milchreis o.ä.	( )
Gesüßten Joghurt, Quark, Müsli (mit Zucker, Honig oder Obst)	( )
Ungesüßten Joghurt, Quark, Müsli, Diabetikergebäck, Diabetikerschokolade	( )
Chips, Flips, Erdnüsse, Pommes frites etc.	( )
Trockenfrüchte, Rosinen	( )
Sonstiges **gesüßt**	( )
Sonstiges **ungesüßt** (oder mit Süßstoff)	( )

55-67   Esse zwischendurch nicht   ( )

Nr.		K 3	Weiter mit

°13. Was trinkst Du außerhalb der Hauptmahlzeiten besonders gerne?

Vorgaben bitte vorlesen!°

Milch	( )
Kakaogetränk	( )
Milchshakes, sonstige Milchmischgetränke	( )
Kaffee, **gesüßt** (Zucker)	( )
Kaffee, **ungesüßt** oder mit Süßstoff	( )
Tee, **gesüßt** (Zucker, Honig)	( )
Tee, **ungesüßt** oder mit Süßstoff	( )
Alkoholische Getränke	( )
Obstsäfte	( )
Gemüsesäfte	( )
Mineralwasser, Wasser	( )
Kalorienarme Erfrischungsgetränke (Diätetische Limonade, Diät-Fruchtsaftgetränke Brause mit Süßstoff, Cola light, u.ä.)	( )
Sonstige Erfrischungsgetränke ("normale" Limonade, Cola, Bluna, Fanta, u.ä.)	( )
Sonstiges **gesüßt**	( )
Sonstiges **ungesüßt** oder mit Süßstoff	( )
Trinke zwischendurch nicht	( )

11-26

Nr.		K. 3	Weiter mit

°14. Was nimmst Du als Pausenbrot mit in die Schule?

> *Vorgaben bitte n i c h t vorlesen!*
> *Bitte auch nachfragen: "Sonst noch etwas?"* °

Brot mit Wurst oder Käse	( )
Brötchen, Brezeln o.ä. ohne Belag	( )
Frisches Obst, Gemüse (rohe Karotten etc.)	( )
Süßigkeiten (Bonbons, Schokolade, Schokoriegel, Gummibärchen o.ä.)	( )
Kuchen, Kekse, Waffeln, Brot mit Marmelade, Honig o.ä., Müsliriegel	( )
Eis, Pudding, Griesbrei, Milchreis o.ä.	( )
Gesüßten Joghurt, Quark, Müsli (mit Zucker, Honig oder Obst)	( )
Ungesüßten Joghurt, Quark, Müsli, Diabetikergebäck, Diabetikerschokolade	( )
Chips, Flips, Erdnüsse, Pommes frites etc.	( )
Trockenfrüchte, Rosinen	( )
Sonstiges **gesüßt**	( )
Sonstiges **ungesüßt** (oder mit Süßstoff)	( )

27-39   Ich nehme kein Pausenbrot mit   ( )

Nr.		K. 3	Weiter mit

°15.	Nimmst Du auch etwas zu trinken mit?
	Was nimmst Du da mit?
	
	Vorgaben bitte n i c h t vorlesen!
	Bitte auch nachfragen: "Sonst noch etwas?"°
	
	  Milch ( )
	  Kakaogetränk ( )
	  Milchshakes, sonstige Milchmischgetränke ( )
	  Kaffee, *gesüßt* (Zucker) ( )
	  Kaffee, *ungesüßt* oder mit Süßstoff ( )
	  Tee, *gesüßt* (Zucker, Honig) ( )
	  Tee, *ungesüßt* oder mit Süßstoff ( )
	  Alkoholische Getränke ( )
	  Obstsäfte ( )
	  Gemüsesäfte ( )
	  Mineralwasser, Wasser ( )
	  Kalorienarme Erfrischungsgetränke
	  (Diätetische Limonade, Diät-Fruchtsaftgetränke
	  Brause mit Süßstoff, Cola light, u.ä.) ( )
	  Sonstige Erfrischungsgetränke
	  ("normale" Limonade, Cola, Bluna, Fanta, u.ä.) ( )
	  Sonstiges *gesüßt* ( )
	  Sonstiges *ungesüßt* oder mit Süßstoff ( )
	40-55 Ich nehme nichts zu trinken mit ( )		

°16.	Kaufst Du Dir manchmal *in der Pause* etwas zu essen oder zu trinken? Ja ( ) 56 Nein ( )		17 18
°17.	Was kaufst Du Dir da? *Vorgaben bitte n i c h t vorlesen!* *Bitte auch nachfragen: "Kaufst Du Dir auch etwas zu trinken?" bzw. "Kaufst Du Dir auch etwas zu essen?" und "Gibt es noch etwas, was Du Dir zum Essen oder Trinken kaufst?"* *Bitte hier auch Speisen und Getränke registrieren, die der Jugendliche in der Schule bestellt und im voraus bezahlt!°* *Fortsetzung Frage 17 nächste Seite!*		

Nr.			K. 3 u. 4	Weiter mit

Fortsetzung Frage 17 !

Speisen:	Brot mit Wurst oder Käse	( )	
	Brötchen, Brezeln o.ä. ohne Belag	( )	
	Frisches Obst, Gemüse (rohe Karotten etc.)	( )	
	Süßigkeiten (Bonbons, Schokolade, Schokoriegel, Gummibärchen o.ä.)	( )	
	Kuchen, Kekse, Waffeln, Brot mit Marmelade, Honig o.ä., Müsliriegel	( )	
	Eis, Pudding, Griesbrei, Milchreis o.ä.	( )	
	Gesüßten Joghurt, Quark, Müsli (mit Zucker, Honig oder Obst)	( )	
	Ungesüßten Joghurt, Quark, Müsli, Diabetikergebäck, Diabetikerschokolade	( )	
	Chips, Flips, Erdnüsse, Pommes frites etc.	( )	
	Trockenfrüchte, Rosinen	( )	
	Sonstiges **gesüßt**	( )	
	Sonstiges **ungesüßt** (oder mit Süßstoff)	( )	
Getränke:	Milch	( )	
	Kakaogetränk	( )	
	Milchshakes, sonstige Milchmischgetränke	( )	
	Kaffee, **gesüßt** (Zucker)	( )	
	Kaffee, **ungesüßt** oder mit Süßstoff	( )	
	Tee, **gesüßt** (Zucker, Honig)	( )	
	Tee, **ungesüßt** oder mit Süßstoff	( )	
	Alkoholische Getränke	( )	
	Obstsäfte	( )	
	Gemüsesäfte	( )	
	Mineralwasser, Wasser	( )	
	Kalorienarme Erfrischungsgetränke (Diätetische Limonade, Diät-Fruchtsaftgetränke Brause mit Süßstoff, Cola light, u.ä.)	( )	
	Sonstige Erfrischungsgetränke ("normale" Limonade, Cola, Bluna, Fanta, u.ä.)	( )	
57-80 / 11-13	Sonstiges **gesüßt**	( )	
	Sonstiges **ungesüßt** oder mit Süßstoff	( )	

°18. Kaufst Du Dir **nach der Schule** etwas zu essen oder zu trinken?°

	Ja	( )	19
14	Nein	( )	20

Nr.			K. 4	Weiter mit

°19. Was kaufst Du Dir da?

> *Vorgaben bitte n i c h t vorlesen!*
> *Bitte auch nachfragen:" Kaufst Du Dir auch etwas zu trinken?"*
> *bzw. "Kaufst Du Dir auch etwas zu essen?" und*
> *"Gibt es noch etwas, was Du Dir zum Essen oder zum Trinken kaufst?"°*

Speisen: Brot mit Wurst oder Käse ( )

Brötchen, Brezeln o.ä. ohne Belag ( )

Frisches Obst, Gemüse (rohe Karotten etc.) ( )

Süßigkeiten (Bonbons, Schokolade, Schokoriegel, Gummibärchen o.ä.) ( )

Kuchen, Kekse, Waffeln, Brot mit Marmelade, Honig o.ä., Müsliriegel ( )

Eis, Pudding, Griesbrei, Milchreis o.ä. ( )

Gesüßten Joghurt, Quark. Müsli (mit Zucker, Honig oder Obst) ( )

Ungesüßten Joghurt, Quark, Müsli, Diabetikergebäck, Diabetikerschokolade ( )

Chips, Flips, Erdnüsse. Pommes frites etc. ( )

Trockenfrüchte, Rosinen ( )

Sonstiges **gesüßt** ( )

Sonstiges **ungesüßt** (oder mit Süßstoff) ( )

Getränke: Milch ( )

Kakaogetränk ( )

Milchshakes, sonstige Milchmischgetränke ( )

Kaffee, **gesüßt** (Zucker) ( )

Kaffee, **ungesüßt** oder mit Süßstoff ( )

Tee, **gesüßt** (Zucker, Honig) ( )

Tee, **ungesüßt** oder mit Süßstoff ( )

Alkoholische Getränke ( )

Obstsäfte ( )

Gemüsesäfte ( )

Mineralwasser. Wasser ( )

Kalorienarme Erfrischungsgetränke (Diätetische Limonade, Diät-Fruchtsaftgetränke Brause mit Süßstoff. Cola light, u.ä.) ( )

Sonstige Erfrischungsgetränke ("normale" Limonade, Cola. Bluna. Fanta, u.ä.) ( )

Sonstiges **gesüßt** ( )

15-41 Sonstiges **ungesüßt** oder mit Süßstoff ( )

Nr.		K. 4	Weiter mit

°20. Wie oft kaust Du oder lutschst Du folgendes?

Vorgaben bitte vorlesen!
Zusätzlich Liste 20 vorlegen!°

	A	B	C	D	E	F
	(Fast) täglich	Mehrmals in der Woche	Etwa 1 mal in der Woche	Etwa 2 - 3 im Monat	1 mal im Monat oder seltener	Nie
Kaugummi, *mit Zucker*	( )	( )	( )	( )	( )	( )
Kaugummi, *ohne Zucker*	( )	( )	( )	( )	( )	( )
Kaugummi, unsicher ob mit oder ohne Zucker	( )	( )	( )	( )	( )	( )
Bonbons, Pfefferminze, Lutscher oder ähnliches *mit Zucker*	( )	( )	( )	( )	( )	( )
Bonbons, Pfefferminze *ohne Zucker*	( )	( )	( )	( )	( )	( )

42-46

°21. Menschen unterscheiden sich darin, wie oft sie ihre Zähne putzen. Wie ist es bei Dir? Wie oft putzt Du Dir gewöhnlich die Zähne?

Liste 21 vorlegen!°

	A	3 mal täglich und häufiger	( )	
	B	Normalerweise 2 mal täglich	( )	
	C	Normalerweise 1 mal täglich	( )	22
	D	Mehrmals die Woche	( )	
	E	1 mal die Woche	( )	
	F	Seltener als 1 mal die Woche	( )	
47	G	Nie (auch Vollprothesenträger)	( )	**32**

°22. Wann putzt Du Dir gewöhnlich die Zähne?

Mehrfachnennungen möglich!°

Nach dem Aufstehen, vor dem Frühstück	( )
Nach dem Frühstück	( )
Nach dem Mittagessen	( )
Nach dem Abendessen	( )
Nach Zwischenmahlzeiten	( )
Bevor ich ins Bett gehe	( )
Zu sonstigen Zeiten (z.B. in der Pause, nach der Schule), und zwar: _____	( )
Verschieden - wenn ich gerade daran denke	( )

48-55

Nr.		K. 4	Weiter mit
°23.	Putzt Du Dir die Zähne von Dir aus oder doch eigentlich erst, wenn jemand - z.B. Mutter oder Vater - Dich daran erinnert?°		
	In der Regel von mir aus	( )	
	Teils - teils	( )	
	Meistens erst, wenn ich daran erinnert werde	( )	
56			
°24.	Wie lange putzt Du Dir die Zähne? Bitte versuche, in Minuten oder Sekunden zu schätzen.°		
	ca. 30 Sekunden	( )	
	ca. 1 Minute	( )	
	ca. 1 1/2 Minuten	( )	
	ca. 2 Minuten	( )	
	ca. 3 Minuten	( )	
	Länger als 3 Minuten	( )	
57			
°25A	Bitte denke einmal an die Art und Weise, wie Du Deine Zähne üblicherweise putzt. Bitte versuche kurz mit eigenen Worten zu beschreiben, wie Du Deine Zähne putzt.°		25B
	Ich putze meine Zähne immer mit der elektrischen Zahnbürste	( )	26
58-63			

Nr.		K. 4	Weiter mit

°25B Folgende Liste beschreibt einige Methoden des Zähneputzens.
Versuche bitte, die Methode anzugeben, die am ehesten für Dich zutrifft.

Liste 25B vorlegen
Mehrfachnennungen möglich!°

    A   "Schrubbtechnik"
       (große waagerechte Hin- und Herbewegungen, wobei
       eine Bewegung über mehrere Zähne hinwegführt oder
       über eine ganze Mundseite)   ( )

    B   "Rütteltechnik"
       (kleine waagerechte Hin- und Herbewegungen)   ( )

    C   Große weite Kreisbewegungen   ( )

    D   Vertikale Methode
       (senkrechte Bewegungen mit gerade gehaltener Zahnbürste)   ( )

    E   Roll- bzw. Auswischtechnik -
       senkrechte Rollbewegungen "von rot nach weiß"
       (vom Zahnfleisch bis zur Kaufläche)   ( )

Sonstige Methoden   ( )

Ich habe kein festes System, ich putze meine Zähne mal so, mal so   ( )

Ich weiß nicht genau, wie ich meine Zähne putze   ( )

64-71

°26. Putzt Du Deine Zähne nur auf der Außenseite oder auch auf der Innenseite?°

            Nur Außenseite   ( )
72   Beides   ( )

°27. Und wie ist es mit den Kauflächen?
Putzt Du die Kauflächen gesondert?°

            Ja   ( )
73   Nein   ( )

°28. Wie lange benutzt Du Deine Zahnbürste im allgemeinen?

Bei Benutzung elektrischer Zahnbürste: Zahnbürstenkopf!

Liste 28 vorlegen!°

    A   6 Wochen und weniger   ( )
    B   1½ bis 3 Monate   ( )
    C   4 bis 6 Monate   ( )
    D   7 bis 12 Monate   ( )
74   E   Länger als 12 Monate   ( )

Nr.		K.5	Weiter mit

°29. Woran merkst Du, daß Du eine neue Zahnbürste brauchst?°

_____

_____

_____

_____

11-16

°30. Wie sieht Deine Zahnbürste aus?

Abbildungen A bis E vorlegen!°

A ..... ( )

B ..... ( )

C ..... ( )

D ..... ( )

E ..... ( )

Elektrische Zahnbürste ( )

17 Sonstiges ( )

°31. Benutzt jemand außer Dir diese Zahnbürste?°

Ja, regelmäßig ( )

Ja, manchmal ( )

18 Nein, ich benütze sie alleine ( )

Nr.			K. 5	Weiter mit

32. Welche Mittel benutzt Du zur Mundpflege? Sage es mir bitte anhand dieser Liste.

> **Liste 32 vorlegen! Mehrfachnennungen möglich!**
> **Nur für D bis G Häufigkeit abfragen!**

Bitte sage mir auch gleich, wie häufig Du diese Mittel benutzt.°

Benutze

A Zahnbürste ( )

B Elektrische Zahnbürste ( )

C Zahnpasta, und zwar -

• mit Fluorid ( )

• ohne Fluorid ( )

• weiß nicht, ob meine Zahnpasta Fluorid enthält ( )

19-22

	Benutze	Mehr- mals täglich	(fast) täglich	Mehr- mals in der Woche	Etwa 1 mal in der Woche	2 bis 3 mal im Monat oder seltener
D Zahnseide	( )	( )	( )	( )	( )	( )
E Zahnhölzer	( )	( )	( )	( )	( )	( )
F Munddusche	( )	( )	( )	( )	( )	( )
G Mundwasser	( )	( )	( )	( )	( )	( )
H Sonstige Pflegemittel	( )	( )	( )	( )	( )	( )

23-27, 28-32

Nr.		K. 5	Weiter mit

°33. Fällt Dir etwas ein, was man außer Zähneputzen noch für seine Zähne tun kann, damit sie möglichst lange gesund bleiben?°

Ja, und zwar:

_____

_____

_____

_____

_____

33-36   Nein, mir fällt nichts ein ( )

°34. **Gelben Kartensatz mischen und vorlegen!**

Hier sind einige Möglichkeiten, um Erkrankungen und Beschwerden im Mund- und Zahnbereich vorzubeugen, genannt. Bitte versuche einmal, diese Möglichkeiten nach ihrer **Wichtigkeit** zu ordnen.

Die Möglichkeit, die Dir persönlich am allerwichtigsten erscheint, kommt an erster Stelle, die nächstfolgende an zweiter Stelle usw.

Rangreihe bilden und alle Kärtchen einstufen lassen!°

		Rangplatz			
		1	2	3	4
A	Keine / wenig Süßigkeiten bzw. Zucker	( )	( )	( )	( )
B	Härtung der Zähne mit Fluoridanwendungen (z.B. fluoridhaltige Zahnpasta, Fluoridgel, Fluoridtabletten)	( )	( )	( )	( )
C	Regelmäßiger Kontrollbesuch beim Zahnarzt	( )	( )	( )	( )
D	Richtiges Zähneputzen	( )	( )	( )	( )

37-40

Nr.		K. 5	Weiter mit
°35.	Ist bei Dir eine **Zahn- oder Kieferregulierung** vorgenommen worden, oder wird bei Dir zur Zeit eine solche Behandlung gemacht oder ist eine solche Behandlung geplant?°		
	Wird zur Zeit gemacht ( )		36
	Wurde gemacht ( )		
	Ist geplant ( )		42
41	Nein ( )		
°36.	Wurde oder wird die Behandlung mit herausnehmbarem oder festsitzendem Behandlungsapparat oder mit einer Kombination aus beiden durchgeführt?°		
	Mit herausnehmbarem Behandlungsapparat ( )		37
	Mit festsitzendem Behandlungsapparat ( )		38
	Zuerst mit herausnehmbaren, später mit festsitzenden Behandlungsapparaten ( )		
42	Gleichzeitig mit herausnehmbaren und festsitzenden Apparaturen ( )		37
°37.	Wie viele Stunden trägst Du die herausnehmbare Apparatur tagsüber bzw. wie viele Stunden hast Du sie tagsüber getragen?		
	Bitte auf volle Stunden auf- oder abrunden!° [ ][ ] Stunden		
43/44, 45	Weiß nicht mehr ( )		

Nr.		K 5	Weiter mit

°38.	Wie lange dauerte die Behandlung bzw. wie lange bist Du schon in Behandlung? Sage es mir bitte anhand dieser Liste.
	
	Liste 38 vorlegen!°
	
	    A Unter 1 Jahr ( )
	    B 1 bis unter 2 Jahre ( )
	    C 2 bis unter 3 Jahre ( )
	    D 3 bis unter 4 Jahre ( )
	    E 4 Jahre und länger ( )
	46		

°39.	Bist Du noch in Behandlung oder ist die Behandlung schon beendet? Sage es mir bitte anhand dieser Liste
	
	Liste 39 vorlegen!°
	
	    A Ich bin gegenwärtig noch in Behandlung ( )
	    B In den letzten 12 Monaten beendet ( )
	    C In den letzten 2 Jahren beendet ( )
	    D In den letzten 5 Jahren beendet ( )
	    E Länger als 5 Jahre zurückliegend ( )
	47
			40
			
			41

°40.	Wie oft warst Du in den letzten **3 Monaten** beim Kieferorthopäden?° [	] mal 48:49		

°41.	Wurden im Rahmen der kieferorthopädischen Behandlung bleibende Zähne gezogen oder sollen bleibende Zähne gezogen werden?°
	
	    Ja ( )
	    Nein ( )
	    Weiß nicht ( )
	50		

Nr.		K 5	Weiter mit
°42.	Ist Dir schon einmal von einem Zahnarzt bzw. einer Zahnarzthelferin gezeigt worden, **wie** Du Deine Zähne putzen sollst?°		
		Ja ( )	43
	51	Nein ( )	**45**
°43.	Wann war das zuletzt?°		
	Liste 43 vorlegen!°		
		A In den letzten 12 Monaten ( )	
		B In den letzten 2 Jahren ( )	
		C In den letzten 5 Jahren ( )	
	52	D Länger als 5 Jahre zurückliegend ( )	
°44.	Putzt Du gegenwärtig Deine Zähne so wie Dir gezeigt wurde?°		
		Ja, immer ( )	
		Ja, manchmal oder teils / teils ( )	
	53	Nein ( )	
°45.	Ist bei Dir **in der Schule** über Zahngesundheit und Zahnpflege, z.B. über das Zähneputzen, gesprochen worden?°		
		Ja ( )	46
	54	Nein ( )	**49**
°46.	Wann zuletzt? In welcher Schulklasse warst Du da?°		
		9. Klasse ( )	
		8. Klasse ( )	
		7. Klasse ( )	
		6. Klasse ( )	
		5. Klasse ( )	
		4. Klasse ( )	
		3. Klasse ( )	
		2. Klasse ( )	
	55	1. Klasse ( )	

Nr.		K. 5	Weiter mit
°47.	Ist gezeigt worden, **wie** man seine Zähne putzen soll?°		
	Ja ( )		48
	Nein ( )		**49**
56			

°48.	Putzt Du gegenwärtig Deine Zähne so wie Dir gezeigt wurde?°	
	Ja, immer ( )	
	Manchmal oder teil / teils ( )	
	Nein ( )	
57		

°49.	Bitte denke bei den nächsten Fragen an den Allgemeinzahnarzt, **nicht** an den Kieferorthopäden! Wann warst Du das letzte Mal beim Zahnarzt?	
	Liste 49 vorlegen!°	
	A Innerhalb der letzten 12 Monate ( )	50A
	B Innerhalb der letzten 2 Jahre ( )	
	C Innerhalb der letzten 5 Jahre ( )	51
	D Länger als 5 Jahre zurückliegend ( )	
	E Ich war noch nie beim Zahnarzt ( )	**68A**
58		

°50A	Wie oft warst Du in den letzten **12 Monaten** beim Zahnarzt?°	
	☐☐ mal	
59/60		

°50B	Wie oft warst Du in den letzten **3 Monaten** beim Zahnarzt?°	
	☐☐ mal	50C
	War in den letzten 3 Monaten nicht bei Zahnarzt ( )	51
61/62		

°50C	Wie oft warst Du in den letzten **4 Wochen** beim Zahnarzt?°	
	☐☐ mal	
	War in den letzten 4 Wochen nicht bei Zahnarzt ( )	
63/64		

Nr.		K. 5	Weiter mit

°51. Bitte denke an Deinen *letzten Besuch* beim Zahnarzt.
War dies ein einmaliger Besuch oder Teil einer Behandlung, die sich über mehrere Besuche erstreckte?°

　　　　　　　　　　　　　　　Einmaliger Besuch　　( )
　　　　　　　　　　　　　　　Mehrmalige Besuche　　( )
　　　　　　　　　　　　　　　Weiß nicht mehr　　( )

65

°52. Was war der Grund für diesen Besuch bzw. für diese Behandlung?

Liste 52 vorlegen! Mehrfachnennungen möglich!°

　　　A　Akute Schmerzen　　( )
　　　B　Reparatur (z.B. Füllung herausgefallen, Schaden am Zahn usw.)　　( )
　　　C　Allgemeiner Kontrollbesuch　　( )
　　　D　Entfernung von Zahnstein　　( )
　　　E　Unfall / Verletzung　　( )
　　　F　Überweisung (von anderem Arzt)　　( )
　　　G　Sonstiges　　( )
　　　　　Weiß nicht　　( )

66-73

°53. Als Du das letzte Mal beim Zahnarzt warst, bist Du allein in das Behandlungszimmer gegangen oder war jemand - z.B. Deine Mutter - bei Dir, während der Zahnarzt Dich untersucht oder behandelt hat?°

　　　　　　　　　　　　　　　Ich war allein　　( )
　　　　　　　　　　　　　　　Jemand war bei mir　　( )
　　　　　　　　　　　　　　　Weiß nicht　　( )

74

°54. Gehst Du nur zum Zahnarzt, wenn Du Schmerzen oder Beschwerden hast, oder gehst Du manchmal auch zur Kontrolle?°

　　　　Ich gehe nur wenn ich Schmerzen · Beschwerden habe　　( )　　56
　　　　Ich gehe auch *manchmal* zur Kontrolle　　( )　　55
　　　　Ich gehe *regelmäßig* zur Kontrolle　　( )
　　　　Ich gehe nicht zum Zahnarzt　　( )　　56

75

Nr.		K. 5 u. 6	Weiter mit
°55.	In welchen Abständen gehst Du zur Kontrolle zum Zahnarzt? **Liste 55 vorlegen!°** A Vierteljährlich ( ) B Halbjährlich ( ) C 1 mal im Jahr ( ) D Jedes 2. Jahr ( ) E Seltener ( ) F Unregelmäßig ( ) 76		
°56.	Stelle Dir vor, Du müßtest **morgen zum Zahnarzt**. Wie fühlst Du Dich? Bitte markiere die Aussage, die am ehesten für Dich zutrifft. **Fragebogen vor den Befragten legen und Liste 56 vom Befragten selbst ausfüllen lassen!°**		

Liste 56

Bitte folgendermaßen markieren: (⸻)

A Ich gehe recht gerne zum Zahnarzt .... ( )

B Es macht mir nichts aus .... ( )

C Mir ist ein wenig unbehaglich zumute .... ( )

D Ich befürchte, daß es schmerzhaft und unangenehm werden könnte .... ( )

E Ich habe starke Angst und bin sehr besorgt, was der Zahnarzt wohl mit mir machen wird .... ( )

11-15

| Nr. | | K. 6 | Weiter mit |

°57. Du hast angegeben, daß . . . .

> **Bitte Bezug nehmen auf Frage 56. z.B. falls C angekreuzt wird:**
> **" . . . . daß Dir ein wenig unbehaglich zumute wäre, wenn Du morgen zum Zahnarzt müßtest"**

Könntest Du das noch etwas genauer erläutern?°

_____

_____

_____

_____ 16-21

°58. Stelle Dir vor, Du **_sitzt beim Zahnarzt im Wartezimmer_**.
Wie fühlst Du Dich? Bitte markiere die Aussage, die am ehesten für Dich zutrifft.

> **Fragebogen vor den Befragten legen und Liste 58 vom Befragten selbst ausfüllen lassen!°**

Liste 58

> **Bitte folgendermaßen markieren: (⎯)**

A   Entspannt . . . .   ( )

B   Ein wenig unbehaglich . . . .   ( )

C   Angespannt . . . .   ( )

D   Ängstlich . . . .   ( )

E   So ängstlich, daß ich Schweißausbrüche bekomme und mich regelrecht krank fühle   ( )

22-26

Nr.		K. 6	Weiter mit
°59.	Stelle Dir vor, Du *sitzt beim Zahnarzt im Behandlungsstuhl*. Der Zahnarzt bereitet gerade den Bohrer vor, um damit an Deinen Zähnen zu arbeiten. Wie fühlst Du Dich? Bitte markiere die Aussage, die am ehesten für Dich zutrifft. *Fragebogen vor den Befragten legen und Liste 59 vom Befragten selbst ausfüllen lassen!°*		

Liste 59

Bitte folgendermaßen markieren: (—)

A Entspannt .... ( )

B Ein wenig unbehaglich .... ( )

C Angespannt .... ( )

D Ängstlich .... ( )

E So ängstlich, daß ich Schweißausbrüche bekomme und mich regelrecht krank fühle ( )

27-31

Nr.		K. 6	Weiter mit
°60.	Stelle Dir vor, Du **sitzt im Behandlungsstuhl, um den Zahnstein entfernen zu lassen**. Während Du wartest, legt der Zahnarzt seine Instrumente bereit, mit denen er den Zahnstein im Zahnfleischbereich abkratzen wird. Wie fühlst Du Dich? Bitte markiere die Aussage, die am ehesten für Dich zutrifft. *Fragebogen vor den Befragten legen und Liste 60 vom Befragten selbst ausfüllen lassen!°*		

Liste 60

Bitte folgendermaßen markieren: (⎯→)

A   Entspannt .... ( )

B   Ein wenig unbehaglich .... ( )

C   Angespannt .... ( )

D   Ängstlich .... ( )

E   So ängstlich, daß ich Schweißausbrüche bekomme und mich regelrecht krank fühle   ( )

F   Ist bei mir noch nie gemacht worden .... ( )

32-37

°61.	*Bitte markieren lt. den Listen 56, 58, 59 und 60 (im Fragebogen):°*		
	Befragter hat mindestens einmal **D** oder **E** genannt:		
	Ja	( )	62
38	Nein	( )	**64**

Nr.		K. 6	Weiter mit
°62.	Hattest Du das Gefühl, daß Dein Zahnarzt bemerkt hat, daß Du Angst oder Unbehagen spürst?°		
	Ja ( )		63A
	Nein ( )		
	Unsicher / weiß nicht ( )		64
39			

°63A	Ist der Zahnarzt auf Deine Ängste eingegangen?°		
	Ja ( )		63B
	Nein ( )		
	Weiß nicht ( )		64
40			

°63B Wie ist er darauf eingegangen?°

_____

_____

_____

_____

41-46

°64. Wenn Du an Deine Zahnarztbesuche in den letzten Jahren oder auch in früheren Jahren denkst, ist Dir etwas besonders **_Unangenehmes_** in Erinnerung? Wenn ja, könntest Du das genauer schildern und in welchem Jahr war das?

Falls keine genaue Zeitangabe möglich, bitte schätzen lassen!°

Ja, und zwar : _____

_____

_____ Im Jahr _____

Nein, nichts besonders Unangenehmes in Erinnerung ( )

47-52, 53/54

Nr.		K 6	Weiter mit
°65.	Wenn Du Dir Deine Zahnarztbesuche in den letzten Jahren oder auch in früheren Jahren durch den Kopf gehen läßt, gibt es **angenehme Dinge**, die Dir in Erinnerung geblieben sind - z.B. das Verhalten des Zahnarztes oder das Verhalten seiner Helferin, die Praxisausstattung, eine bestimmte Behandlung oder das Behandlungsergebnis, kurze Wartezeiten usw.? Wenn ja, könntest Du das genauer schildern und in welchem Jahr war das?		
	Falls keine genaue Zeitangabe möglich, bitte schätzen lasssen!°		
	Ja, und zwar : _____		
	_____		
	_____		
	_____ Im Jahr _____		
	55-60, 61/62 Nein, nichts Angenehmes in Erinnerung ( )		
°66.	Gehst Du immer zum selben Zahnarzt oder wechselst Du öfter den Zahnarzt?		
	Liste 66 vorlegen!°		
	A Ich bin immer bei dem selben Zahnarzt in Behandlung ( )		67
	B Ich habe keinen festen Zahnarzt, ich wechsle öfter den Zahnarzt ( )		
	C Ich habe im Moment keinen Zahnarzt ( )		**68A**
	63 D Ich war noch nie beim Zahnarzt ( )		
°67.	Seit wie vielen Jahren bist Du beim selben Zahnarzt in Behandlung?°		
	Unter 2 Jahre ( )		
	2 bis 4 Jahre ( )		
	5 Jahre und länger ( )		
	Weiß nicht ( )		
	64		
°68A	Bist Du mal ***in der Schule*** von einem Zahnarzt untersucht worden?°		
	Ja ( )		68B
	Nein ( )		**69**
	65		
°68B	Wann zuletzt?°		
	In diesem Schuljahr ( )		
	Im letzten Schuljahr ( )		
	Vor dem letzten Schuljahr ( )		
	66		

Nr.		STATISTIK		K. 1	Weiter mit

°69. **Geschlecht:°**

　　　　　　　　　　　　Männlich　　　　( )
　　　　　　　　　　　　Weiblich　　　　　( )

11

°70. Wann wurdest Du geboren?°

　　　　　　　[ ]　[ ]　19　[ ]
　　　　　　　 Tag　Monat　　Jahr

12-17

°71. Was für eine Schule besuchst Du?°

　　　　　　　　　　　　Hauptschule　　　　( )
　　　　　　　　　　　　Realschule　　　　　( )
　　　　　　　　　　　　Gymnasium　　　　　( )
　　　　　　　　　　　　Gesamtschule　　　 ( )
　　　　　　　　　　　　Sonstige, und zwar:　( )
　　　　　　　　　　　　_____

18

°72. Bei wem wohnst Du hier?

Liste 72 vorlegen!°

　　A　Bei Vater und Mutter　　　　　　　　　　　　( )
　　B　Nur beim Vater　　　　　　　　　　　　　　　( )
　　C　Nur bei der Mutter　　　　　　　　　　　　　( )
　　D　Bei Vater und Stiefmutter /
　　　 Freundin (bzw. Partnerin) des Vaters　　　　( )
　　E　Bei Mutter und Stiefvater /
　　　 Freund (bzw. Partner) der Mutter　　　　　　( )
　　F　Bei Großeltern / Großelternteil　　　　　　　( )
　　G　Bei Verwandten　　　　　　　　　　　　　　 ( )
　　H　Bei Adoptiveltern　　　　　　　　　　　　　 ( )
　　J　Bei einer Pflegefamilie　　　　　　　　　　　( )

19-27

°73. Sind Deine Eltern zur Zeit ganztags berufstätig, halbtags berufstätig oder sind sie nicht berufstätig?

Falls leibliche Eltern nicht im gleichen Haushalt leben, bitte für Elternersatz im Haushalt markieren.°

	Vater	Mutter
Ganztags berufstätig	( )	( )
Halbtags berufstätig / teilzeitbeschäftigt	( )	( )
Nicht berufstätig (Rentner, Hausfrau)	( )	( )
Zur Zeit arbeitslos	( )	( )
Nicht im Haushalt lebend	( )	( )

28/29

Nr.			K. 1	Weiter mit
°74.				

Bitte zum Schluß beim anwesenden Erziehungsberechtigten erfragen:

- derzeitiger bzw. letzter Beruf des Vaters
  (bzw. des männlichen Haushaltsvorstandes) und
- derzeitiger bzw. letzter Beruf der Mutter
  (bzw. Mutterersatz, Stiefmutter)

Liste 74 vorlegen!°

		Beruf des Vaters bzw. des männlichen Haushaltsvorstandes	Beruf der Mutter bzw. Mutterersatz / Stiefmutter
Arbeiter			
A	Ungelernte Arbeiter	( )	( )
B	Angelernte Arbeiter	( )	( )
C	Gelernte und Facharbeiter	( )	( )
D	Vorarbeiter	( )	( )
E	Meister, Polier	( )	( )
Angestellte			
F	Industrie- und Werkmeister im Angestelltenverhältnis	( )	( )
G	Angestellte mit einfacher Tätigkeit (z.B. Verkäufer, Kontorist, Stenotypistin)	( )	( )
H	Angestellte mit qualifizierter Tätigkeit (z.B. Sachbearbeiter, Buchhalter, technischer Zeichner)	( )	( )
J	Angestellte mit hochqualifizierter Tätigkeit oder Leitungsfunktion (z.B. Wissenschaftlicher Mitarbeiter, Prokurist, Abteilungsleiter)	( )	( )
K	Angestellte mit umfassenden Führungsaufgaben (z.B. Direktor, Geschäftsführer, Vorstand größerer Betriebe und Verbände)	( )	( )
Beamte			
L	Einfacher Dienst	( )	( )
M	Mittlerer Dienst	( )	( )
N	Gehobener Dienst	( )	( )
O	Höherer Dienst	( )	( )
Selbständige *(einschließlich mithelfende Familienangehörige)*			
P	Selbständige Landwirte	( )	( )
Q	Freie Berufe, selbständige Akademiker	( )	( )
R	Sonstige Selbständige mit bis zu 9 Mitarbeitern	( )	( )
S	Sonstige Selbständige mit 10 und mehr Mitarbeitern	( )	( )
T	Mithelfende Familienangehörige	( )	( )
Sonstige (z.B. Auszubildende, Schüler, Studenten, Wehrpflichtige, Zivildienstleistende, Praktikanten)		( )	( )
War noch nie berufstätig		( )	( )

30-32, 33-35

| Nr. | | K. 1 | Weiter mit |

Bitte auch beim anwesenden Erziehungsberechtigten erfragen:

°75. **Bitte für beide Elternteile erfragen:**

Welchen Schulabschluß haben Sie?
Falls Sie mehrere Abschlüße haben, nennen Sie bitte nur den <u>höchsten</u>?

Und Ihr Ehepartner?

Liste 75 vorlegen!

Falls leibliche Eltern nicht im gleichen Haushalt leben, bitte für Elternersatz im Haushalt markieren.°

		Vater / männlicher Haushaltsvorstand	Mutter / Mutterersatz
A	Volksschule <u>ohne</u> abgeschlossene Lehre oder Berufsausbildung	( )	( )
B	Volksschule <u>mit</u> abgeschlossener Lehre oder Berufsausbildung	( )	( )
C	Mittelschule, Oberschule ohne Abitur, Fachschule, Handelsschule, Mittlere Reife	( )	( )
D	Abitur	( )	( )
E	Fachhochschule / Fachakademie	( )	( )
F	Universität	( )	( )
G	Sonstigen Schulabschluß	( )	( )
H	Kein Schulabschluß	( )	( )

36/37

64-67 Listen-Nr. 68/69 Lfd. Nr. Welle Abrechnungs-Nr.

Ort   70/71 Tag   72/73 Monat   19   74/75 Jahr

Ich bestätige die korrekte Durchführung des Interviews und die Übergabe der "Erklärung zum Datenschutz":

Unterschrift des Interviewers

6.5.3 Erwachsenenfragebogen für das Interview mit den 35–54jährigen

Institut der Deutschen Zahnärzte
Universitätsstraße 71-73
5000 Köln 41
Telefon 0221 / 4001(0)

Infratest Forschung
Landsberger Straße 338
8000 München 21
Telefon 089 / 5600(0)

Alle Rechte für
Fragenformulierung und
Fragebogengestaltung
bei **Infratest** und dem
Institut der Deutschen Zahnärzte

Projekt Nr.:87/4131/1   **Februar 1989**

Mitglied des Arbeitskreises
Deutscher Marktforschungs-
institute e.V.

Bitte folgendermaßen markieren: (⊢——⟶)

Nr.		K. 2	Weiter mit
°0.	Das Institut der Deutschen Zahnärzte führt zusammen mit Infratest Gesundheitsforschung eine Untersuchung über Zahngesundheit durch.°		
°1.	Wie fühlen Sie sich gesundheitlich so alles in allem gesehen? **Vorgaben bitte vorlesen!°** Sehr gut? ( ) Gut? ( ) Zufriedenstellend? ( ) Weniger gut? ( ) Schlecht? ( )	11	
°2.	Wieviel kann man selbst tun, um seine *eigene Gesundheit* zu erhalten oder zu verbessern? **Vorgaben bitte vorlesen!°** Sehr viel? ( ) Viel? ( ) Einiges? ( ) Wenig? ( ) Oder nichts? ( )	12	
°3.	Und wenn Sie jetzt speziell an Ihre *Zähne* denken, wie ist der Zustand Ihrer Zähne? **Vorgaben bitte vorlesen!°** Sehr gut? ( ) Gut? ( ) Zufriedenstellend? ( ) Weniger gut? ( ) Schlecht? ( )	13	

Nr.		K. 2	Weiter mit
°4.	Und wieviel kann man selbst tun, um die **Gesundheit seiner Zähne** zu erhalten oder zu verbessern? **Vorgaben bitte vorlesen!°** Sehr viel? ( ) Viel? ( ) Einiges? ( ) Wenig? ( ) 14 Oder nichts? ( )		
°5.	Uns würde nun interessieren, wie sehr Sie unter den folgenden Beschwerden leiden. Bitte denken Sie dabei an **die letzten 4 Wochen**. Bitte markieren Sie selbst Ihre Antworten auf der folgenden Liste. **Fragebogen vor den Befragten legen und Liste 5 selbst ausfüllen lassen!°**		

Bitte folgendermaßen markieren: (——) Bitte in *jede* Zeile einen Strich!

Liste 5

	Stark	Mäßig	Kaum	Gar nicht
Rheuma	( )	( )	( )	( )
Bandscheibenbeschwerden	( )	( )	( )	( )
Magenbeschwerden	( )	( )	( )	( )
Verstopfung, Darmträgheit	( )	( )	( )	( )
Durchfall	( )	( )	( )	( )
Leber-, Gallenbeschwerden	( )	( )	( )	( )
Nierenbeschwerden	( )	( )	( )	( )
Blasenentzündung	( )	( )	( )	( )
Unterleibsbeschwerden	( )	( )	( )	( )
Herz-, Kreislaufbeschwerden	( )	( )	( )	( )
Zu hoher Blutdruck	( )	( )	( )	( )
Kopfschmerzen	( )	( )	( )	( )
Zahnschmerzen	( )	( )	( )	( )
Zahnfleischentzündung / Zahnfleischbluten	( )	( )	( )	( )
Schmerzen / Geräusche in den Kiefergelenken	( )	( )	( )	( )
Zahnfleischschwund	( )	( )	( )	( )
Diabetes / Zucker	( )	( )	( )	( )
Hautleiden	( )	( )	( )	( )
Venenleiden	( )	( )	( )	( )
Grippe	( )	( )	( )	( )
Husten	( )	( )	( )	( )
Bronchitis	( )	( )	( )	( )
Halsschmerzen, Mandelentzündung	( )	( )	( )	( )
Schnupfen	( )	( )	( )	( )
Übelkeit	( )	( )	( )	( )
Wetterfühligkeit	( )	( )	( )	( )
Schlafstörungen	( )	( )	( )	( )
Nervöse Unruhe / nervöses Angespanntsein	( )	( )	( )	( )
Erschöpfungs- / Ermüdungszustände / Abgespanntheit	( )	( )	( )	( )
Übergewicht	( )	( )	( )	( )
Untergewicht	( )	( )	( )	( )

Nr.		K. 2	Weiter mit

°6. Ich lese Ihnen nun einige Angewohnheiten vor.

Bitte sagen Sie mir, ob Sie folgendes
- häufig,
- manchmal
- oder nie tun:

Vorgaben bitte vorlesen!°

	Häufig	Manchmal	Nie
Zungenpressen	( )	( )	( )
Wangen- oder Lippenbeißen	( )	( )	( )
Fingernägelkauen	( )	( )	( )
Bleistiftkauen	( )	( )	( )
Kaugummikauen	( )	( )	( )
Zähnepressen oder Knirschen	( )	( )	( )

46-51

°7. Können Sie jede Speise kauen?

Was von dieser Liste trifft auf Sie persönlich zu?

Liste 7 vorlegen!°

A Ja, ich kann jede Speise kauen ( )

B Nein, ich habe **gewisse** Schwierigkeiten zu kauen ( )

C Nein, ich habe **große** Schwierigkeiten zu kauen ( )

52-55   D Ich weiß es nicht ( )

°8. Kauen Sie vorwiegend -

Vorgaben bitte vorlesen!°

- auf beiden Seiten? ( )   **10**

- rechts? ( )

    9

- oder links? ( )

56   **SPONTAN:** weiß ich nicht ( )   **10**

Nr.		K. 2	Weiter mit
°9.	Wenn Sie vorwiegend auf einer Seite kauen, tun Sie dies, weil -		
	Vorgaben bitte vorlesen! **Mehrfachnennungen möglich!°**		
	- Zähne fehlen?	( )	
	- Zähne locker sind?	( )	
	- die Zähne weh tun?	( )	
	- das Zahnfleisch weh tut?	( )	
	- das Kiefergelenk weh tut?	( )	
	- die Muskeln schmerzen?	( )	
	- die Prothese nicht richtig hält?	(·)	
57-64	Ich weiß nicht, warum ich einseitig kaue	( )	
°10.	Auf der folgenden Liste stehen einige Aussagen. Bitte markieren Sie wieder das für Sie Zutreffende selbst. **Fragebogen vor den Befragten legen und Liste 10 selbst ausfüllen lassen!°**		

Liste 10

Bitte folgendermaßen markieren: (——)
Bitte in *jede* Zeile einen Strich!

	Kommt häufig vor	Kommt manchmal vor	Kommt selten vor	Kommt nie vor
Wenn ich etwas sehr Heißes oder sehr Kaltes esse oder trinke, tun mir die Zähne weh	( )	( )	( )	( )
Beim Zähneputzen tun mir die Zähne weh	( )	( )	( )	( )
Beim Zähneputzen tut mir das Zahnfleisch weh	( )	( )	( )	( )
Wenn ich Süßigkeiten esse, tun mir die Zähne weh	( )	( )	( )	( )

65-68

Nr.		K. 2	Weiter mit
°11.	Und wie sehr treffen die folgenden Aussagen auf Sie persönlich gegenwärtig zu? *Fragebogen vor den Befragten legen und Liste 11 selbst ausfüllen lassen!°*		

Liste 11

Bitte folgendermaßen markieren: (—)
Bitte in *jede* Zeile einen Strich!

	Trifft voll und ganz zu	Trifft überwiegend zu	Trifft teilweise zu	Trifft weniger zu	Trifft gar nicht zu
Im Vergleich zu meinen Altersgenossen habe ich mehr Ärger mit meinen Zähnen	( )	( )	( )	( )	( )
Ich finde, meine Zähne sehen gut aus	( )	( )	( )	( )	( )
Mir ist bewußt, daß meine Zahnstellung von anderen beachtet wird	( )	( )	( )	( )	( )
Wenn ich fotografiert werde, achte ich darauf, daß meine Zähne möglichst nicht zu sehen sind	( )	( )	( )	( )	( )
Im Profil gefällt mir mein Gesicht wegen der Zahn- bzw. Kieferstellung nicht so gut	( )	( )	( )	( )	( )
Ich habe Probleme, von einem Apfel abzubeißen	( )	( )	( )	( )	( )
Beim Essen von festen Sachen (z.B. Fleisch, Brotrinde) kaue ich vorsichtshalber auf nur einer Seite	( )	( )	( )	( )	( )
Ich schneide das Fleisch möglichst klein, so daß ich es leichter beim Kauen habe	( )	( )	( )	( )	( )

69-76

°12.	Nun würde uns interessieren, wie häufig Sie die einzelnen Nahrungsmittel zu sich nehmen. *Fragebogen vor den Befragten legen und Liste 12 selbst ausfüllen lassen!°*

Bitte folgendermaßen markieren: (⟶)   Bitte in *jede* Zeile einen Strich!   **Liste 12**   K. 3

	(Fast) täglich	Mehrmals in der Woche	Etwa 1 mal in der Woche	2 - 3 mal im Monat	1 mal im Monat oder seltener	Nie
Fisch	( )	( )	( )	( )	( )	( )
Fleisch (ohne Wurstwaren), Geflügel	( )	( )	( )	( )	( )	( )
Wurstwaren, Schinken	( )	( )	( )	( )	( )	( )
Innereien (Leber, Niere, Herz, Hirn)	( )	( )	( )	( )	( )	( )
Frischgemüse (gekocht)	( )	( )	( )	( )	( )	( )
Tiefkühlgemüse	( )	( )	( )	( )	( )	( )
Konservengemüse	( )	( )	( )	( )	( )	( )
Salat, rohes Gemüse	( )	( )	( )	( )	( )	( )
Frisches Obst	( )	( )	( )	( )	( )	( )
Obstkonserven	( )	( )	( )	( )	( )	( )
Vollkorn-, Schwarz-, Mehrkornbrot (-brötchen)	( )	( )	( )	( )	( )	( )
Weißbrot, Mischbrot	( )	( )	( )	( )	( )	( )
Haferflocken, Müsli (**ungesüßt** oder mit Süßstoff)	( )	( )	( )	( )	( )	( )
Haferflocken, Müsli (**gesüßt** mit Zucker, Honig)	( )	( )	( )	( )	( )	( )
Teigwaren (Nudeln, Spätzle)	( )	( )	( )	( )	( )	( )
Gekochte Kartoffeln (Salz-, Pellkartoffeln, Kartoffelbrei)	( )	( )	( )	( )	( )	( )
Fritierte Speisen (Pommes frites, Kroketten, Kartoffelchips)	( )	( )	( )	( )	( )	( )
Reis	( )	( )	( )	( )	( )	( )
Eier	( )	( )	( )	( )	( )	( )
Käse	( )	( )	( )	( )	( )	( )
Quark, Joghurt (**ungesüßt** oder mit Süßstoff)	( )	( )	( )	( )	( )	( )
Quark, Joghurt (**gesüßt** mit Zucker, Honig, Marmelade o.ä.)	( )	( )	( )	( )	( )	( )
Schokolade	( )	( )	( )	( )	( )	( )
Kuchen, Kekse, Gebäck, Müsliriegel; Brot mit Marmelade, Honig, Nougatcreme	( )	( )	( )	( )	( )	( )
Eiscreme	( )	( )	( )	( )	( )	( )
Pudding, Milchreis, Griesbrei (**gesüßt**)	( )	( )	( )	( )	( )	( )

11-36

Nr.		K. 3	Weiter mit
°13.	Und wie häufig nehmen Sie die einzelnen Getränke zu sich?		
	Fragebogen vor den Befragten legen und Liste 13 selbst ausfüllen lassen!°		

Liste 13

Bitte folgendermaßen markieren: (—)
Bitte in *jede* Zeile einen Strich!

	(Fast) täglich	Mehrmals in der Woche	Etwa 1 mal in der Woche	2 - 3 mal im Monat	1 mal im Monat oder seltener	Nie
Milch	( )	( )	( )	( )	( )	( )
Kakaogetränk	( )	( )	( )	( )	( )	( )
Milchshakes, sonstige Milchmischgetränke	( )	( )	( )	( )	( )	( )
Kaffee, *gesüßt* (Zucker)	( )	( )	( )	( )	( )	( )
Kaffee, *ungesüßt* oder mit Süßstoff	( )	( )	( )	( )	( )	( )
Tee, *gesüßt* (Zucker, Honig)	( )	( )	( )	( )	( )	( )
Tee, *ungesüßt* oder mit Süßstoff	( )	( )	( )	( )	( )	( )
Bier	( )	( )	( )	( )	( )	( )
Wein, Sekt, Obstwein	( )	( )	( )	( )	( )	( )
Hochprozentige alkoholische Getränke (Rum, Weinbrand, Likör, klare Schnäpse u.ä.)	( )	( )	( )	( )	( )	( )
Obstsäfte	( )	( )	( )	( )	( )	( )
Gemüsesäfte	( )	( )	( )	( )	( )	( )
Mineralwasser, Wasser	( )	( )	( )	( )	( )	( )
Kalorienarme Erfrischungsgetränke (Diätetische Limonade, Diät-Fruchtsaftgetränke, Brause mit Süßstoff, Cola light u.ä.)	( )	( )	( )	( )	( )	( )
Sonstige Erfrischungsgetränke ("normale" Limonade, Cola, Bluna, Fanta u.ä.)	( )	( )	( )	( )	( )	( )

37-51

Nr.		K. 3	Weiter mit
°14.	Wie oft essen Sie außerhalb der Hauptmahlzeiten, also Frühstück, Mittag- und Abendessen, irgendwelche Kleinigkeiten? Schätzen Sie doch bitte ungefähr, wie oft das jeden Tag ist.°		
	1 mal ( )		
	2 mal ( )		
	3 mal ( )		15
	4 mal ( )		
	5 mal und öfter ( )		
	Weiß nicht ( )		
52	Esse zwischendurch nicht ( )		16
°15.	Was essen Sie so zwischendurch besonders gerne? **Vorgaben bitte vorlesen!°**		
	Brot mit Wurst oder Käse ( )		
	Brötchen, Brezeln o.ä. ohne Belag ( )		
	Frisches Obst, Gemüse (rohe Karotten etc.) ( )		
	Süßigkeiten (Bonbons, Schokolade, Schokoriegel, Gummibärchen o.ä.) ( )		
	Kuchen, Kekse, Waffeln, Brot mit Marmelade, Honig o.ä., Müsliriegel ( )		
	Eis, Pudding, Grießbrei, Milchreis o.ä. ( )		
	Gesüßten Joghurt, Quark, Müsli (mit Zucker, Honig oder Obst) ( )		
	Ungesüßten Joghurt, Quark, Müsli, Diabetikergebäck, Diabetikerschokolade ( )		
	Chips, Flips, Erdnüsse, Pommes frites etc. ( )		
	Trockenfrüchte, Rosinen ( )		
	Sonstiges *gesüßt* ( )		
	Sonstiges *ungesüßt* (oder mit Süßstoff) ( )		
53-65	Esse zwischendurch nicht ( )		

Nr.		K. 4	Weiter mit

°16. Was trinken Sie außerhalb der Hauptmahlzeiten besonders gerne?°

Vorgaben bitte vorlesen!°

	Milch	( )
	Kakaogetränk	( )
	Milchshakes, sonstige Milchmischgetränke	( )
	Kaffee, **_gesüßt_** (Zucker)	( )
	Kaffee, **_ungesüßt_** oder mit Süßstoff	( )
	Tee, **_gesüßt_** (Zucker, Honig)	( )
	Tee, **_ungesüßt_** oder mit Süßstoff	( )
	Bier	( )
	Wein, Sekt, Obstwein	( )
	Hochprozentige alkoholische Getränke (Rum, Weinbrand, Likör, klare Schnäpse, u. ä.)	( )
	Obstsäfte	( )
	Gemüsesäfte	( )
	Mineralwasser, Wasser	( )
	Kalorienarme Erfrischungsgetränke (Diätetische Limonade, Diät-Fruchtsaftgetränke Brause mit Süßstoff, Cola light, u.ä.)	( )
	Sonstige Erfrischungsgetränke ("normale" Limonade, Cola, Bluna, Fanta, u.ä.)	( )
	Sonstiges **_gesüßt_**	( )
	Sonstiges **_ungesüßt_** (oder mit Süßstoff)	( )
11-28	Trinke zwischendurch nicht	( )

152

| Nr. | | K. 4 | Weiter mit |

°17. Wie oft kauen Sie oder lutschen Sie folgendes?

Vorgaben bitte vorlesen!
Zusätzlich Liste 17 vorlegen!°

	A	B	C	D	E	F
	(Fast) täglich	Mehrmals in der Woche	Etwa 1 mal in der Woche	Etwa 2 - 3 mal im Monat	1 mal im Monat oder seltener	Nie
Kaugummi, mit Zucker	( )	( )	( )	( )	( )	( )
Kaugummi, ohne Zucker	( )	( )	( )	( )	( )	( )
Bonbons, Pfefferminze, Lutscher oder ähnliches **mit Zucker**	( )	( )	( )	( )	( )	( )
Bonbons, Pfefferminze, **ohne Zucker**	( )	( )	( )	( )	( )	( )

29-32

°18. Menschen unterscheiden sich darin, wie oft sie ihre Zähne putzen. Wie ist das bei Ihnen? Wie oft putzen Sie sich gewöhnlich die Zähne?

Liste 18 vorlegen!°

A	3 mal täglich und häufiger	( )	
B	Normalerweise 2 mal täglich	( )	
C	Normalerweise 1 mal täglich	( )	19
D	Mehrmals die Woche	( )	
E	1 mal die Woche	( )	
F	Seltener als 1 mal die Woche	( )	
G	Nie (auch Vollprothesenträger)	( )	26

33

Nr.		K. 4	Weiter mit

°19. Wann putzen Sie sich gewöhnlich die Zähne?

Mehrfachnennungen möglich!°

	Nach dem Aufstehen, vor dem Frühstück	( )
	Nach dem Frühstück	( )
	Nach dem Mittagessen	( )
	Nach dem Abendessen	( )
	Nach Zwischenmahlzeiten	( )
	Bevor ich ins Bett gehe	( )
34-40	Verschieden - wenn ich gerade daran denke	( )

°20. Wie lange putzen Sie sich die Zähne?
Bitte versuchen Sie, in Minuten oder Sekunden zu schätzen.°

	ca. 30 Sekunden	( )
	ca. 1 Minute	( )
	ca. 1 1/2 Minuten	( )
	ca. 2 Minuten	( )
	ca. 3 Minuten	( )
41-46	Länger als 3 Minuten	( )

°21A Bitte denken Sie einmal an die Art und Weise, wie Sie Ihre Zähne üblicherweise putzen.
Bitte versuchen Sie kurz mit eigenen Worten zu beschreiben, wie Sie Ihre Zähne putzen.

_____

_____

_____   21B

_____

| 47-52 | Ich putze meine Zähne immer mit der elektrischen Zahnbürste | ( ) | **22** |

Nr.		K. 4	Weiter mit

°21B Folgende Liste beschreibt einige Methoden des Zähneputzens.
Versuchen Sie bitte, die Methode anzugeben, die am ehesten für Sie zutrifft.

Liste 21B vorlegen
Mehrfachnennungen möglich!°

A "Schrubbtechnik"
(große waagerechte Hin- und Herbewegungen, wobei
eine Bewegung über mehrere Zähne hinwegführt oder
über eine ganze Mundseite) ( )

B "Rütteltechnik"
(kleine waagerechte Hin- und Herbewegungen) ( )

C Große weite Kreisbewegungen ( )

D Vertikale Methode
(senkrechte Bewegungen mit gerade gehaltener Zahnbürste) ( )

E Roll- bzw. Auswischtechnik - senkrechte Rollbewegungen
"von rot nach weiß"
(vom Zahnfleisch bis zur Kaufläche) ( )

Sonstige Methoden ( )

Ich habe kein festes System, ich putze meine Zähne mal so, mal so ( )

Ich weiß nicht genau, wie ich meine Zähne putze ( )

53-60

°22. Putzen Sie Ihre Zähne nur auf der Außenseite oder auch auf der Innenseite?°

Nur Außenseite ( )

61
Beides ( )

°23. Und wie ist es mit den Kauflächen? Putzen Sie die Kauflächen gesondert?°

Ja ( )

62
Nein ( )

Nr.		K. 4	Weiter mit

°24A Wie lange benutzen Sie Ihre Zahnbürste im allgemeinen?

Bei Benutzung elektrischer Zahnbürste: Zahnbürstenkopf!

Liste 24A vorlegen!°

    A   6 Wochen und weniger   ( )
    B   1½ bis 3 Monate   ( )
    C   4 bis 6 Monate   ( )
    D   7 bis 12 Monate   ( )

63

    E   Länger als 12 Monate   ( )

°24B Woran merken Sie, daß Sie eine neue Zahnbürste brauchen?°

_____

_____

_____

_____

64-69

°25. Wie sieht Ihre Zahnbürste aus?

Abbildungen A bis E vorlegen!°

    A   .....   ( )
    B   .....   ( )
    C   .....   ( )
    D   .....   ( )
    E   .....   ( )
    Elektrische Zahnbürste   ( )

70

    Sonstiges   ( )

Nr.		K. 4 u. 5	Weiter mit

°26. Welche Mittel benutzen Sie zur Mundpflege? Sagen Sie es mir bitte anhand dieser Liste.

> **Liste 26 vorlegen! Mehrfachnennungen möglich!**
> **Nur für D bis G Häufigkeit abfragen!**

Bitte sagen Sie mir auch gleich, wie häufig Sie diese Mittel benutzen.°

Benutze

A Zahnbürste ( )

B Elektrische Zahnbürste ( )

C Zahnpasta, und zwar -

- mit Fluorid ( )

- ohne Fluorid ( )

- weiß nicht, ob meine Zahnpasta Fluorid enthält ( )

71-74

	Benutze	Mehrmals täglich	(fast) täglich	Mehrmals in der Woche	Etwa 1 mal in der Woche	2 bis 3 mal im Monat oder seltener
D Zahnseide	( )	( )	( )	( )	( )	( )
E Zahnhölzer	( )	( )	( )	( )	( )	( )
F Munddusche	( )	( )	( )	( )	( )	( )
G Mundwasser	( )	( )	( )	( )	( )	( )
H Sonstige Pflegemittel	( )	( )	( )	( )	( )	( )

75-79
11-15

Nr.		K. 5	Weiter mit

°27. Fällt Ihnen etwas ein, was man außer Zähneputzen noch für seine Zähne tun kann, damit sie möglichst lange gesund bleiben?°

Ja, und zwar:

_____

_____

_____

_____

_____

16-21   Nein, mir fällt nichts ein ( )

°28. **Gelben Kartensatz mischen und vorlegen!**

Hier sind einige Möglichkeiten genannt, um Erkrankungen und Beschwerden im Mund- und Zahnbereich vorzubeugen. Bitte versuchen Sie einmal, diese Möglichkeiten nach ihrer **Wichtigkeit** zu ordnen.

Die Möglichkeit, die Ihnen persönlich am allerwichtigsten erscheint, kommt an erster Stelle, die nächstfolgende an zweiter Stelle usw.

Rangreihe bilden und alle Kärtchen einstufen lassen!°

		Rangplatz			
		1	2	3	4
A	Keine / wenig Süßigkeiten bzw. Zucker	( )	( )	( )	( )
B	Härtung der Zähne mit Fluoridanwendungen (z.B. fluoridhaltige Zahnpasta, Fluoridgel, Fluoridtabletten)	( )	( )	( )	( )
C	Regelmäßiger Kontrollbesuch beim Zahnarzt	( )	( )	( )	( )
D	Richtiges Zähneputzen	( )	( )	( )	( )

22-25

Nr.		K. 5	Weiter mit

°29. Haben Sie noch alle natürlichen Zähne (außer den Weisheitszähnen)?°

                                              Ja ( ) **34**

26   Nein ( ) 30

°30. **Wie viele** Zähne <u>fehlen</u> Ihnen (außer den Weisheitszähnen)?
Zählen Sie bitte auch Zähne mit, die durch künstliche ersetzt worden sind.

> **Falls Befragter keine genaue Antwort geben kann, bitte vom Befragten schätzen lassen.°**

                                              [|] Zahn / Zähne

27/28

°31. Sind Sie derzeit Träger von festsitzendem oder herausnehmbarem Zahnersatz, d.h. hat Ihnen Ihr Zahnarzt eine Krone, Brücke oder Prothese eingegliedert?

> **Liste 31 vorlegen! Falls A genannt wird, bitte nachfragen, um sich zu vergewissern, daß Zahnersatz <u>nicht</u> herausgenommen werden kann! Mehrfachnennungen möglich!°**

    A festsitzender Zahnersatz (festzementiert, z.B. Krone, Brücke) ( )

    B herausnehmbarer Zahnersatz, und zwar -

        • Teilprothese ( )

        • Vollprothese ( )

29/30   C kein Zahnersatz ( )

Nr.		K. 5	Weiter mit

°32. Haben Sie zur Zeit Zahnlücken? Fehlende Weisheitszähne bitte nicht berücksichtigen!

> **Achtung!**
> **Bitte nachfragen, ob ein Zahn fehlt oder ob lediglich die Zähne weit auseinanderstehen!**
> **Nur bei fehlenden Zähnen "Ja" markieren.°**

                                                    Ja   ( ) 33

31   Nein ( ) **34**

°33. Wie viele Zähne fehlen Ihnen, die zur Zeit *nicht* durch Zahnersatz ersetzt sind?

> **Falls keine genaue Antwort, bitte schätzen lassen.°**

                                [|] Zahn / Zähne

32/33

°34. Ist bei Ihnen jemals vom Zahnarzt eine **Behandlung des Zahnfleisches** (Parodontose-Behandlung) durchgeführt worden?°

                                                  Ja   ( ) 35

34   Nein ( ) **36**

°35. Wann war das zuletzt?

> **Liste 35 vorlegen!°**

                A   Ich bin gegenwärtig noch in Behandlung ( )
                B   In den letzten 12 Monaten ( )
                C   In den letzten 2 Jahren ( )
                D   In den letzten 5 Jahren ( )

35   E   Länger als 5 Jahre zurückliegend ( )

°36. Ist bei Ihnen jemals eine **Zahn- oder Kieferregulierung** vorgenommen worden?°

                                                  Ja   ( ) 37

36   Nein ( ) **41**

Nr.		K. 5	Weiter mit

°37. Wurde die Behandlung mit herausnehmbarem oder festsitzendem Behandlungsapparat oder mit einer Kombination aus beiden durchgeführt?°

        Mit herausnehmbarem Behandlungsapparat ( )

        Mit festsitzendem Behandlungsapparat ( )

        Mit einer Kombination aus herausnehmbaren und festsitzenden Behandlungsapparaten ( )

37

°38. Wurden bei Ihnen im Rahmen einer kieferorthopädischen Behandlung bleibende Zähne entfernt?

Bitte Weisheitszähne mitberücksichtigen!°

        Ja ( )

        Nein ( )

        Weiß nicht ( )

38

°39. Wie lange dauerte die Behandlung insgesamt? Sagen Sie es mir bitte anhand dieser Liste.

Liste 39 vorlegen!°

    A Unter 1 Jahr ( )

    B 1 bis unter 2 Jahre ( )

    C 2 bis unter 3 Jahre ( )

    D 3 bis unter 4 Jahre ( )

    E 4 Jahre und länger ( )

39

°40. Wann ist die Behandlung beendet worden? Sagen Sie es mir bitte wieder anhand dieser Liste.

Liste 40 vorlegen!°

    A Ich bin gegenwärtig noch in Behandlung ( )

    B In den letzten 12 Monaten ( )

    C In den letzten 2 Jahren ( )

    D In den letzten 5 Jahren ( )

    E Länger als 5 Jahre zurückliegend ( )

40

°41. Ist Ihnen schon einmal von einem Zahnarzt bzw. einer Zahnarzthelferin gezeigt worden, _wie_ Sie Ihre Zähne putzen sollen?°

        Ja ( )   **42**

        Nein ( )   **43**

41

Nr.		K. 5	Weiter mit
°42.	Wann war das zuletzt?°		
	Liste 42 vorlegen!° A In den letzten 12 Monaten ( )		
	B In den letzten 2 Jahren ( )		
	C In den letzten 5 Jahren ( )		
	42 D Länger als 5 Jahre zurückliegend ( )		
°43.	Bitte denken Sie bei den nächsten Fragen an den Allgemeinzahnarzt, **_nicht_** an den Kieferorthopäden.		
	Wann waren Sie das letzte Mal beim Zahnarzt?		
	Liste 43 vorlegen!° A Innerhalb der letzten 12 Monate ( )		44
	B Innerhalb der letzten 2 Jahre ( )		
	C Innerhalb der letzten 5 Jahre ( )		47A
	D Länger als 5 Jahre zurückliegend ( )		
	43 E Ich war noch nie beim Zahnarzt ( )		63 ❗
°44.	Wie oft waren Sie in den letzten **12 Monaten** beim Zahnarzt?°		
	[ ] mal		
	44/45		
°45.	Wie oft waren Sie in den letzten **3 Monaten** beim Zahnarzt?°		
	[ ] mal		46
	46/47 Ich war in den letzten 3 Monaten nicht beim Zahnarzt ( )		47A
°46.	Wie oft waren Sie in den letzten **4 Wochen** beim Zahnarzt?°		
	[ ] mal		
	48/49 Ich war in den letzten 4 Wochen nicht beim Zahnarzt ( )		
°47A	Bitte denken Sie an Ihren letzten Besuch beim Zahnarzt.		
	War dies ein einmaliger Besuch oder Teil einer Behandlung, die sich über mehrere Besuche erstreckte?°		
	Einmaliger Besuch ( )		
	Mehrmalige Besuche ( )		
	50 Weiß nicht mehr ( )		

Nr.		K. 5	Weiter mit
°47B	Was war der Grund für diesen Besuch bzw. für diese Behandlung?		

    Liste 47B vorlegen! Mehrfachnennungen möglich!°

A   Akute Schmerzen   ( )

B   Reparatur
(z.B. Füllung herausgefallen, Schäden an der Prothese, Schaden am Zahn usw.)   ( )

C   Entfernung von Zahnstein   ( )

D   Allgemeiner Kontrollbesuch   ( )

E   Unfall / Verletzung   ( )

F   Überweisung (von anderem Arzt)   ( )

G   Sonstiges   ( )

51-58   Weiß nicht   ( )

°48. Was wurde bei Ihrem letzten Besuch bzw. bei Ihrer letzten Behandlung im einzelnen gemacht?

Fragebogen vor den Befragten legen und Liste 48 vom Befragten selbst ausfüllen lassen!

Liste 48

Bitte folgendermaßen markieren: (⟶)
Mehrfachnennungen möglich!

A   Allgemeine Untersuchung der Zähne   ( )

B   Bohren und Füllen eines Zahnes / mehrerer Zähne   ( )

C   Ziehen eines Zahnes / mehrerer Zähne   ( )

D   Entfernung von Zahnstein   ( )

E   Behandlung einer / mehrerer Zahnwurzel(n)   ( )

F   Zahnfleischbehandlung / Parodontosebehandlung   ( )

G   Arbeiten im Rahmen einer Zahn- oder Kieferregulierung   ( )

H   Arbeiten im Rahmen der Eingliederung von **festsitzendem** Zahnersatz   ( )

J   Arbeiten im Rahmen der Eingliederung von **herausnehmbarem** Zahnersatz   ( )

K   Überprüfung des Zahnersatzes   ( )

L   "Versiegelung" von Zähnen mit Fluoridlack   ( )

M   Mund- und Zahnpflegeunterweisung   ( )

N   Sonstiges   ( )

    Weiß nicht   ( )

59-72

Nr.		K. 5	Weiter mit
°49.	Gehen Sie zum Zahnarzt nur, wenn Sie Schmerzen oder Beschwerden haben, oder gehen Sie manchmal auch zur Kontrolle?°		
	Ich gehe nur wenn ich Schmerzen / Beschwerden habe ( )		51
	Ich gehe auch manchmal zur Kontrolle ( )		50
	Ich gehe regelmäßig zur Kontrolle ( )		
73	Ich gehe nicht zum Zahnarzt ( )		51

°50. In welchen Abständen gehen Sie zur Kontrolle zum Zahnarzt?

Liste 50 vorlegen!°

- A Vierteljährlich ( )
- B Halbjährlich ( )
- C 1 mal im Jahr ( )
- D Jedes 2. Jahr ( )
- E Seltener ( )
- 74 F Unregelmäßig ( )

°51. Stellen Sie sich vor, Sie müssen **morgen zum Zahnarzt**. Wie fühlen Sie sich? Bitte markieren Sie die Aussage, die am ehesten für Sie zutrifft.

Fragebogen vor den Befragten legen und Liste 51 vom Befragten selbst ausfüllen lassen!°

Liste 51

Bitte folgendermaßen markieren: (—)

- A Ich gehe recht gern zum Zahnarzt .... ( )
- B Es macht mir nichts aus .... ( )
- C Mir ist ein wenig unbehaglich zumute .... ( )
- D Ich befürchte, daß es schmerzhaft und unangenehm werden könnte .... ( )
- E Ich habe starke Angst und bin sehr besorgt, was der Zahnarzt wohl mit mir machen wird .... ( )

75-79

Nr.		K. 6	Weiter mit
°52.	Sie haben angegeben, daß .... *Bitte Bezug nehmen auf Frage 51, z.B. falls C angekreuzt wird:* *" .... daß Ihnen ein wenig unbehaglich zumute wäre, müßten Sie morgen zum Zahnarzt"* Könnten Sie das noch etwas genauer erläutern?° _____ _____ _____ _____ 11-16		
°53.	Stellen Sie sich vor, Sie **sitzen beim Zahnarzt im Wartezimmer**. Wie fühlen Sie sich? Bitte markieren Sie die Aussage, die am ehesten für Sie zutrifft. *Fragebogen vor den Befragten legen und Liste 53* *vom Befragten selbst ausfüllen lassen!°*		

Liste 53

Bitte folgendermaßen markieren: (⟶)

A Entspannt .... ( )

B Ein wenig unbehaglich .... ( )

C Angespannt .... ( )

D Ängstlich .... ( )

E So ängstlich, daß ich Schweißausbrüche bekomme
   und mich regelrecht krank fühle .... ( )

17-21

Nr.		K. 6	Weiter mit
°54.	Stellen Sie sich vor, Sie **sitzen beim Zahnarzt im Behandlungsstuhl**. Der Zahnarzt bereitet gerade den Bohrer vor, um damit an Ihren Zähnen zu arbeiten. Wie fühlen Sie sich? Bitte markieren Sie die Aussage, die am ehesten für Sie zutrifft. *Fragebogen vor den Befragten legen und Liste 54 vom Befragten selbst ausfüllen lassen!°*		

Liste 54

Bitte folgendermaßen markieren: ⟼

A   Entspannt .... ( )

B   Ein wenig unbehaglich .... ( )

C   Angespannt .... ( )

D   Ängstlich .... ( )

E   So ängstlich, daß ich Schweißausbrüche bekomme und mich regelrecht krank fühle .... ( )

22-26

Nr.		K. 6	Weiter mit
°55.	Stellen Sie sich vor, Sie **sitzen im Behandlungsstuhl, um den Zahnstein entfernen zu lassen**. Während Sie warten, legt der Zahnarzt seine Instrumente bereit, mit denen er den Zahnstein im Zahnfleischbereich abkratzen wird. Wie fühlen Sie sich? Bitte markieren Sie die Aussage, die am ehesten für Sie zutrifft. *Fragebogen vor den Befragten legen und Liste 55 vom Befragten selbst ausfüllen lassen!°*		

Liste 55

Bitte folgendermaßen markieren: (——→)

A Entspannt .... ( )

B Ein wenig unbehaglich .... ( )

C Angespannt .... ( )

D Ängstlich .... ( )

E So ängstlich, daß ich Schweißausbrüche bekomme
   und mich regelrecht krank fühle .... ( )

27-31

°56.	*Bitte markieren lt. den Listen 51, 53, 54 und 55 (im Fragebogen):°*			
	Befragter hat mindestens einmal **D** oder **E** genannt:			
32		Ja	( )	57
		Nein	( )	59

167

Nr.		K. 6	Weiter mit

°57. Hatten Sie das Gefühl, daß Ihr Zahnarzt bemerkt hat, daß Sie Angst oder Unbehagen spüren?°

　　　　　　　　　　　　　　　　　　　　Ja　　　　　　　　　　( )　　58A

　　　　　　　　　　　　　　　　　　　　Nein　　　　　　　　　( )

33　　　　　　　　　　　　　　　　　　Unsicher / weiß nicht　　( )　　59

°58A Ist der Zahnarzt auf Ihre Ängste eingegangen?°

　　　　　　　　　　　　　　　　　　　　Ja　　　　　　　　　　( )　　58B

　　　　　　　　　　　　　　　　　　　　Nein　　　　　　　　　( )

34　　　　　　　　　　　　　　　　　　Weiß nicht　　　　　　　( )　　59

°58B Wie ist er darauf eingegangen?°

_____

_____

_____

_____

35-40

°59. Wenn Sie an Ihre Zahnarztbesuche in den letzten Jahren oder auch in früheren Jahren denken, ist Ihnen etwas **_besonders Unangenehmes_** in Erinnerung? Wenn ja, können Sie das genauer schildern und in welchem Jahr war das?

Falls keine genaue Zeitangabe möglich, bitte schätzen lassen, auch sehr grobe Zeitangaben (z.B. "als Kind") genügen!°

Ja, und zwar : _____

_____

_____

_____ Im Jahr _____

41-46, 47/48　　　　　　Nein, nichts besonders Unangenehmes in Erinnerung　　( )

| Nr. | | K. 6 | Weiter mit |

°60. Wenn Sie sich Ihre Zahnarztbesuche in den letzten Jahren oder auch in früheren Jahren durch den Kopf gehen lassen, gibt es **angenehme** Dinge, die Ihnen in Erinnerung geblieben sind - z.B. das Verhalten des Zahnarztes oder das Verhalten seiner Helferin, die Praxisausstattung, eine bestimmte Behandlung oder das Behandlungsergebnis, kurze Wartezeiten usw.?
Wenn ja, können Sie das genauer schildern und in welchem Jahr war das?

Falls keine genaue Zeitangabe möglich, bitte schätzen lasssen!°

Ja, und zwar : _____

_____

_____

_____ Im Jahr _____

49-54, 55/56   Nein, nichts Angenehmes in Erinnerung   ( )

°61. Haben Sie einen Zahnarzt, den Sie als *Ihren* Zahnarzt bezeichnen würden?

Liste 61 vorlegen!°

	A	Ich bin immer bei demselben Zahnarzt in Behandlung	( )	62
	B	Ich habe keinen festen Zahnarzt, ich wechsle öfter den Zahnarzt	( )	
	C	Ich habe im Moment keinen Zahnarzt	( )	63
57	D	Ich war noch nie beim Zahnarzt	( )	

°62. Seit wie vielen Jahren sind Sie beim selben Zahnarzt in Behandlung?

Liste 62 vorlegen!°

A	Unter 2 Jahre	( )
B	2 bis 4 Jahre	( )
C	5 bis 9 Jahre	( )
D	10 bis 14 Jahre	( )
E	15 Jahre und mehr	( )

58

Nr.		STATISTIK		K.1	Weiter mit
°63.	**Geschlecht:°** 11	Männlich Weiblich	( ) ( )		

°64. Wann wurden Sie geboren?°

☐☐ ☐☐ 19 ☐☐
Tag Monat Jahr

12/13, 14/15, 16/17

°65. Welchen Schulabschluß haben Sie?
Falls Sie mehrere Abschlüsse haben, nennen Sie bitte nur den **höchsten**.

Liste 65 vorlegen!°

- A Volksschul- / Hauptschulabschluß ( )
- B Mittlere Reife, Realschulabschluß ( )
- C Fachhochschulreife (Abschluß einer Fachoberschule) ( )
- D Abitur (Hochschulreife) ( )
- E Anderen Schulabschluß ( )

18 Nichts davon, habe (noch) keinen Schulabschluß ( )

°66. Haben Sie eine abgeschlossene Berufsausbildung oder Hochschulausbildung?
Falls Sie mehrere haben, nennen Sie bitte die **höchste**.

Liste 66 vorlegen!°

- A Gewerbliche oder Landwirtschaftliche Lehre ( )
- B Kaufmännische oder sonstige Lehre ( )
- C Berufsfachschule, Handelsschule ( )
- D Schule des Gesundheitswesens ( )
- E Fachschule (z.B. Meister-, Technikerschule) ( )
- F Beamtenausbildung ( )
- G Fachhochschule, Ingenieurschule ( )
- H Universität, Hochschule ( )
- J Sonstigen Ausbildungsabschluß ( )

19-28 Nichts davon, habe (noch) keinen Ausbildungsabschluß ( )

| Nr. | STATISTIK | K. 1 | Weiter mit |

°67. Welche der folgenden Angaben trifft auf Ihre derzeitige Situation zu?°

Liste 67 vorlegen!
Mehrfachnennungen möglich!°

    A Voll berufstätig (jeden Arbeitstag ganztägig, auch wenn im Familienbetrieb - nicht Auszubildende(r)) ( )

    B Teilweise berufstätig (halbtags, täglich einige Stunden, einige Tage pro Woche, auch wenn im Familienbetrieb - nicht Auszubildende(r)) ( )

    C In Berufsausbildung als Auszubildende(r) (Lehre) ( )

    D In sonstiger Berufsausbildung (z.B. Fachschule) ( )

    E Arbeitslos gemeldet ( )

    F Aus gesundheitlichen Gründen vorzeitig in Rente / pensioniert ( )

    G Freiwillig vorzeitig in Rente / pensioniert ( )

    H Ausschließlich Hausfrau (Hausmann), nicht (mehr) berufstätig ( )

    J In Schulausbildung ( )

29/30   K In Hochschulausbildung ( )

Nr.	STATISTIK	K. 1	Weiter mit

°68. In welcher beruflichen Stellung sind Sie derzeit bzw. (falls nicht mehr berufstätig) waren Sie zuletzt beschäftigt?

Liste 68 vorlegen!°

Arbeiter

A	Ungelernte Arbeiter	( )
B	Angelernte Arbeiter	( )
C	Gelernte und Facharbeiter	( )
D	Vorarbeiter	( )
E	Meister, Polier	( )

Angestellte

F	Industrie- und Werkmeister im Angestelltenverhältnis	( )
G	Angestellte mit einfacher Tätigkeit (z.B. Verkäufer, Kontorist, Stenotypistin)	( )
H	Angestellte mit qualifizierter Tätigkeit (z.B. Sachbearbeiter, Buchhalter, technischer Zeichner)	( )
J	Angestellte mit hochqualifizierter Tätigkeit oder Leitungsfunktion (z.B. Wissenschaftlicher Mitarbeiter, Prokurist, Abteilungsleiter)	( )
K	Angestellte mit umfassenden Führungsaufgaben (z.B. Direktor, Geschäftsführer, Vorstand größerer Betriebe und Verbände)	( )

Beamte

L	Einfacher Dienst	( )
M	Mittlerer Dienst	( )
N	Gehobener Dienst	( )
O	Höherer Dienst	( )

Selbständige (einschließlich mithelfende Familienangehörige)

P	Selbständige Landwirte	( )
Q	Freie Berufe, selbständige Akademiker	( )
R	Sonstige Selbständige mit bis zu 9 Mitarbeitern	( )
S	Sonstige Selbständige mit 10 und mehr Mitarbeitern	( )
T	Mithelfende Familienangehörige	( )

Sonstige (z.B. Auszubildende, Schüler, Studenten, Wehrpflichtige, Zivildienstleistende, Praktikanten)

( )

31-33

Nr.	STATISTIK	K. 1	Weiter mit

°69. Welchen Familienstand haben Sie?

Liste 69 vorlegen!°

A	Ledig, allein lebend	( )	72
B	Ledig, mit festem Partner	( )	
C	Verheiratet, mit Ehepartner zusammenlebend	( )	
D	Verheiratet, getrennt lebend	( )	70A
E	Geschieden	( )	
F	Verwitwet	( )	

34

°70A Welchen Schulabschluß hat bzw. hatte Ihr (Ehe-) Partner?
Falls er / sie mehrere Abschlüsse hat, nennen Sie bitte nur den höchsten.

Liste 70A vorlegen!°

A	Volksschul- / Hauptschulabschluß	( )
B	Mittlere Reife, Realschulabschluß	( )
C	Fachhochschulreife (Abschluß einer Fachoberschule)	( )
D	Abitur (Hochschulreife)	( )
E	Anderen Schulabschluß	( )
	Nichts davon, hat (noch) keinen Schulabschluß	( )

35

°70B Hat bzw. hatte Ihr (Ehe-) Partner eine abgeschlossene Berufsausbildung oder Hochschulausbildung?
Falls er / sie mehrere hat, nennen Sie bitte die **höchste.**

Liste 70B vorlegen!°

A	Gewerbliche oder Landwirtschaftliche Lehre	( )
B	Kaufmännische oder sonstige Lehre	( )
C	Berufsfachschule, Handelsschule	( )
D	Schule des Gesundheitswesens	( )
E	Fachschule (z.B. Meister-, Technikerschule)	( )
F	Beamtenausbildung	( )
G	Fachhochschule, Ingenieurschule	( )
H	Universität, Hochschule	( )
J	Sonstigen Ausbildungsabschluß	( )
	Nichts davon, hat (noch) keinen Ausbildungsabschluß	( )

36-45

| Nr. | STATISTIK | K. 1 | Weiter mit |

°71. In welcher beruflichen Stellung ist Ihr (Ehe-) Partner derzeit bzw.
(falls nicht mehr berufstätig) war er zuletzt beschäftigt?

Liste 71 vorlegen!°

Arbeiter

A	Ungelernte Arbeiter	( )
B	Angelernte Arbeiter	( )
C	Gelernte und Facharbeiter	( )
D	Vorarbeiter	( )
E	Meister, Polier	( )

Angestellte

F	Industrie- und Werkmeister im Angestelltenverhältnis	( )
G	Angestellte mit einfacher Tätigkeit (z.B. Verkäufer, Kontorist, Stenotypistin)	( )
H	Angestellte mit qualifizierter Tätigkeit (z.B. Sachbearbeiter, Buchhalter, technischer Zeichner)	( )
J	Angestellte mit hochqualifizierter Tätigkeit oder Leitungsfunktion (z.B. Wissenschaftlicher Mitarbeiter, Prokurist, Abteilungsleiter)	( )
K	Angestellte mit umfassenden Führungsaufgaben (z.B. Direktor, Geschäftsführer, Vorstand größerer Betriebe und Verbände)	( )

Beamte

L	Einfacher Dienst	( )
M	Mittlerer Dienst	( )
N	Gehobener Dienst	( )
O	Höherer Dienst	( )

Selbständige (einschließlich mithelfende Familienangehörige)

P	Selbständige Landwirte	( )
Q	Freie Berufe, selbständige Akademiker	( )
R	Sonstige Selbständige mit bis zu 9 Mitarbeitern	( )
S	Sonstige Selbständige mit 10 und mehr Mitarbeitern	( )
T	Mithelfende Familienangehörige	( )

Sonstige (z.B. Auszubildende, Schüler, Studenten, Wehrpflichtige, Zivildienstleistende, Praktikanten) ( )

46-48

Nr.	STATISTIK	K. 1	Weiter mit

°72. Wie viele Personen leben ständig in Ihrem Haushalt, Sie selbst mitgerechnet? Und wie viele davon sind unter 18 Jahre alt? Zählen Sie dabei bitte auch Kinder mit.°

          Insgesamt _____ Personen

49/50   Davon _____ Personen unter 18 Jahren

°73. Wie hoch etwa ist das monatliche Haushaltseinkommen, d. h. das Netto-Einkommen, das Sie (alle zusammen) nach Abzug der Steuern und Sozialabgaben haben?

Liste 73 vorlegen!°

A	Unter 1.000 DM	( )
B	1.000 bis unter 1.500 DM	( )
C	1.500 bis unter 2.000 DM	( )
D	2.000 bis unter 2.500 DM	( )
E	2.500 bis unter 3.000 DM	( )
F	3.000 bis unter 3.500 DM	( )
G	3.500 bis unter 4.000 DM	( )
H	4.000 bis unter 4.500 DM	( )
J	4.500 bis unter 5.000 DM	( )
K	5.000 bis unter 6.000 DM	( )
L	6.000 DM und mehr	( )

51/52   Verweigert   ( )

°74. Sind Sie der Hauptverdiener?°

          Ja   ( )

53   Nein   ( )

Nr.	STATISTIK	K. 1	Weiter mit

°75. Bei welcher Art von Krankenversicherung sind Sie versichert oder mitversichert?
Bitte denken Sie dabei auch an Zusatzversicherungen und Beihilfe. Dann ist bitte mehreres anzugeben.

Liste 75 vorlegen!°

A	Allgemeine Ortskrankenkasse (AOK)	( )
B	Betriebskrankenkasse	( )
C	Innungskrankenkasse	( )
D	Landwirtschaftliche Krankenkasse	( )	Ende
E	Ersatzkrankenkasse (z.B. Barmer, DAK usw.)	( )
F	Private Krankenkasse	( )	76
G	Beihilfe	( )	Ende
	Sonstiges, und zwar:	( )

54-62   Keine Krankenversicherung   ( )

°76. **Nur für Privatversicherte!**

Sind Sie auch für zahnärztliche Behandlung und für Zahnersatz versichert?°

Ja, für zahnärztliche Behandlung, aber nicht für Zahnersatz	( )
Ja, für zahnärztliche Behandlung und für Zahnersatz	( )
Nein	( )
Weiß nicht	( )

63

64-67 Listen-Nr.   68/69 Lfd. Nr.   Welle   Abrechnungs-Nr.

70/71 Tag   72/73 Monat   19   74/75 Jahr

Ort

Ich bestätige die korrekte Durchführung des Interviews und die Übergabe der "Erklärung zum Datenschutz":

_____
Unterschrift des Interviewers

6.6 Literaturverzeichnis

Atteslander, P.: Methoden der empirischen Sozialforschung. Berlin–New York 1975

Bauch, J., Micheelis, W.: Die Mundgesundheitsstudie des IDZ kommt jetzt in die heiße Phase. Zahnärztliche Mitteilungen 79: 7/1989, S. 750–756

Blain, S. M., Trask, P. A.: Dental Caries. In: Hudson, T. W., Reinhart, M. A., Rose, S. D., Stewart, G. K. (eds.): Clinical Preventive Medicine. Health Promotion and Disease Prevention. Boston/Toronto 1988, S. 326–332

Corah, N. L.: Development of a Dental Anxiety Scale. J Dent Res 48, 1969, S. 596

Corah, N. L., Gale, E. N., Illig, S. J.: Assessment of a Dental Anxiety Scale. J Am Dent Assoc 97, 1978, S. 816–819

Deutsche Herz-Kreislauf-Präventionsstudie (DHP): Fragebogen für die Zweite Nationale Untersuchung über Lebensbedingungen, Umwelt und Gesundheit in der Bundesrepublik Deutschland und Berlin (West). Infratest Gesundheitsforschung München, ohne Jahresangabe

Girardi, M. R., Micheelis, W.: Zur subjektiven Bedeutung der Mundgesundheit – Materialien aus einer Intensivbefragung. IDZ-Information Nr. 2/1988

Graber, G.: Kurzexpertise zum Problemkomplex der dysfunktionellen Erkrankungen im stomatognathen System. Zahnärztliche Mitteilungen 79: 5/1988, S. 502–508

Hellwege, K.-D.: Die Praxis der zahnmedizinischen Prophylaxe, Heidelberg 1984

Jenni, M., Schürch jr., E., Geering, A. H.: Symptome funktioneller Störungen im Kausystem – eine epidemiologische Studie. Schweiz Monatsschr Zahnmed. 97: 11/1987, S. 1357–1365

Koch, R.: Epidemiologische Studie an 5409 Kindern und Jugendlichen aus dem Bamberger Raum unter besonderer Berücksichtigung der Behandlungsbedürftigkeit von Fehlbildungen und kieferorthopädischen Behandlungsmaßnahmen. Habil.-Schrift 1986

König, K.: Karies und Parodontopathien. Stuttgart 1987

Micheelis, W.: Merkmale zahnärztlicher Arbeitsbeanspruchung. Broschüre 3 des Forschungsinstituts für die zahnärztliche Versorgung, Köln 1983

Micheelis, W., Müller, P. J.: Dringliche Mundgesundheitsprobleme der Bevölkerung in der Bundesrepublik Deutschland. Zahlen – Fakten – Perspektiven. Institut der Deutschen Zahnärzte, Köln 1990

Micheelis, W., Schneller, T.: Oralprävention. In: Allhoff, P., Flatten, G., Laaser, U. (Hrsg.): Handbuch der Präventivmedizin. Berlin–Heidelberg–New York–Tokyo 1991 (im Druck)

Pappi, F. U. (Hrsg.): Sozialstrukturanalysen mit Umfragedaten. Königstein/Ts. 1979

Scheuch, E. K.: Das Verhalten der Bevölkerung als Teil des Gesundheitssystems. In: Bogs, H., Herder-Dorneich, P., Scheuch, E. K., Wittkämper, G. W. (Hrsg.): Gesundheitspolitik zwischen Staat und Selbstverwaltung. Köln 1982, S. 61–132

Schraitle, R., Siebert, G.: Zahngesundheit und Ernährung. München–Wien 1987

Weber, I., Abel, M., Altenhofen, L., Bächer, K., Berghof, B., Bergmann, K. E., Flatten, G., Klein, D., Micheelis, W., Müller, P. J.: Dringlinge Gesundheitsprobleme der Bevölkerung in der Bundesrepublik Deutschland. Zahlen – Fakten – Perspektiven. Baden-Baden 1990

7 Das Kalibrierungskonzept für die zahnmedizinischen Befundungen (einschließlich Reliabilitätsprüfung)

Klaus Pieper
Johannes Einwag
Peter Dünninger
Klaus Keß
Elmar Reich

7.1 Vorbemerkung

Die Qualität der vorliegenden Studie hing entscheidend von der Vergleichbarkeit der an den verschiedenen „Sample Points" durchgeführten zahnärztlichen Untersuchungen ab. Wie zahlreiche Studien zeigten, können bei der klinischen Befunderhebung erhebliche diagnostische Irrtümer auftreten. Dies gilt insbesondere für die Kariesdiagnose (Berggren und Welander, 1960). Slack et al. (1958) deckten auf, daß sogar nach sorgfältiger Festlegung von Normen für die Befunderhebung noch beträchtliche Abweichungen in der Diagnose vorkommen.

Wird die Anzahl kariöser Läsionen bei einem Patienten registriert, so können auch zwischen erfahrenen Untersuchern Abweichungen von 10 % und mehr auftreten (Backer-Dirks, van Amerongen und Winkler, 1951). Diese können nach Ansicht von Möller und Poulsen (1973) nur reduziert werden, wenn in folgenden Bereichen eine sorgfältige Standardisierung erfolgt:

a) Untersuchungsmethoden und Diagnosekriterien
b) Ausrüstung (d. h. Untersuchungsbedingungen)
c) Aufzeichnungsverfahren

Nur auf der Basis dieser Standardisierung kann das notwendige Untersuchertraining vorgenommen werden.

In der vorliegenden Studie wurde den genannten Forderungen dadurch Rechnung getragen, daß einerseits ein präzises Befundungshandbuch und andererseits einheitliche Dokumentationsbögen erstellt wurden (vgl. hierzu Kap. 5). Die besondere Herausforderung der vorliegenden Studie bestand zunächst darin, daß wegen des Studiendesigns (Untersuchung durch niedergelassene Zahnärzte in deren Praxen) insgesamt 80 Untersucher eingesetzt wurden (vgl. hierzu auch Kap. 3). Diese Untersucher waren vor Beginn der Erhebungsphase sorgfältig zu kalibrieren.

7.2 Untersucherkalibrierung

Das Ziel einer Kalibrierung besteht darin, Untersucher zu befähigen, Diagnosen entsprechend den vorgegebenen Kriterien zu stellen und zu reproduzieren. Das bedeutet erstens, der einzelne Untersucher muß seine Diagnosen wiederholen können („intra-examiner reliability") und zweitens, verschiedene Untersucher müssen zu übereinstimmenden Ergebnissen gelangen („inter-examiner reliability"). Dabei ist sehr wichtig, daß im Verlauf einer Kalibrierung anhand wiederholter Patientenuntersuchungen unter realistischen Bedingungen überprüft wird, inwieweit der zu schulende Untersucher mit dem Referenzuntersucher übereinstimmt.

Da es kaum möglich erschien, in einem überschaubaren Zeitraum 80 Zahnärzte durch einen Referenzuntersucher kalibrieren zu lassen, entschied man sich im Rahmen der vorliegenden Studie für ein zweistufiges Kalibrierungskonzept: Zunächst wurde eine Gruppe von „Bundeskalibrierern" gebildet, die wiederum „Regionalkalibrierer" zu schulen hatte. In dezentralen Schulungsveranstaltungen sollten diese zusammen mit je einem „Bundeskalibrierer" die Projektzahnärzte schulen (vgl. hierzu auch Kap. 4). Die sogenannten „Bundeskalibrierer", als zahnmedizinisches Expertenteam, legten innerhalb ihres Kreises die Befundungsstandards fest und schufen so die Grundlage für eine verläßliche Befundung. Dabei orientierte man sich weitgehend am Standard des „National Caries Program" der Amerikaner (vgl. Kap. 5). Die Gruppe der Bundeskalibrierer bestand aus 5 an Hochschulen tätigen Zahnärzten.

Nach dieser initialen Kalibrierung wurden im April 1988 die 10 am Pretest beteiligten Zahnärzte geschult, um erste Erfahrungen mit dem Gesamtkonzept zu sammeln. Nach Auswertung der im Pretest gesammelten Erfahrungen wurden noch geringfügige Änderungen am Befundungshandbuch sowie an den Dokumentationsbögen vorgenommen (für den sozialwissenschaftlichen Erhebungsteil – vgl. hierzu Kap. 6).

Die „Bundeskalibrierer" wiederum übernahmen gemeinsam in einer Veranstaltung, die im Januar 1989 stattfand, die Schulung der 6 „Regionalkalibrierer", die ebenfalls alle aus dem Hochschulbereich kamen. Diese „Regionalkalibrierer" organisierten jeweils an ihrer Zahnklinik den dezentralen Kalibrierungskurs und wurden bei der Kursdurchführung durch mindestens einen „Bundeskalibrierer" unterstützt.

Die regionalen Kalibrierungsveranstaltungen fanden im Zeitraum März bis Juni 1989 an den Universitätskliniken Bonn, Hamburg, Göttingen, Marburg, München, Münster, Regensburg, Tübingen und Würzburg statt. Alle Kalibrierungskurse, für die jeweils ein ganzer Tag eingeplant war, wurden anhand eines einheitlichen, schriftlich fixierten Organisationsplanes abgehalten. Am Beginn eines jeden Kurses stand neben einer Einführung in die sozialwissenschaftlichen Erhebungsunterlagen und -inhalte ein theoretisches Seminar, in dem die Richtlinien für die Befundung vorgestellt und diskutiert wurden. Anschließend folgten praktische Übungen am Patienten. Während dieser Übungen war zu überprüfen, ob jeder Projektzahnarzt in der Lage war, die Diagnosen des Kalibrierungsleiters zu reproduzieren. Für jeden Kalibrierungskurs wurden 15–20 Patienten einbestellt, die sich auf die verschiedenen in der Studie berücksichtigten Altersgruppen verteilten. Da jeder Patient mehrfach untersucht wurde, konnte jeder Projektzahnarzt 4–5 Patienten befunden. Um einen reibungslosen Ablauf der Schulungen zu gewährleisten, wurden alle beteiligten Patienten von den Kalibrierungsleitern voruntersucht.

Sämtliche Untersuchungsergebnisse wurden dokumentiert und aufbewahrt. Projektzahnärzte, deren Untersuchungsergebnisse starke Abweichungen aufzeigten, wurden gezielt nachkalibriert.

7.3 Plausibilitätsprüfungen der Original-Datensätze nach Abschluß der Feldphase

Die von den Projektzahnärzten im Rahmen der anschließenden Hauptstudien-Durchführung ermittelten Befunddaten wurden vor der Weiterverarbeitung einer gründlichen Plausibilitätsprüfung unterzogen. Hierfür wurden umfangreiche Prüfroutinen entwickelt, anhand derer beispielsweise die Vereinbarkeit verschiedener Parodontalbefunde (PBI/CPITN) und die Übereinstimmung zwischen den auf dem Zahnersatzbogen und den auf dem Kariologiebogen festgehaltenen Befunden geprüft wurde.

7.3.1 Plausibilitätsprüfungen Kariologie/Prothetik

Das Vorgehen soll am Beispiel Kariologie/Prothetik erläutert werden: Durch Vergleich der Prothetik- und Kariologiebögen wurde in erster Linie überprüft, ob die Anzahl fehlender Zähne übereinstimmte. Dabei stellte sich heraus, daß der Zahnersatz im Prothetikbogen ausführlicher erfaßt wurde als im Kariologiebogen. Die Überprüfung der linken Ober- und Unterkieferhälfte ergab beispielsweise, daß 111 Zwischenglieder (Zw) bzw. Anhänger (A) im Zahnersatzbogen registriert waren, die nicht im Kariologiebogen aufgezeichnet waren, während umgekehrt nur 20 Zähne als „Zw" beim Kariologiebogen registriert waren, die nicht als „Zw" oder „A" beim Prothetikbogen „auftauchten". Somit schien die Erfassung der Prothetik auf dem Zahnersatzbogen eindeutig vollständiger zu sein. Die Bildung der Variable „Anzahl ersetzter Zähne" bezog sich deshalb für die Grundauswertung ausschließlich auf den Zahnersatzbogen.

Für die Grundauswertung von entscheidender Bedeutung war aber die Frage, ob die weniger vollständige Erfassung der Prothetik im Kariologiebogen eine Fehlerkomponente aufdeckte, die zur systematischen Verzerrung der DMF-T-Werte führen konnte, die ja ausschließlich auf der Grundlage der Daten im Kariologiebogen gebildet wurden. Eine zuverlässige Erfassung der M-Komponente des DMF-T kann ja nur unterstellt werden, wenn alle Zähne, die laut Zahnersatzbogen ersetzt sind, auch im Kariologiebogen als nicht vorhandene Zähne registriert sind.

Wie bereits erwähnt, waren im 2. und 3. Quadranten laut Zahnersatzbogen insgesamt 111 Zähne Zwischenglieder oder Anhänger, die im Kariologiebogen nicht mit „Zw" gekennzeichnet waren. Da in diesen beiden Quadranten insgesamt 570 Zähne als Zwischenglied oder Anhänger markiert waren, wurden somit 19,5 % im Kariologiebogen nicht als Zwischenglied registriert.

Es stellt sich die Frage, ob bei der M-Komponente des DMF-T-Index eine Unterschätzung in dieser Größenordnung anzunehmen war. Die M-Komponente wird gebildet aus den Zähnen, die mit „F" (Fehlender Zahn wegen Karies oder PAR), „Er" (Ersetzter[Prothesen-]Zahn) oder „Zw" markiert sind. Die weitere Prüfung o.g. Zähne ergab, daß die meisten von ihnen zumindest mit „F" oder zu einem geringeren Teil mit „Er" markiert waren. Es blieben noch 39 Zähne (= 6,8 % der 570 Zähne), die nur im Zahnersatzbogen „Zw" oder „A" aufwiesen. Die Unterschätzung der M-Komponente betrug somit maximal 6,8 %, da bei einem Teil dieser Fälle angenommen werden kann, daß das Fehlen des Zahnes nicht auf Karies zurückzuführen war.

7.3.2 Plausibilitätsprüfungen Parodontologie

Die Plausibilitätsprüfung der parodontalen Befunde ließ sich durch den Vergleich verschiedener erhobener Messungen und Indizes durchführen. So können zum Vergleich der Prävalenz gingivaler Erkrankungen der PBI und die gingivale Komponente des CPITN herangezogen werden. Noch genauer lassen sich miteinander die CPITN-Grade für parodontale Taschen mit den Taschentiefen der rechten Seite vergleichen.

Beim CPITN wurden nur die maximalen Befundungsgrade aufgezeichnet. Bei Vorliegen von parodontalen Taschen oder Zahnstein erfolgte keine Registrierung des Gingivalbefundes. Der PBI wurde nur halbseitig erhoben. Bei Jugendlichen wurden nur bei 12,6 % paradontale Taschen und bei 14,2 % Zahnstein festgestellt. Wenn man von einem weitgehend symmetrischen Auftreten der Gingivitis ausgeht, so ist eine gute Übereinstimmung in bezug auf eine klinisch entzündungsfreie Gingiva vorhanden. Nach dem PBI war diese Stufe bei 14,2 % und bei 18,4 % der untersuchten Probanden der entsprechende Maximalwert.

Bei den Jugendlichen und Erwachsenen wurde bei vorhandenen CPITN-Indexzähnen (16, 11, 46) der rechten Seite und einem CPITN-Grad von 0 dieser mit dem PBI-Wert am entsprechenden Zahn verglichen. Es zeigte sich bei 9 % der Fälle, in denen CPITN 0 war, daß ein höherer PBI-Wert als 0 angegeben worden war. Die Intra-Untersucher-Abweichung bei der gingivalen Komponente des CPITN ist somit recht gering.

Die geringen Abweichungen können durch die unmittelbar aufeinanderfolgende Aufnahme dieser Befunde, die beschriebenen Unterschiede der jeweils untersuchten Zähne, sowie die Tatsache, daß eine klinisch entzündungsfreie Gingiva z. B. auch bei höheren CPITN-Graden auftreten kann, bedingt sein. Gingivale Entzündungen waren bei Jugendlichen nach dem PBI in unterschiedlicher Ausprägung bei 85,2 % der Probanden vorhanden. Vergleichbare Werte ergeben sich für den CPITN, wenn neben dem Befund Blutung (CPITN Grad 1) auch die höheren Grade addiert werden. Dies ist statthaft, da Zahnstein und Füllungsüberhänge sowie parodontale Taschen häufig mit gingivalen Entzündungen verknüpft sind.

Bei den Erwachsenen wurden gesunde gingivale Verhältnisse wesentlich seltener als bei den Jugendlichen festgestellt. Hier wurde mit dem CPITN nur bei ca. der Hälfte der Probanden im Vergleich zum PBI für den jeweiligen Index der Wert 0 festgestellt (vgl. Kap. 9). Da insgesamt nur bei ca. 9 % bis 11 % der Erwachsenen keine Gingivitis vorhanden war, sind die Abweichungen dennoch nicht sehr ausgeprägt.

Deutlichere Differenzen waren bei den Taschentiefen feststellbar. Da beim CPITN die Maximalwerte bei Indexzähnen in den Gebißsextanten festgestellt werden, bei dem Attachmentstatus hingegen neben Gingivarezessionen auch Taschentiefen an zwei Stellen pro Zahn in der rechten Gebißhälfte, sind Vergleiche möglich.

Bei dem Vergleich der CPITN-Grade mit den bei dem Attachmentstatus aufgezeichneten Taschentiefen ergaben sich Abweichungen (vgl. Tabelle 3 in Abschnitt 7.4.2) um mehr als zwei Grade für den CPITN 3 bei ca. 20 % der Indexzähne und für Grad 4 bei ca. 6 %. Da für beide Befunde die gleiche Parodontalsonde verwendet wurde, sind die festgestellten Unterschiede durch den Untersucher verursacht. Die angegebenen CPITN-Grade 3 und 4 beinhalten also eine Unterschätzung der tatsächlichen Befunde.

7.3.3 Plausibilitätsprüfungen sozialwissenschaftliche Befragung

Für den sozialwissenschaftlichen Erhebungsteil wurde ebenfalls eine umfangreiche Prüfroutine entwickelt, die im Kern darauf ausgerichtet war, die Einhaltung der Filterführungen in den Fragebögen (vgl. hierzu Kap. 6) detailliert abzuprüfen. Formale „Auffälligkeiten" wurden anhand der Originalfragebögen gegengelesen und in nicht klärbaren Zweifelsfällen auf „keine Angabe" codiert.

7.4 Reliabilitätskontrolle: Kariologie und Parodontologie

Nach Abschluß der Feldphase wurde eine Reliabilitätsstudie durchgeführt. An dieser Studie nahmen 15 Projektzahnärzte teil, die per Zufallsauswahl bestimmt wurden (d. h. 18,75 % der an der Studie beteiligten Zahnärzte). Mit dieser stichprobenartigen Überprüfung sollte festgestellt werden, ob die Projektzahnärzte den Untersucherstandard auch eingehalten hatten. Dabei wurde folgendes Vorgehen gewählt: Jeder „Bundeskalibrierer" überprüfte 3 niedergelassene Projektzahnärzte. Es wurde weitgehend sichergestellt, daß die „Bundeskalibrierer" nur solche „Projektzahnärzte" überprüften, die nicht von ihnen selbst kalibriert worden waren.

Es waren folgende Vorgaben zu beachten:
a) Aus jeder regionalen Kalibrierungsveranstaltung sollten maximal zwei niedergelassene Zahnärzte überprüft werden.
b) Die Entfernung zwischen Bundeskalibrierer und Praxisstandort des niedergelassenen Zahnarztes sollte möglichst gering sein.
c) Es sollten maximal zwei der am Pretest beteiligten Zahnärzte einbezogen werden.

Diese Vorgabe wurde gemacht, da die „Pretest-Zahnärzte" an zwei Schulungsveranstaltungen teilgenommen hatten und somit möglicherweise bei ihnen ein besserer Untersucherstandard erreicht war.

Jeder an der Reliabilitätsprüfung beteiligte Zahnarzt untersuchte 5 Patienten (entweder in seiner Praxis oder in der Klinik), die außerdem vom ausgewählten Bundeskalibrierer befundet wurden. Die im Rahmen der Reliabilitätsstudie ermittelten Doppelbefunde wurden in einem getrennten Auswertungslauf verglichen. Die Ergebnisse dieser Auswertung werden in den nachfolgenden Abschnitten für die Bereiche Kariologie und Parodontologie getrennt dargestellt.

7.4.1 Ergebnisse: Kariologie

Die Übereinstimmung der beiden Reihen von Kariesbefunden wurde quantitativ auf der Basis der DMF-T-Werte geprüft. Eine gute Übereinstimmung der DMF-T- bzw. DMF-S-Werte ist das Minimalziel einer Kalibrierung und für Prävalenzstudien ausreichend. Deshalb wurden zunächst die von den Projektzahnärzten und Bundeskalibrierern ermittelten D-, M-, F- und DMF-T-Werte korreliert und die jeweiligen Korrelationskoeffizienten (Pearson-Bravais'scher Maßkorrelationskoeffizient) berechnet. Dabei ergaben sich folgende in Tabelle 1 dargestellten Werte (vgl. Tab. 1):

Tabelle 1: Mittlere DMF-T-Werte von Projektzahnärzten und Bundeskalibrierern im Rahmen der Reliabilitätsstudie und errechnete Korrelationskoeffizienten (r)		
Projektzahnärzte (Mittelwerte)	Bundeskalibrierer (Mittelwerte)	Korrelationskoeffizient
DMF-T: 12,50	DMF-T: 12,52	r: 0,984
D-T: 1,76	D-T: 1,49	r: 0,744
F-T: 9,26	F-T: 9,63	r: 0,977
M-T: 1,49	M-T: 1,41	r: 0,993

Diese Aufstellung verdeutlicht, daß zwischen der von den Projektzahnärzten und den Bundeskalibrierern festgestellten Kariesprävalenz (ausgedrückt durch den DMF-T) ein hohes Maß an Übereinstimmung bestand. So stimmten die von beiden Untersuchergruppen ermittelten DMF-T-Mittelwerte bis auf die erste Nachkommastelle überein und auch der Korrelationskoeffizient war mit einem Wert von 0,984 sehr hoch. Wie die Kreuztabelle zeigt (vgl. Tab. A1 im Anhang), ermittelten Projektzahnärzte und Bundeskalibrierer in den meisten Fällen denselben DMF-T-Wert.

Betrachtet man die einzelnen Komponenten des DMF-T, so waren bei der Diagnose unbehandelter kariöser Defekte die Abweichungen am größten. Dies wird sowohl durch die D-T-Mittelwerte als auch durch den entsprechenden Korrelationskoeffizienten, aber auch durch die Abweichungsmatrix (vgl. Tab. A2) verdeutlicht. Bei den F-T-Werten und M-T-Werten war ein größeres Maß an Übereinstimmung festzustellen. Dies wird durch die Mittelwerte, durch die Korrelationskoeffizienten sowie durch die Kreuztabellen (vgl. Tab. A3 und A4) verdeutlicht. Die geringere Abweichung bei diesen beiden Parametern ist vermutlich darauf zurückzuführen, daß Füllungen und fehlende Zähne leichter zu diagnostizieren sind als kariöse Läsionen.

Insgesamt waren die Abweichungen bei den Einzelkomponenten größer als die Abweichungen beim Gesamt-Index. Dies spricht dafür, daß die Projektzahnärzte teilweise Zähne mit „schlechten" Füllungen als kariös registrierten, die von den Kalibrierern als gefüllt eingestuft wurden, und umgekehrt. (Im Gesamtindex gleichen sich solche Abweichungen dann aus.) Die gute Übereinstimmung zwischen Projektzahnärzten und Bundeskalibrierern bei der M-Komponente spricht dafür, daß die vermutete tendenzielle Unterschätzung der M-Komponente (vgl. Abschnitt 7.3) nicht den Projektzahnärzten zuzuschreiben ist, sondern eher dem Erhebungsinstrumentarium im Bereich Kariologie.

7.4.2 Ergebnisse: Parodontologie

Die von den Projektzahnärzten erhobenen Werte des PBI-Maximalwertes und des Mittelwertes lagen – wie in Tabelle 2 dargestellt – geringfügig höher als die der Bundeskalibrierer. Der Vergleich der Daten für den PBI-Maximalwert zwischen Bundeskalibrierern und Projektzahnärzten ergab einen Korrelationskoeffizienten (Pearson) von r = 0,567. Der entsprechende Wert für den PBI-Mittelwert lag mit r = 0,712 etwas höher (vgl. Tab. 2).

Probleme hatten die Projektzahnärzte mit der CPITN-spezifischen Befundung von Indexzähnen in Sextanten. Beim Vergleich der als fehlend aufgezeichneten Sextanten beim CPITN mit Zahnbefunden für den PBI ergab sich, daß bei ca. 50 % dieser Sextanten nach dem PBI-Befund zwei Zähne vorhanden waren. Man muß also von einer Überschätzung der Zahl fehlender Sextanten ausgehen. Weitere Auswirkungen auf die Ausprägung der Parodontalerkrankung sind davon nicht zu erwarten.

Für den CPITN stellten die Bundeskalibrierer höhere Werte fest als die Projektzahnärzte. So waren im einzelnen bei den CPITN-Maximalwerten Abweichungen bei den CPITN-Graden 1, 2 und 4 vorhanden. Gute Übereinstimmungen konnten beim Grad 3 festgestellt werden. Die Projektzahnärzte stellten häufiger den Grad 1 gegenüber dem Grad 2 fest. Die Bundeskalibrierer erkannten hingegen häufiger auf den Grad 4 als die Projektzahnärzte.

Der Korrelationskoeffizient für den CPITN-Maximalwert betrug r = 0,650, derjenige für den CPITN-Mittelwert r = 0,798 (vgl. Tab. 2). Diese Unterschätzung der beiden schwersten CPITN-Grade zeigte sich auch in den Kreuztabellen (Tab. A5 und A6) für den CPITN-Maximalwert. Während die Streuungen bei den Graden 1 und 2 gering waren, ergaben

	Projektzahnärzte Mittelwert	Bundeskalibrierer Mittelwert	Korrelationskoeffizient (r)
Tabelle 2: Vergleich des PBI und CPITN zwischen Projektzahnärzten und Bundeskalibrierern mittels des Pearson'schen Korrelationskoeffizienten r			
PBI Maximalwert	2,107	2,00	0,567
PBI Mittelwert	1,062	0,818	0,712
CPITN Maximalwert	1,972	2,310	0,650
CPITN Mittelwert	1,197	1,412	0,798

Tabelle 3: Übereinstimmung von CPITN-Graden und den gemessenen Taschentiefen in den entsprechenden Sextanten		
Zahn	Anzahl Probanden mit CPITN 0-1 bei max. Taschentiefe 4–5 mm	Anzahl Probanden mit CPITN 0-2 bei max. Taschentiefe $\geq$ 6 mm
16/17	57 (20,3 %)	5 (8,9 %)
11	35 (25,75 %)	1 (5,6 %)
46/47	54 (22,4 %)	2 (5,0 %)

sich doch Unterschätzungen der Befunde durch die Projektzahnärzte, die von Grad 3 zu Grad 4 zunahmen.

Insgesamt läßt sich – wie in Tabelle 3 ausgewiesen – folgendes für den Parodontologiebereich festhalten: Die Unterschiede bei den Gingivabefunden sind aufgrund des Vergleichs PBI und CPITN gering. Die festgestellten Abweichungen zwischen den gemessenen Taschentiefen und den CPITN-Graden bedeuten, daß etwas höhere Werte für die CPITN-Grade bei den untersuchten Populationsgruppen anzunehmen sind (vgl. Tab. 3).

Die Feststellung der Schwere und des Ausmaßes parodontaler Erkrankungen mittels klinischer Messungen oder Indizes ist per se problematisch, da die Aktivitäten dieser Erkrankungen klinisch nicht zuverlässig festgestellt werden können (Johnson, 1989). Darüber hinaus ist das Ausmaß der parodontalen Destruktionen – bedingt durch die Befundungstechnik mittels Parodontalsonde – klinisch nur mit einigen Meßungenauigkeiten aufzuzeichnen (Listgarten, 1980; Lindhe et al., 1982; Goodson, 1986; Haffajee und Socransky, 1986). Eine sorgfältige Kalibrierung der Untersucher verringert dieses Problem (Glavind und Löe, 1967), wobei Übereinstimmungen von ± 1 mm zwischen verschiedenen Zahnärzten für den Attachmentverlust bei 0,61, für Taschentiefe bei 0,89 und Rezession bei 0,88 liegen (Kingman, 1990).

Die genaueren Meßvorschriften für den Attachmentstatus im Gegensatz zum CPITN haben in der vorliegenden Untersuchung zu exakteren Ergebnissen geführt. Die Probleme der Zahnärzte mit dem Sextantensystem des CPITN spielen für dieses Ergebnisgefälle die entscheidende Rolle. Weniger Probleme hatten die 80 untersuchenden Zahnärzte mit den gingivalen Befunden und – wie schon hervorgehoben – mit dem Attachmentstatus. Auch durch einen Blick in die Literatur wird dies belegt. Field et al. (1990) ermittelten für den Attachmentstatus beim Vergleich zweier Untersucher einen Korrelationskoeffizienten von 0,797. Dieser Korrelationswert war übrigens unabhängig von der befundeten Fläche.

Wegen der Komplexität der parodontalen Erkrankungen geben alle klinischen Diagnosemittel nur ein relativ ungenaues Bild des tatsächlichen Ausmaßes und der Aktivität der Erkrankung wieder (Ainamo, 1988; Gjermo und Rise, 1988). Auch die aus dem CPITN oder dem Attachmentstatus abgeleitete Behandlungsbedürfigkeit stellt naturgemäß nur eine grobe Einschätzung dar, die sich aufgrund unterschiedlicher Ansprüche und Reaktionen des einzelnen auf die Therapie nicht ausschalten lassen (Cutress, 1988). Die vorliegenden Ergebnisse ermöglichen eine Einschätzung der Prävalenz und Schwere von gingivalen und parodontalen Erkrankungen in ausgewählten Altersgruppen der deutschen Bevölkerung.

7.5 Reliabilitätskontrolle: Kieferorthopädie

Nach der klinischen Untersuchung war bei allen Probanden der Ober- bzw. Unterkiefer abgeformt worden (Ausnahmen: Totalprothesenträger, ängstliche Probanden), und es waren Modelle erstellt worden. Vor der Auswertung der Ergebnisse der Befunde der klinischen Untersuchung – dies betrifft nur das kieferorthopädische Datenmaterial – wurde aus den untersuchten Probanden eine Zufallsstichprobe gebildet (40 Kinder, 40 Jugendliche und 40 Erwachsene) und deren Modelle von einem Kieferorthopäden des „zahnmedizinischen Expertenkreises" (= Kalibrierer) nach dem klinischen Erhebungsbogen analysiert. Anschließend wurde geprüft, inwieweit die klinischen Befunde mit den Modellbefunden übereinstimmen und die Anzahl identischer und unterschiedlicher Bewertungen in Kreuztabellen (vgl. Tab. 4) eingetragen.

Tabelle 4: Vierfeldertafel „Engstand in der Unterkieferfront" im Rahmen der Reliabilitätsstudie			
	Befund „Engstand UK-Front"	klinisch negativ n = 66	positiv n = 37
Modell	negativ n = 61	51 49,5 %	10 9,7 %
	positiv n = 42	15 14,6 %	27 26,2 %

Übereinstimmende Bewertung liegt dann vor, wenn bei der klinischen und bei der Modellbefundung entweder kein Befund (= negativ/negativ) oder ein positiver Befund (= positiv/positiv) festgehalten wurde. Abweichende Bewertungen liegen dann vor, wenn am Modell ein negativer Befund, aber klinisch ein positiver Befund festgehalten wurde und umgekehrt. Ferner läßt sich aus einer solchen Vierfeldertafel ablesen, ob positive bzw. negative Befunde häufiger am Modell bzw. am Patienten festgehalten wurden.

Nach Erstellung der Vierfeldertafeln für alle Befunde des kieferorthopädischen Erhebungsbogens ist mit Hilfe statistischer Tests abzuklären, ob zwischen der klinischen Bewertung und der Modellbewertung ein Zusammenhang besteht, d. h. ob beide Bewertungen in nicht mehr zufälliger Weise gleiche, unterschiedliche oder entgegengesetzte Bewertungen zeigen. Lassen die Daten eine Ordinalskalierung zu, kann zur Beschreibung der Stärke des Zusammenhangs zwischen zwei Merkmalen X und Y der Kendall'sche Rangkorrelationskoeffizient Tau herangezogen werden.

Der Kendall'sche Rangkorrelationskoeffizient ist ein Maß für den Grad der Gleichordnung zweier Rangfolgen und wird nach einem von Kendall angegebenen Algorithmus berechnet (z. B. Siegel, 1987). Wie gezeigt werden kann, kann Tau Zahlenwerte von −1 bis +1 annehmen, wobei −1 maximale negative, 0 keine und +1 maximale Übereinstimmung der Rangfolgen bedeuten (z. B. van der Waerden, 1965). Der errechnete Koeffizient Tau wird einer Signifikanzprüfung unterzogen, d. h. er wird bei vorgegebener Irrtumswahrscheinlichkeit mit sogenannten Überschreitungswahrscheinlichkeiten verglichen (z. B. Röhr, 1983). Ist dieser Wert größer als die entsprechende Überschreitungswahrscheinlichkeit, so kann davon ausgegangen werden, daß die Nullhypothese nicht zutrifft. Im vorliegenden Fall wird als Nullhypothese angenommen, daß kein Zusammenhang zwischen den klinisch erhobenen Befunden und den Modellbefunden besteht.

7.5.1 Ergebnisse: Kieferorthopädie

Die Ergebnisse der Vierfeldertafeln und die Kendall'sche Rangkorrelationskoeffizienten der kieferorthopädischen Befunde sind in den Tabellen A7 und A8 und A9 aufgelistet (vgl. Tab. A7: intramaxilläre Befunde, d. h. Platzverhältnisse etc.; vgl. Tab. A8 und A9: intermaxilläre Befunde).

7.5.1.1 Intramaxilläre Befunde

Platzverhältnisse im Zahnbogen werden beurteilt, indem das vorhandene Platzangebot im Zahnbogen (= Istwert) mit dem benötigten Platz (= Sollwert bzw. Breitensumme der Zähne) verglichen wird. Im Rahmen der kieferorthopädischen Diagnostik wird das Vermessen der Zahnbögen immer am Modell und nicht am Patienten durchgeführt. Dies hängt u. a. damit zusammen, weil das Ausmessen der Zahnbögen zeitaufwendig ist und die Zahnbögen am Modell besser eingesehen werden können bzw. für Meßhilfen (Zirkel, Schieblehre) zugänglicher sind. Sorgfältige Abdrucknahme und Modellherstellung vorausgesetzt, kann davon ausgegangen werden, daß die intramaxillären Befunde am Modell mit denen im Mund identisch sind.

Auffällig ist, daß die Kendall'schen Rangkorrelationskoeffizienten für die Befunde („Engstand", „Lückenstellung" in den Fronten (Tau_b: 0,5–0,8) deutlich größer sind als in den Seitenzahnbereichen (Tau_b: 0,2–0,4) und sich insbesondere niedrige Koeffizienten für den Befund „Eckzahnaußenstand" finden (vgl. Tab. A7). Die deutlich höhere Übereinstimmung der Befunde des Frontzahnbogens gegenüber Befunden des Seitenzahnbereichs ist sicherlich darauf zurückzuführen, daß einerseits am Patienten die Frontzahnbögen besser eingesehen werden können als die Seitenzahnsegmente und andererseits die Platzverhältnisse im Seitenzahnbereich, insbesondere bei Kindern, schwierig zu beurteilen sind.

7.5.1.2 Intermaxilläre Befunde

Intermaxilläre Befunde beschreiben die Beziehungen zwischen den Ober- und Unterkieferzahnreihen in sagittaler, transversaler und vertikaler Richtung. Im Rahmen der vorliegenden Studie wurden die Probanden aufgefordert, die Zahnreihen in gewohnter Weise (= habituelle Interkuspidationsposition) zu schließen, wobei diese Okklusion durch ein Wachsregistrat festgehalten wurde. Um intermaxilläre Befunde am Modell auch ohne Registrat beurteilen zu können, wurden die Modelle vor Entfernung des Registrates beschliffen.

Bei der Überprüfung der Übereinstimmung okklusaler Befunde, die klinisch und am Modell erhoben wurden, ist zu berücksichtigen, daß Patienten oft nicht in der Lage sind, die Zahnreihen immer in derselben weise zu schließen. Übertragungsfehler können dann vermieden werden, wenn vor der Zuordnung von Ober- und Unterkiefermodell anhand der Verzahnung und von Schliffacetten geprüft wird, ob mit dem Wachsregistrat die habituelle Okklusion richtig festgehalten wurde.

Als besonders gut erwies sich die Übereinstimmung solcher okklusaler Befunde, bei denen die Beziehung der Frontzähne zueinander beurteilt wurde (Tau_b: 0,5–0,8), wohingegen die Beurteilung der Seitenzahnokklusion deutlich unterschiedlicher ausfällt. Insbesondere finden sich Abweichungen bei der Beurteilung mesialer Okklusionsverhältnisse an den Eckzähnen und ersten Molaren (Tau_b: 0,1–0,5). Noch deutlichere

Abweichungen finden sich bei der Beurteilung von „Kopfbiß" bzw. „Offener Biß" im Seitenzahnbereich (Tau$_b$: 0,0 bzw. 0,3).

7.5.1.3 Kieferorthopädischer Status A, B oder C

Anhand der klinischen Befunde und Modellbefunde wurden die Probanden den Gruppen A, B oder C (vgl. hierzu Kap. 10) zugeordnet und die Übereinstimmung dieser Zuordnung statistisch überprüft. Da dieses Merkmal drei Ausprägungen besitzt (A, B oder C), mußte eine 9-Felder-Tafel angelegt und der Kendall'sche Korrelationskoeffizient Tau$_c$ bestimmt werden.

79 (= 75 %) Probanden wurden anhand der klinischen Untersuchung und der Modellbefundung derselben Gruppe zugeordnet. 17 Probanden (= 16 %) wurden anhand der Modellauswertung in eine höhere Fehlbildungsgruppe eingestuft, während anhand der klinischen Auswertung dies bei nur 10 Probanden (= 9 %) der Fall war (vgl. Tab. 5).

Die Übereinstimmung zwischen Modellbefundung und den klinischen Befunden erwies sich besonders dann als gut, wenn Befunde im Frontzahnbereich festgehalten wurden. Bei Beurteilung der Seitenzahnsegmente nahm der Grad an Übereinstimmung deutlich ab. Insbesondere traten Diskrepanzen bei der Beurteilung von „Eckzahnaußenstand, Kopfbiß bzw. offener Biß im Seitenzahnbereich" und „mesiale Okklusionsverhältnisse" auf.

Tabelle 5: 9-Felder-Tafel für die kieferorthopädische Gruppeneinteilung im Rahmen der Reliabilitätsstudie (Tau$_c$ = 0,271, Signifikanz < 0,000)

		klinisch		
		Gruppe A	Gruppe B	Gruppe C
Modell	Gruppe A	0 0,0 %	0 0,0 %	0 0,0 %
	Gruppe B	2 1,9 %	66 62,3 %	10 9,4 %
	Gruppe C	0 0,0 %	15 14,2 %	13 12,3 %

7.6 Tabellenanhang

**Tabelle A1: Kreuzzählung der DMF-T-Werte
(Bundeskalibrierer vs. Projektzahnärzte)**

DMF-T Bundeskalibrierer (rows) × DMF-T Projektzahnärzte (columns)

	0	1	2	3	4	5	6	7	8	9	10	11	12	13	14	15	16	17	18	19	20	21	22	23	24	25	26	27	28
0	2																												
1																													
2	1	2	2																										
3			3																										
4				3																									
5					3																								
6							2	1																					
7								2																					
8								1																					
9										1	2																		
10									1		1		1		1														
11									2	1																			
12										2	1																		
13																													
14												3	1																
15												2	2	1															
16													1																
17															1														
18															1	6		2											
19																		2											
20																				1	1								
21																													
22																						1	2	2					
23																						1		2	1		1		
24																													
26																										1			
27																													
28																													

**Tabelle A2: Kreuzzählung der D-T-Werte
(Bundeskalibrierer vs. Projektzahnärzte)**

D-T Projektzahnärzte

D-T Bundeskalibrierer	0	1	2	3	4	5	6	7	8	9	10	11	12	13	14	15	16	17	18	19	20	21	22	23	24	25	26	27	28
0	21	4	1	2	1																								
1	3	6	2			1																							
2	2	6	7	1	2																								
3				2																									
4			1		1			1																					
5				1			1																						
6		1				1	1																						
7																													
8																													
9																													
10										1																			
11																													
12																													
13																													
14																													
15																													
16																													
17																													
18																													
19																													
20																													
21																													
22																													
23																													
24																													
25																													
26																													
27																													
28																													

Tabelle A3: Kreuzzählung der F-T-Werte
(Bundeskalibrierer vs. Projektzahnärzte)

F-T Projektzahnärzte (columns) × F-T Bundeskalibrierer (rows)

	0	1	2	3	4	5	6	7	8	9	10	11	12	13	14	15	16	17	18	19	20	21	22	23	24	25	26	27	28
0	6																												
1	1	1																											
2			3	1																									
3			1	4	1																								
4					1	1																							
5			1			1	1																						
6							2	1	1																				
7				1				1																					
8																													
9						1		1	1																				
10										1	3				1														
11												1	1	1															
12												1	1	1		1													
13														1		1													
14															2		3												
15																3	1	2											
16																		2											
17																		1	1										
18																				1	4								
19																													
20																					1								
21																								1					
22																							1		1				
23																													
24																													
25																													
26																													
27																													
28																													

Tabelle A4: Kreuzzählung der M-T-Werte (Bundeskalibrierer vs. Projektzahnärzte)

M-T Bundeskalibrierer \ M-T Projektzahnärzte	0	1	2	3	4	5	6	7	8	9	10	11	12	13	14	15	16	17	18	19	20	21	22	23	24	25	26	27	28
0	41	1																											
1		12																											
2			3	1																									
3				3																									
4					2	1																							
5						2																							
6																													
7																													
8									1																				
9																													
10										1																			
11																													
12																													
13																													
14															1														
15																													
16																	1												
17																													
18																													
19																													
20																													
21																													
22																													
23																													
24																													
25																													
26																													
27																													
28																													

Tabelle A5: Kreuzzählung der CPITN-Maximalwerte (Bundeskalibrierer vs. Projektzahnärzte)

		\.00	1,00	2,00	3,00	4,00	Total
Bundeskalibrierer	.00	1 100,0 33,3 1,4					1 1,4
	1,00	1 4,8 33,3 1,4	17 81,0 54,8 23,9	1 4,8 16,7 1,4	2 9,5 7,4 2,8		21 29,6
	2,00		6 50,0 19,4 8,5	3 25,0 50,0 4,2	3 25,0 11,1 4,2		12 16,9
	3,00	1 3,4 33,3 1,4	8 27,6 25,8 11,3	2 6,9 33,3 2,8	18 62,1 66,7 25,4		29 40,8
	4,00				4 50,0 14,8 5,6	4 50,0 100,0 5,6	8 11,3
	Total	3 4,2	31 43,7	6 8,5	27 38,0	4 5,6	71 100,0

Column header: Projektzahnärzte

Tabelle A6: Kreuzzählung der PBI-Maximalwerte (Bundeskalibrierer vs. Projektzahnärzte)

		Projektzahnärzte					Total
		,00	1,00	2,00	3,00	4,00	
Bundeskalibrierer	1,00	4 25,0 80,0 7,1	4 25,0 44,4 7,1	5 31,3 22,7 8,9	2 12,5 13,3 3,6	1 6,3 20,0 1,8	16 28,6
	2,00	1 4,2 20,0 1,8	5 20,8 55,6 8,9	13 54,2 59,1 23,2	5 20,8 33,3 8,9		24 42,9
	3,00			4 28,6 18,2 7,1	8 57,1 53,3 14,3	2 14,3 40,0 3,6	14 25,0
	4,00					2 100,0 40,0 3,6	2 3,6
	Total	5 8,9	9 16,1	22 39,3	15 26,8	5 8,9	56 100,0

Tabelle A7: Ergebnisse der Vierfeldertafeln und KENDALL's Tau$_b$ – Koeffizient mit Signifikanzniveaus für Befunde im Zahnbogen

Platzverhältnisse			konkordante Befunde			diskordante Befunde			Tau$_b$	Sig.
			–/–	+/+	Summe	+/–	–/+	Summe		
Eng-	OK	rechts	79.8	3.8	83.6	10.6	5.8	16.4	0.238	0.008
stand		front	62.1	19.4	81.5	11.7	6.8	18.5	0.554	0.000
		links	76.9	4.8	81.7	10.6	7.7	18.3	0.242	0.007
	UK	rechts	67.6	8.6	76.2	14.3	9.5	23.8	0.274	0.003
		front	49.5	26.2	75.7	14.6	9.7	24.3	0.491	0.000
		links	70.5	8.6	79.1	12.4	8.5	20.9	0.325	0.001
Lücken	OK	rechts	81.7	2.9	84.6	9.6	5.8	15.4	0.194	0.025
		front	67.0	20.4	87.4	6.8	5.8	12.6	0.678	0.000
		links	82.7	4.8	87.5	8.7	3.8	12.5	0.380	0.000
	UK	rechts	70.5	10.5	81.0	15.2	3.8	19.0	0.445	0.000
		front	83.5	10.7	94.2	1.9	3.9	5.8	0.755	0.000
		links	74.3	6.7	81.0	14.3	4.8	19.1	0.330	0.000
3er	OK	rechts	86.6	4.5	91.1	7.5	1.4	8.9	0.490	0.000
außen		links	85.3	0.0	85.3	10.3	4.4	14.7	–0,073	0.276
	UK	rechts	91.5	0.0	91.5	7.0	1.5	8.5	–0.033	0.392
		links	93.1	0.0	93.1	5.6	1.3	6.9	–0.029	0.404

Tabelle A8: Ergebnisse der Vierfeldertafeln und KENDALL's Tau$_b$ – Koeffizient mit Signifikanzniveaus für sagittale okklusale Befunde

Sagittale Okklusion			konkordante Befunde			diskordante Befunde			Tau$_b$	Sig.
			–/–	+/+	Summe	+/–	–/+	Summe		
rechts	6er	mesial	75.0	5.4	80.4	16.3	3.3	19.6	0.305	0.002
		neutral	33.7	34.8	68.5	7.6	23.9	31.5	0.407	0.000
		distal	58.7	27.2	85.9	8.7	5.4	14.1	0.688	0.000
	3er	mesial	90.0	3.0	93.0	6.0	1.0	7.0	0.471	0.000
		neutral	32.0	41.0	73.0	4.0	23.0	27.0	0.511	0.000
		distal	48.0	26.0	74.0	20.0	6.0	26.0	0.485	0.000
links	3er	mesial	89.2	1.0	90.2	6.9	2.9	9.8	0.129	0.098
		neutral	31.4	38.2	69.6	8.8	21.6	30.4	0.412	0.000
		distal	47.1	28.4	75.5	16.7	7.8	24.5	0.505	0.000
	6er	mesial	82.5	2.1	84.6	11.3	4.1	15.4	0.150	0,071
		neutral	30.9	37.1	68.0	7.3	24.7	32.0	0.402	0.000
		distal	53.6	26.8	80.4	14.4	5.2	19.6	0.594	0.000
Stufe		0 mm	99.1	0.0	99.1	0.9	0.0	0.9	–	–
		0 mm	92.5	4.7	97.2	2.8	0.0	2.8	0.779	0.000
		1.5..2 mm	62.8	19.1	81.9	5.3	12.8	18.1	0.566	0.000
		2..5 mm	28.7	44.7	73.4	14.9	11.7	26.6	0.456	0.000
		>5 mm	80.9	8.5	89.4	7.4	3.2	10.6	0.564	0.000

Tabelle A9: Ergebnisse der Vierfeldertafeln und KENDALL's Tau$_b$ – Koeffizient mit Signifikanzniveaus für vertikale bzw. transversale okklusale Befunde

vertikale Befunde		konkordante Befunde			diskordante Befunde			Tau$_b$	Sig.
		–/–	+/+	Summe	+/–	–/+	Summe		
Offener Biß	rechts	94.3	0.9	95.2	3.9	0.9	4.8	0.296	0.001
	front	84.0	6.6	90.6	5.7	3.8	9.5	0.533	0.000
	links	94.3	0.0	94.3	4.8	0.9	5.7	–0.022	0.412
Tiefbiß		67.0	22.6	89.6	5.7	4.7	10.4	0.742	0.000
transversale Befunde		konkordante Befunde			diskordante Befunde			Tau$_b$	Sig.
		–/–	+/+	Summe	+/–	–/+	Summe		
Kopfbiß	rechts	71.7	3.8	75.5	20.8	3.7	24.5	0.169	0.042
	links	71.7	0.9	72.6	22.6	4.8	27.4	–0.040	0.341
Kreuzbiß	rechts	89.6	4.7	94.3	4.8	0.9	5.7	0.619	0.000
	links	86.8	5.7	92.5	3.8	3.8	7.6	0.558	0.000
Nonokklusion	rechts	93.4	0.9	94.3	0.9	4.8	5.7	0.266	0.003
	links	94.3	1.9	96.2	0.9	2.8	3.7	0.499	0.000
MLV		30.2	35.8	66.0	24.5	9.5	34.0	0.349	0.000

7.7 Literaturverzeichnis

Ainamo, J.: What are the problems in defining periodontal diseases? Periodontology Today. Int. Congr., Zürich 1988, S. 50–58

Backer-Dirks, O., van Amerongen, J., Winkler, K. C.: A reproducible method for caries evaluation. J Dent Res 30, 1951, S. 346–359

Berggren, H., Welander, W.: The unreliability of caries recording methods. Acta Odont Scand 18, 1960, S. 409–420

Cutress, R. W.: Can treatment needs be defined on the basis of epidemiological surveys? Periodontology Today. Int. Congr., Zürich 1988, S. 77–85

Field, A., Feldman, C. A., Eshenaur, A. E., Feldman, R. S.: Periodontal examination site effect on interexaminer agreement. J Dent Res 69, 1990, Abstract No. 629

Gjermo, P., Rise, J.: Validity and reliability of clinical measurements. Periodontology Today. Int. Congr., Zürich 1988, S. 95–103

Glavind, L., Löe, H.: Errors in the clinical assessment of destruction. J Periodont Res 2, 1967, S. 180–184

Goodson, J. M.: Clinical measurements of periodontitis. J Clin Periodontol 13, 1986, S. 446–455

Haffajee, A. D., Socransky, S. S.: Frequency distributions of periodontal attachment loss. Clinical and microbiological features. J Clin Periodontol 13, 1986, S. 625–637

Johnson, N. W.: Detection of high-risk groups and individuals for periodontal diseases. Int Dent J 39, 1989, S. 33–47

Kingman, A.: Assessment of Examiner error in scoring periodontal status of adolescents. J Dent Res 69, 1990, S. 187, Abstract No. 627

Lindhe, J., Socransky, S. S., Nyman, S., Haffajee, A. D., Westfelt, E.: Critical probind depths in periodontal therapy. J Clin Periodontol 9, 1982, S. 323–336

Listgarten, M. A.: Periodontal probing: What does it mean? J Clin Periodontol 7, 1980, S. 165–167

Möller, I. J., Poulsen, S.: A standardized system for diagnosing, recording and analysing dental caries data. Scan J Dent Res 81, 1973, S. 1–11

Röhr, M.: Statistik für Soziologen, Pädagogen, Psychologen und Mediziner. Bd. 2: Statistische Verfahren. Thun/Frankfurt a. M. 1983

Siegel, S.: Nichtparametrische statistische Methoden. Eschborn/Frankfurt a. M. 1987

Slack, G. L., Jackson, D., James, P. M. C., Lawton, F. E.: A clinical investigation into the variability of dental caries diagnosis. Br Dent J 104, 1958, S. 399–404

Van der Waerden, B. L.: Mathematische Statistik. Berlin–Heidelberg–New York 1965

Teil C

Einzelergebnisse, Zusammenhänge und Diskussion

8 Ergebnisse zur Prävalenz von Karies und Dentalfluorose

Peter Dünninger
Klaus Pieper

8.1 Vorbemerkung

Die Karies der Zähne ist neben den Erkrankungen des Zahnhalteapparates die am weitesten verbreitete Erkrankung unter den Bevölkerungen der industrialisierten Länder. Auf dem Gebiet der Bundesrepublik wurde dabei bisher von einer Verbreitungshäufigkeit von 99 % unter den Erwachsenen ausgegangen (Naujoks, 1987).

Diese Angaben verdeutlichen eindringlich die gesundheitspolitische Bedeutung der Karies. Entscheidend für eine exakte Bewertung der „Volkskrankheit Karies" ist aber das Vorliegen verläßlicher, für die Gesamtbevölkerung repräsentativer Daten. Wie bereits in Kapitel 3 hervorgehoben, liegen für das Gebiet der Bundesrepublik mehrere, zum Teil sehr umfangreiche Erhebungen vor. Diese waren teilweise regional begrenzt angelegt, wie die Studie ICS-I der WHO (WHO, 1985) oder sie bezogen sich auf Patientenstichproben, wie die Studien A0 oder A5 der DGZMK (Hüllebrand, 1986; Naujoks und Hüllebrand, 1985; Patz und Naujoks, 1980).

Ein wesentliches Ziel der vorliegenden Studie war somit, die sich daraus ergebenden Wissenslücken zu schließen. Die Anlage der Studie als streng bevölkerungsrepräsentative Untersuchung hat den Vorteil einer großen Aussagekraft (vgl. hierzu auch Kapitel 3 und Kapitel 4). Ein Vergleich der Ergebnisse mit denen der früheren, teilweise nicht bevölkerungsrepräsentativen Erhebungen muß mit Berücksichtigung der methodischen Unterschiede erfolgen. Es ist nicht von vornherein statthaft, aus einem Vergleich von Ergebnissen aus Patientenstichproben mit Erkenntnissen aus einer repräsentativen Untersuchung auf einen zeitlichen Trend in der Entwicklung der Mundgesundheit der Gesamtbevölkerung zu schließen. Am einfachsten sind bei Hinzuziehung der Resultate einer etwa zeitgleich mit einer repräsentativen Erhebung durchgeführten Patientenstichprobenuntersuchung die systematischen Unterschiede beider Vorgehensweisen abzuschätzen. Sie können dann bei der Interpretation früherer Ergebnisse berücksichtigt werden. Eine solche annähernd zeitgleiche Untersuchung an Patienten wurde im Rahmen der A10-Studie der DGZMK (Publikation in Vorbereitung) durchgeführt. Deren Ergebnisse liegen bereits vor und werden zum Vergleich mit herangezogen werden.

8.2 Ergebnisse zur Verbreitung der Karies

8.2.1 Methodisches Vorgehen

Die Ergebnisse der kariesepidemiologischen Untersuchung werden jeweils aufgeschlüsselt nach vier Altersgruppen angegeben: Kinder von 8/9 Jahren, Jugendliche von 13/14 Jahren und Erwachsene von 35–44 und 45–54 Jahren. Für einige Auswertungen wurden die Erwachsenenaltersgruppen zusammengezogen. Diese Altersgruppen wurden aus Gründen der Vergleichbarkeit mit ähnlichen internationalen Studien ausgewählt. Als Maß für den Krankheitsbefall gelten der DMF-T- und DMF-S- bzw. dmf-t- und dmf-s-Index (vgl. dazu Kapitel 5). „D" bedeutet dabei kariös zerstört („Decayed"), „M" wegen kariöser Zerstörung oder Zahnbetterkrankung fehlend („Missing") und „F" gefüllt („Filled"). Groß geschriebene Buchstaben beziehen sich auf bleibende Zähne, klein geschriebene auf Milchzähne. Der Zusatz „T" („Teeth") bedeutet, daß der jeweilige Index sich auf ganze Zähne, der Zusatz „S" („Surfaces"), daß er sich auf einzelne Zahnflächen bezieht (vgl. Abb. 1).

Bleibende Zähne	Milchzähne		
D	d	(decayed)	= kariös
M	m	(missing)	= fehlend wegen Karies
F	f	(filled)	= gefüllt wegen Karies
T	t	(teeth)	= Zähne
S	s	(surfaces)	= Zahnflächen

Abbildung 1: Aufbau des Karies-Indexes DMF-T bzw. DMF-S

Vor allem bei niedriger Kariesprävalenz ist dabei der DMF-S der genauere Index, da bei einer einzelnen zerstörten Fläche pro Zahn ebenso wie bei fünf zerstörten Flächen pro Zahn dieser beim DMF-T-Index insgesamt als ein zerstörter Zahn gewertet wird. Nachdem die Weisheitszähne üblicherweise in die Auswertung nicht eingehen, kann eine Person maximal einen DMF-T von 28 (bei Milchzähnen dmf-t 20) und einen DMF-S von 128 (bei Milchzähnen dmf-s 68) aufweisen. Für die im Rahmen der vorliegenden Studie untersuchten Personen ergaben sich die in den folgenden Tabellen dargestellten Befunde.

8.2.2 Mittlere DMF-T- und DMF-S-Werte

In den folgenden Tabellen 1 und 2 (vgl. Tab. 1 und 2) sind die mittleren DMF-T-Werte in den verschiedenen Altersgruppen als Summenwerte und nach Einzelkomponenten ausgewiesen.

Tabelle 1: Mittlere DMF-T-Werte in den verschiedenen Altersgruppen

Kinder	(8/9 Jahre):	1,5 (n = 443) Median: 1
Jugendliche	(13/14 Jahre):	5,1 (n = 452) Median: 5
Erwachsene	(35–44 Jahre):	16,7 (n = 451) Median: 17
	(45–54 Jahre):	18,4 (n = 417) Median: 19
	(35–54 Jahre, gesamt):	17,5 (n = 868) Median: 18

Tabelle 2: DMF-T aufgeschlüsselt nach D-T, M-T, F-T

Altersgruppe	D-T	M-T	F-T
8/9 Jahre	0,84	0,02	0,66
13/14 Jahre	2,14	0,05	2,95
35–45 Jahre	1,99	3,63	11,06
45–54 Jahre	1,71	7,31	9,41
35–54 Jahre	1,86	5,40	10,27

Tabelle 3: Mittlere DMF-S-Werte in den verschiedenen Altersgruppen

8/9 Jahre	2,2 (n = 443) Median: 1
13/14 Jahre	8,3 (n = 452) Median: 6,5
35–44 Jahre	55,1 (n = 451) Median: 53
45–54 Jahre	69,4 (n = 417) Median: 71
35–54 Jahre	62,0 (n = 868) Median: 61

Die Tabellen 3 und 4 stellen die mittleren DMF-S-Werte in den verschiedenen Altersgruppen als Summenwerte und nach Einzelkomponenten dar (vgl. Tab. 3 und 4).

Tabelle 4: DMF-S aufgeschlüsselt nach D-S, M-S, F-S			
Altersgruppe	D-S	M-S	F-S
8/9 Jahre	1,1	0,1	1,1
13/14 Jahre	2,5	0,3	5,5
35–44 Jahre	2,7	17,6	34,8
45–54 Jahre	2,4	34,8	32,2
35–54 Jahre	2,5	25,9	33,5

Tabelle 5: dmf-t/dmf-s bei 8/9jährigen (Milchzähne)	
Mittelwert dmf-t: 3,8	dmf-s: 9,7
Mittelwert d-t: 1,7	d-s: 3,4
Mittelwert m-t: 0,8	m-s: 3,6
Mittelwert f-t: 1,3	f-s: 2,7

In der Tabelle 5 (vgl. Tab. 5) sind die entsprechenden Kenndaten „t" und „s" als Summenwerte und nach Einzelkomponenten für das Milchgebiß der 8/9jährigen zusammengestellt.

Interessant ist der Vergleich der Zahl kariöser Zähne und Zahnflächen zwischen der Gruppe der Jugendlichen und Erwachsenen: der D-S-Wert ist mit 2,5 identisch, während der D-T-Wert (Jugendliche 2,1; Erwachsene 1,9) etwas differiert. Bei den Erwachsenen sind demnach an einem Zahn häufiger mehr Flächen befallen. Der Kariesbefall ist in diesen beiden Altersgruppen annähernd gleich, während bei den Erwachsenen die Zahl für gefüllte Zähne/Zahnflächen sehr viel höher liegt. Aus der Tatsache, daß über so weit auseinanderliegende Altersgruppen (13/14 versus 45–54 Jahre) die Zahl unversorgter kariöser Läsionen nahezu konstant bleibt, könnte man entnehmen, daß es sich hierbei um einen dem vorliegenden Versorgungssystem schwer zugänglichen Anteil handelt.

Der Unterschied im DMF-T/DMF-S zwischen den Altersgruppen 35–44 und 45–54 Jahre geht fast ausschließlich auf den Zuwachs fehlender Zähne zurück. Sowohl der M-T als auch der M-S verdoppeln sich in diesem Zeitraum. Möglicherweise liegt eine Erklärung der hohen Anzahl fehlender Zähne bei den 45–54jährigen darin, daß bei dieser Altersgruppe der Durchbruch der bleibenden Zähne in einer Zeit erfolgte

(1941–50), in der die zahnmedizinische Versorgung und die finanzielle Lage eines Großteiles der Bevölkerung allgemein schlecht war. Im Falle einer frühzeitigen kariösen Zerstörung könnte unter diesen Umständen die schnellere und billigere Extraktion einer Füllungstherapie vorgezogen worden sein.

Alle oben angegebenen Werte streuen stark. Die im Text aus Gründen der Übersichtlichkeit nicht mit angegebenen Standardabweichungen sind zum Teil höher als die jeweiligen Mittelwerte selbst. Das ist für epidemiologische Untersuchungen dieser Art nicht ungewöhnlich und läßt eine ungleiche Verteilung der Untersuchungsergebnisse und damit der Karieshäufigkeit innerhalb der untersuchten Gruppen vermuten. Eine entsprechende Aufgliederung der Daten bestätigt dies. Zur besseren Darstellung der Ergebnisse sind sie sowohl nach Quantilen eingeteilt, als auch etwas anschaulicher nach der prozentualen Verteilung aufgeführt.

8.2.3 Verteilung der Ergebnisse innerhalb der Altersgruppen

8.2.3.1 Altersgruppe Kinder 8/9 Jahre

a) Mittelwerte Milchzähne Kinder
Bei den Milchzähnen der Kinder ergeben sich folgende Verteilungen, dargestellt nach Zähnen und Flächen:

Zähne				Flächen			
dmf-t: 3,8				**dmf-s:** 9,7			
100 %	Maximum		12	100 %	Maximum		44
75 %	Quantile		6	75 %	Quantile		15
	Median		4		Median		8
25 %	Quantile		1	25 %	Quantile		2
0 %	Minimum		0	0 %	Minimum		0

20,5 % der Kinder haben naturgesunde Milchzähne (dmf-t = 0). Zur genauen Verteilung des dmf-t und dmf-s siehe Abbildungen A1 und A2 bzw. den Tabellenanhang.

22 % der Kinder haben 46 % des dmf-t
41 % der Kinder haben 74 % des dmf-t

23 % haben 55 % des dmf-s
41 % haben 78 % des dmf-s

d-t: 1,7				**d-s:** 3,4			
100 %	Maximum		11	100 %	Maximum		33
75 %	Quantile		3	75 %	Quantile		5
	Median		1		Median		1
25 %	Quantile		0	25 %	Quantile		0
0 %	Minimum		0	0 %	Minimum		0

42,9 % der Kinder sind kariesfrei bei den Milchzähnen (d-t = 0)

27 % der Kinder haben 74 %
der Karieszähne
40 % der Kinder haben 90 %
der Karieszähne

26 % haben 84 %
der Kariesflächen
35 % haben 93 %
der Kariesflächen

m-t: 0,8

100 %	Maximum	8
75 %	Quantile	1
	Median	0
25 %	Quantile	0
0 %	Minimum	0

m-s: 3,6

100 %	Maximum	37
75 %	Quantile	5
	Median	0
25 %	Quantile	0
0 %	Minimum	0

62,1 % der Kinder sind ohne fehlende Milchzähne (m-t = 0)

20 % der Kinder haben 76 %
der fehlenden Zähne
38 % der Kinder haben 100 %
der fehlenden Zähne

20 % haben 77 %
der fehlenden Flächen
31 % haben 92 %
der fehlenden Flächen

f-t: 1,3

100 %	Maximum	8
75 %	Quantile	2
	Median	0
25 %	Quantile	0
0 %	Minimum	0

f-s: 2,7

100 %	Maximum	19
75 %	Quantile	4
	Median	1
25 %	Quantile	0
0 %	Minimum	0

47,6 % der Kinder haben keine Füllung an Milchzähnen (f-t = 0)

21 % der Kinder haben 70 %
der gefüllten Zähne
33 % der Kinder haben 88 %
der gefüllten Zähne

20 % haben 69 %
der gefüllten Flächen
34 % haben 89 %
der gefüllten Flächen

Sanierungsgrad der Milchzähne (F/ (D+F) x 100): 44,2 %

Die Schiefe der Kariesverteilung zeigt sich bei den Milchzähnen sehr deutlich, besonders bei Betrachtung der befallenen Zahnflächen: 21 % der Kinder haben naturgesunde Milchzähne, d. h. sie weisen weder Karies noch Füllungen noch Zahnverlust auf und 43 % sind kariesfrei. Demgegenüber haben 9 % der Kinder 50 % und 35 % der Kinder 93 % aller kariösen Flächen und 34 % der Kinder 89 % aller gefüllten Flächen auf sich vereinigt. Dieser Trend setzt sich bei den bleibenden Zähnen fort. Dabei ist zu berücksichtigen, daß der Zahnwechsel im Durchschnitt mit 6 Jahren einsetzt, bleibende Zähne bei 8/9jährigen also maximal 3 Jahre einem Kariesangriff ausgesetzt sein konnten.

b) Mittelwerte bleibende Zähne Kinder
Für die bleibenden Zähne der Kinder ergeben sich folgende Verteilungen, dargestellt nach Zähnen und Flächen:

Zähne
DMF-T: 1,5

100 %	Maximum	12
75 %	Quantile	3
	Median	1
25 %	Quantile	0
0 %	Minimum	0

Flächen
DMF-S: 2,2

100 %	Maximum	32
75 %	Quantile	4
	Median	1
25 %	Quantile	0
0 %	Minimum	0

42,2 % haben naturgesunde bleibende Zähne (DMF-T = 0)
Zur genauen Verteilung des DMF-T und DMF-S vgl. Abbildungen A3 und A4 bzw. den Tabellenanhang.

28 % der Kinder haben 71 % des DMF-T
43 % der Kinder haben 90 % des DMF-T

27 % haben 74 % des DMF-S
45 % haben 94 % des DMF-S

D-T: 0,8

100 %	Maximum	11
75 %	Quantile	1
	Median	0
25 %	Quantile	0
0 %	Minimum	0

D-S: 1,1

100 %	Maximum	24
75 %	Quantile	1
	Median	0
25 %	Quantile	0
0 %	Minimum	0

61,4 % sind kariesfrei an den bleibenden Zähnen (D-T = 0)

11 % der Kinder haben 53 % der Karieszähne
23 % der Kinder haben 82 % der Karieszähne

9 % haben 53 % der Kariesflächen
25 % haben 87 % der Kariesflächen

M-T: 0,02

98,2 % der Kinder sind ohne Verlust bleibender Zähne (M-T = 0)
1,6 % (n = 7) haben einen bleibenden Zahn verloren
0,2 % (n = 1) hat zwei bleibende Zähne verloren

F-T: 0,7

100 %	Maximum	4
75 %	Quantile	1
	Median	0
25 %	Quantile	0
0 %	Minimum	0

F-S: 1,1

100 %	Maximum	9
75 %	Quantile	1
	Median	0
25 %	Quantile	0
0 %	Minimum	0

64,6 % sind füllungsfrei bei den bleibenden Zähnen (F-T = 0)

19 % der Kinder haben 76 %
der gefüllten Zähne
35 % der Kinder haben 100 %
der gefüllten Zähne

17 % haben 74 %
der gefüllten Flächen
25 % haben 88 %
der gefüllten Flächen

Der **Sanierungsgrad bleibender Zähne** (F/(D+F) x 100) mit 46,5 % wurde nur für Kinder, die sowohl Karies als auch Füllungen haben, errechnet. Bei 43,3 % der Kinder sind F-T = 0 und D-T = 0.

Der für die Milchzähne ersichtliche Trend zur Polarisierung der Karies innerhalb der beobachteten Gruppe wird bei den bleibenden Zähnen noch deutlicher. 10 % der Kinder weisen über die Hälfte aller kariösen Zähne und Flächen auf. Ein Viertel der Kinder vereinigt über 85 % aller Karies auf sich. Aus diesen Daten läßt sich auf das Vorhandensein ausgeprägter „Kariesrisikogruppen" zumindest bei Kindern schließen. Darunter versteht man den Teil der Bevölkerung, der einem Kariesangriff offenbar in extremem Ausmaß unterliegt.

8.2.3.2 Altersgruppe Jugendliche 13/14 Jahre

Für die Jugendlichen ergeben sich folgende Verteilungen, dargestellt nach Zähnen und Flächen:

Zähne
DMF-T: 5,1

100 %	Maximum	21
75 %	Quantile	7
	Median	5
25 %	Quantile	2
0 %	Minimum	0

Flächen
DMF-S: 8,3

100 %	Maximum	46
75 %	Quantile	11
	Median	6,5
25 %	Quantile	3
0 %	Minimum	0

12,4 % der Jugendlichen haben ein naturgesundes Gebiß (DMF-T = 0). Zur genauen Verteilung des DMF-T und DMF-S siehe Abbildungen A5 und A6 bzw. den Tabellenanhang.

21 % der Jugendlichen haben 46 %
des DMF-T
41 % der Jugendlichen haben 68 %
des DMF-T

20 % haben 52 %
des DMF-S
39 % haben 75 %
des DMF-S

D-T: 2,1

100 %	Maximum	18
75 %	Quantile	3
	Median	1
25 %	Quantile	0
0 %	Minimum	0

D-S: 2,5

100 %	Maximum	38
75 %	Quantile	4
	Median	1
25 %	Quantile	0
0 %	Minimum	0

38,1 % sind kariesfrei (D-T = 0)

23 % der Jugendlichen haben 66 % der Karieszähne
47 % der Jugendlichen haben 84 % der Karieszähne

19 % haben 62 % der Kariesflächen
48 % haben 94 % der Kariesflächen

M-T: 0,05

M-S: 0,3

96,0 % der Jugendlichen haben alle bleibenden Zähne (M-T = 0)
3,1 % (n = 14) haben einen bleibenden Zahn verloren
0,7 % (n = 3) haben zwei bleibende Zähne verloren
einer hat vier bleibende Zähne verloren

F-T: 2,9

100 %	Maximum	18
75 %	Quantile	4
	Median	2
25 %	Quantile	0
0 %	Minimum	0

F-S: 5,5

100 %	Maximum	40
75 %	Quantile	8
	Median	3
25 %	Quantile	1
0 %	Minimum	0

25,0 % der Jugendlichen sind füllungsfrei (F-T = 0)

23 % der Jugendlichen haben 52 % der gefüllten Zähne
35 % der Jugendlichen haben 67 % der gefüllten Zähne

22 % haben 61 % der gefüllten Flächen
50 % haben 90 % der gefüllten Flächen

Sanierungsgrad Mittelwert (F/(D+F) x 100): 59,8 %

Der bei den Kindern feststellbare Trend zur Polarisierung der Kariesverteilung ist bei den Jugendlichen, wenn auch in abgeschwächter Form, ebenfalls zu beobachten. Hier haben ein Drittel der Untersuchten drei Viertel der Karies.

8.2.3.3 Altersgruppe Erwachsene 35–44 Jahre

Für die 35–44jährigen Erwachsenen ergeben sich folgende Verteilungen, dargestellt nach Zähnen und Flächen:

Zähne
DMF-T: 16,7

100 %	Maximum	28
75 %	Quantile	21
	Median	17
25 %	Quantile	13
0 %	Minimum	0

Flächen
DMF-S: 55,1

100 %	Maximum	128
75 %	Quantile	74
	Median	53
25 %	Quantile	34
0 %	Minimum	0

0,9 % (n = 4) der 35–44jährigen haben ein naturgesundes Gebiß (DMF-T = 0). Zur genauen Verteilung des DMF-T und DMF-S siehe Abbildungen A7 und A8 bzw. den Tabellenanhang.

26 % der 35–44jährigen haben 36 % des DMF-T
46 % der 35–44jährigen haben 59 % des DMF-T

26 % haben 41 % des DMF-S
45 % haben 60 % des DMF-S

D-T: 2,0

100 %	Maximum	16
75 %	Quantile	3
	Median	1
25 %	Quantile	0
0 %	Minimum	0

D-S: 2,7

100 %	Maximum	45
75 %	Quantile	4
	Median	1
25 %	Quantile	0
0 %	Minimum	0

34,6 % der 35–44jährigen sind kariesfrei (D-T = 0)

10 % der 35–44jährigen haben 38 % der Karieszähne
30 % der 35–44jährigen haben 75 % der Karieszähne

10 % haben 44 % der Kariesflächen
35 % haben 84 % der Kariesflächen

M-T: 3,6

100 %	Maximum	24
75 %	Quantile	5
	Median	2
25 %	Quantile	1
0 %	Minimum	0

M-S: 17,6

100 %	Maximum	111
75 %	Quantile	25
	Median	10
25 %	Quantile	5
0 %	Minimum	0

23,9 % der 35–44jährigen sind vollbezahnt (M-T = 0)
19 % der 35–44jährigen haben 57 % des Zahnverlustes
29 % der 35–44jährigen haben 72 % des Zahnverlustes

F-T: 11,1

100 %	Maximum	23
75 %	Quantile	15
	Median	11
25 %	Quantile	8
0 %	Minimum	0

F-S: 34,8

100 %	Maximum	89
75 %	Quantile	48
	Median	34
25 %	Quantile	21
0 %	Minimum	0

2,9 % (n = 13) der 35–44jährigen sind füllungsfrei (F-T = 0)

26 % der 35–44jährigen haben 40 % der gefüllten Zähne
42 % der 35–44jährigen haben 59 % der gefüllten Zähne

26 % haben 43 % der gefüllten Flächen
39 % haben 60 % der gefüllten Flächen

Sanierungsgrad Mittelwert (F/(D+F) x 100): 82,8 %

8.2.3.4 Altersgruppe Erwachsene 45–54 Jahre

Für die 45–54jährigen Erwachsenen ergeben sich folgende Verteilungen, dargestellt nach Zähnen und Flächen:

Zähne
DMF-T: 18,4

100 %	Maximum	28
75 %	Quantile	23
	Median	19
25 %	Quantile	14
0 %	Minimum	0

Flächen
DMF-S: 69,4

100 %	Maximum	128
75 %	Quantile	96
	Median	71
25 %	Quantile	44
0 %	Minimum	0

0,2 % (n = 1) der 45–54jährigen haben naturgesunde Gebisse (DMF-T = 0). Zur genauen Verteilung des DMF-T und DMF-S siehe Abbildungen A9 und A10 bzw. den Tabellenanhang.

22 % der 45–54jährigen haben 32 % des DMF-T
40 % der 45–54jährigen haben 53 % des DMF-T

20 % haben 33 % des DMF-S
35 % haben 53 % des DMF-S

D-T: 1,7

100 %	Maximum	18
75 %	Quantile	2
	Median	1
25 %	Quantile	0
0 %	Minimum	0

D-S: 2,4

100 %	Maximum	33
75 %	Quantile	3
	Median	1
25 %	Quantile	0
0 %	Minimum	0

40,5 % der 45–54jährigen sind kariesfrei (D-T = 0)

16 % der 45–54jährigen haben 58 % der Karieszähne
25 % der 45–54jährigen haben 73 % der Karieszähne

16 % haben 63 % der Kariesflächen
22 % haben 73 % der Kariesflächen

M-T: 7,3

100 %	Maximum	28
75 %	Quantile	11
	Median	5
25 %	Quantile	2
0 %	Minimum	0

M-S: 34,8

100 %	Maximum	128
75 %	Quantile	51
	Median	25
25 %	Quantile	9
0 %	Minimum	0

16,1 % der 45–54jährigen sind vollbezahnt (M-T = 0)
20 % der 45–54jährigen haben 54 % des Zahnverlustes
33 % der 45–54jährigen haben 72 % des Zahnverlustes

F-T: 9,4			**F-S:** 32,2		
100 %	Maximum	28	100 %	Maximum	100
75 %	Quantile	11	75 %	Quantile	48
	Median	5		Median	32
25 %	Quantile	2	25 %	Quantile	13
0 %	Minimum	0	0 %	Minimum	0

16,1 % der 45–54jährigen sind füllungsfrei (F-T = 0)

24 % der 45–54jährigen haben 42 % der gefüllten Zähne

24 % haben 44 % der gefüllten Flächen

31 % der 45–54jährigen haben 51 % der gefüllten Zähne

30 % haben 52 % der gefüllten Flächen

Sanierungsgrad Mittelwert (F/(D+F) x 100): 81,8 %

8.2.3.5 Altersgruppe Erwachsene 35–54 Jahre (zusammengefaßt)

DMF-T: Mittelwert 17,5   n = 868
5 haben naturgesunde Gebisse (0,58 %; DMF-T = 0)
Zur genauen Verteilung des DMF-T siehe Tabellenanhang
20 % der Erwachsenen haben 29 % des DMF-T
40 % der Erwachsenen haben 53 % des DMF-T

D-T: Mittelwert 1,9
37,4 % der Erwachsenen sind kariesfrei (D-T = 0)
18 % der Erwachsenen haben 59 % der kariösen Zähne
27 % der Erwachsenen haben 74 % der kariösen Zähne

M-T: Mittelwert 5,4
20,2 % sind vollbezahnt (M-T = 0)
17 % der Erwachsenen haben 52 % des Zahnverlustes
41 % der Erwachsenen haben 85 % des Zahnverlustes

F-T: Mittelwert 10,3
4,3 % sind füllungsfrei (F-T = 0)
28 % der Erwachsenen haben 45 % der gefüllten Zähne
37 % der Erwachsenen haben 56 % der gefüllten Zähne

Sanierungsgrad Mittelwert (F/(D+F) x 100): 82,3 %

Hier fällt auf, daß die Karies bei den Erwachsenen genau so ungleichmäßig verteilt ist wie bei den Jugendlichen. Im Gegensatz dazu streut aber die Zahl der Füllungen bei den Erwachsenen deutlich weniger als bei den beiden anderen Altersgruppen (vgl. Tabelle 6).

Tabelle 6: Anteile an kariösen bzw. gefüllten Zähnen in den verschiedenen Altersgruppen		
8/9 Jahre	**13/14 Jahre**	**35–54 Jahre**
23 % haben 82 % der Karies	23 % haben 66 % der Karies	27 % haben 74 % der Karies
35 % haben alle Füllungen	35 % haben 67 % der Füllungen	37 % haben 56 % der Füllungen

Der Zusammenhang zwischen dem Prozentsatz Untersuchter und deren Anteil an der Gesamtzahl der kariösen bzw. gefüllten Zähne ist noch einmal in den Abbildungen 11 und 12 im Anhang (vgl. Abbildungen A11 und A12) dargestellt. Je steiler der Kurvenverlauf, desto ausgeprägter ist die Ungleichheit der Verteilung innerhalb einer Altersgruppe.

Eine ähnliche Polarisierung wie für die Karies ist bei den Erwachsenen für die fehlenden Zähne festzustellen. Zahnverlust durch Karies ist bei Kindern und Jugendlichen erfreulich selten anzutreffen, Zahnverlust durch Parodontalerkrankungen überhaupt nicht (vgl. hierzu auch Kapitel 9). Der entsprechende Kariesbefall bzw. das mit höherem Alter vermehrte Vorkommen chronischer Zahnbetterkrankungen scheint erst nach einer längeren Latenzzeit zum endgültigen Verlust der Zähne zu führen.

8.2.4 Verteilung des Sanierungsgrades

Wie aus den oben aufgeführten Daten und den Abbildungen A13–A17 (vgl. Abbildungen 13–17 im Anhang) hervorgeht, ist der Sanierungsgrad in der Gruppe der Kinder eindeutig am schlechtesten. Diese Berechnung ist allerdings etwas irreführend, da nur etwas mehr als die Hälfte der Kinder in die Berechnung eingehen. Ein Sanierungsgrad nach der angewendeten Formel $F/(D+F) \times 100$ läßt sich nur für den Fall berechnen, daß F von 0 verschieden ist. Da bei den Jugendlichen und vor allem den Kindern ein Großteil (14 % bzw. 43 %) karies- und füllungsfrei ist, wird dieser Teil bei der Berechnung des Sanierungsgrades nicht berücksichtigt. Ebensowenig läßt sich bei den Erwachsenenaltersgruppen für zahnlose Personen oder solche, die nur fehlende, aber keine gefüllten Zähne aufweisen, ein Sanierungsgrad angeben. Bezieht man diese nicht sanierungsbedürftige Gruppe in die Berechnung mit ein und ermittelt dann den Prozentsatz des noch vorhandenen Behandlungsbedarfs (1/Sanierungsgrad = % behandlungsbedürftige Zähne), stellt sich dieser folgendermaßen dar (vgl. Tabelle 7):

Tabelle 7: Behandlungsbedarf von Karies in den verschiedenen Altersgruppen		
Altersgruppe	n	Behandlungsbedarf
8/9 Jahre (Milchzähne)	443	40,5 %
8/9 Jahre (bleibende Zähne)	443	30,3 %
13/14 Jahre	452	34,6 %
35–44 Jahre	451	17,0 %
45–54 Jahre	417	17,6 %

Die Verteilungen innerhalb der Gruppen der Kinder und Jugendlichen ändern sich dementsprechend (vgl. Abbildungen A18–20 im Anhang). Es zeigt sich deutlich, daß bei allen nicht vollständig Sanierten sowohl ein hoher Kariesbefall als auch ein hoher Behandlungsbedarf kombiniert auftreten. Der geringe Behandlungsbedarf bei den Erwachsenen geht mit einer Zahl kariös zerstörter Zähne einher (1,9), die niedriger ist als bei den Jugendlichen (2,1), obwohl bei diesen die Zähne teilweise erst wenige Jahre durchgebrochen sein können. Die Zahl der zerstörten bleibenden Zähne bei den Kindern kann hier nicht zum Vergleich dienen, da hier noch gar nicht alle Zähne vorhanden sind.

In allen Gruppen ist eine ungleiche Verteilung des Sanierungsgrades feststellbar. Sie nähert sich mit zunehmendem Alter der Untersuchten einer Normalverteilung an, nachdem bei Kindern und Jugendlichen extreme Schwankungen auftreten. So sind bei den Kindern jeweils etwa ein Fünftel gar nicht saniert und über 60 % vollständig saniert, bzw. nicht sanierungsbedürftig.

In diesem Zusammenhang ist auch interessant, wie der Sanierungsgrad mit der Ausprägung des DMF-T verknüpft ist. Mit anderen Worten, hält bei Personen mit hohem Kariesbefall der Zuwachs der gefüllten Zähne mit dem Zuwachs an Karies mit – dann müßte der Sanierungsgrad bei hohem und niedrigem DMF-T annähernd gleich sein – oder eilt bei hohen DMF-T-Werten der Karieszuwachs voraus?

Die verschiedenen Altersgruppen wurden dazu in je drei DMF-T-Klassen eingeteilt. Die Einteilung und die Probandenzahlen für die einzelnen Klassen zeigt die folgende Tabelle (vgl. Tabelle 8):

Tabelle 8: Einteilung der altersmäßigen Probandengruppen nach DMF-T-Schweregradklassen

Alters-gruppe	DMF-T-Klasse		
	1 (niedrig)	2 (mittel)	3 (hoch)
8–9 Jahre	0 (n = 188)	1– 3 (n = 187)	≥ 4 (n = 68)
13/14 Jahre	0– 3 (n = 172)	4– 8 (n = 209)	≥ 9 (n = 71)
35–54 Jahre	0–10 (n = 102)	11–21 (n = 537)	22–28 (n = 229)

Tabelle 9: Mittelwerte der kariösen und gefüllten Zähne und Sanierungsgrad nach Schweregradklassen und Altersgruppen

Altersgruppe	DMF-T-Klasse		
	1 (niedrig)	2 (mittel)	3 (hoch)
8–9 Jahre	D-T = 0 F-T = 0	D-T = 1,0 F-T = 0,9	D-T = 2,7 F-T = 1,7
Sanierungsgrad	—	48,6 %	40,8 %
13/14 Jahre	D-T = 0,5 F-T = 0,9	D-T = 2,5 F-T = 3,2	D-T = 5,1 F-T = 7,2
Sanierungsgrad	65,0 %	57,6 %	58,2 %
35–54 Jahre	D-T = 1,2 F-T = 4,9	D-T = 1,9 F-T = 10,9	D-T = 2,1 F-T = 11,3
Sanierungsgrad	78,8 %	83,2 %	81,7 %

Die Mittelwerte der kariösen und gefüllten Zähne und der Sanierungsgrad verteilen sich auf die einzelnen Altersgruppen und DMF-T-Klassen wie folgt (vgl. Tabelle 9):

Zwischen den Altersgruppen ergeben sich hier erhebliche Unterschiede: Bei den Kindern nimmt die Zahl kariöser Zähne mit steigendem DMF-T deutlich stärker zu als die Anzahl gefüllter Zähne. Die 15 % der Kinder mit dem höchsten DMF-T (≥ 4) haben den mit Abstand schlechtesten Sanierungsgrad aller untersuchten Probanden. Der Sanierungsgrad der Jugendlichen ist insgesamt besser. Dies gilt vor allem bei niedrigem DMF-T. Für die Erwachsenen bestehen kaum noch Unterschiede im Sanierungsgrad zwischen den einzelnen DMF-T-Klassen.

Wie schon gezeigt, ist hier die Zahl kariöser Zähne generell recht niedrig. Der unterschiedliche DMF-T kommt vor allem durch die fehlenden und gefüllten Zähne zustande. Der ausgeprägte Sanierungsbedarf gerade bei den Kindern zeigt sich hier sehr deutlich.

8.2.5 Einfluß von Geschlecht, Sozialschicht und Inanspruchnahmeverhalten auf DMF-T und Sanierungsgrad

Die Angehörigen der verschiedenen untersuchten Altersgruppen sind anhand der Daten aus den sozialwissenschaftlichen Fragebogen in weitere Untergruppen einteilbar (vgl. hierzu Kap. 6). Für die Bewertung der Kariesverbreitung und des Sanierungsgrades sind vor allem die Auswirkungen des Geschlechts, der sozialen Schichtung und der unterschiedlichen Häufigkeit der Inanspruchnahme zahnärztlicher Leistungen bedeutsam.

Die Zuordnung zur Sozialschicht erfolgte, wie in Kapitel 6 beschrieben, in drei Kategorien: Oberschicht = Oberschicht/obere Mittelschicht; Mittelschicht = Mittlere Mittelschicht/untere Mittelschicht; Unterschicht = Obere/mittlere/untere Unterschicht.

Das Inanspruchnahmeverhalten wurde mit Hilfe einer Indexkonstruktion eingeteilt in: „regelmäßig/nicht regelmäßig" für Jugendliche und Erwachsene und „kontrolliert/weniger kontrolliert" für Kinder (vgl. hierzu Kapitel 6).

8.2.5.1 Geschlecht

In der folgenden Tabelle 10 (vgl. Tabelle 10) sind die mittleren dmf-t-Werte für das Milchgebiß der 8/9jährigen und die mittleren DMF-T-Werte im bleibenden Gebiß für alle untersuchten Altersgruppen nach

Tabelle 10: dmf-t/DMF-T nach Geschlecht in den verschiedenen Altersgruppen

	Gesamt	männlich	weiblich
dmf-t			
8/9 Jahre	3,8	3,6	4,1
DMF-T			
8/9 Jahre	1,5	1,3	1,7
13/14 Jahre	5,2	5,0	5,3
35–44 Jahre	16,7	15,2	18,1
45–54 Jahre	18,4	17,0	19,7

Tabelle 11: Geschlechtsspezifischer Sanierungsgrad in den verschiedenen Altersgruppen			
Altersgruppe	Gesamt	männlich	weiblich
	Sanierungsgrad		
	%	%	%
8/9 Jahre, Milchzähne	44,2	47,6	41,1
8/9 Jahre, bleibende Zähne	46,5	47,3	45,8
13/14 Jahre	59,8	56,7	63,3
35–44 Jahre	82,8	79,6	85,6
45–54 Jahre	81,8	78,9	84,5

Geschlecht zusammengestellt. Tabelle 11 (vgl. Tabelle 11) gibt über den errechneten geschlechtsspezifischen Sanierungsgrad in den verschiedenen Altersgruppen Auskunft.

Bei allen Altersgruppen ist der DMF-T- bzw. dmf-t-Wert bei männlichen Untersuchten generell geringer. Statistisch signifikant ist dieser Unterschied allerdings nur bei den 8/9jährigen (bleibende: $p < 0,02$, Milchzähne $p < 0,002$), den 35–44jährigen und den 45–54jährigen (jeweils $p < 0,0001$), nicht dagegen bei den 13/14jährigen. Der etwas schlechtere DMF-T der weiblichen Probanden in der Gruppe 8/9 Jahre könnte mit dem früheren Durchbruch der bleibenden Zähne bei Mädchen begründet werden, zumal der Unterschied fast ausschließlich von der D-Komponente des Index herrührt (D-T männlich: 0,7; D-T weiblich: 1,0). Das erklärt aber nicht den viel deutlicheren Geschlechtsunterschied bei den Milchzähnen in der gleichen Altersgruppe. Hier macht fast ausschließlich die M-Komponente den Unterschied aus (M-T männlich: 0,6; M-T weiblich: 1,0).

Etwas anders verhält es sich mit dem Sanierungsgrad: Bei den 8/9jährigen sind die weiblichen Untersuchungsteilnehmer schlechter saniert, insbesondere bei den Milchzähnen. Für alle anderen Altersgruppen ist der Sanierungsgrad der weiblichen Teilnehmer stets besser als der der männlichen. In dem relativ kurzen Zeitraum zwischen dem Alter von 9 und dem von 13 Jahren kehrt sich das Verhältnis der Geschlechter im Sanierungsgrad gerade um. Bis zum Alter von 13/14 verbessert sich der Sanierungsgrad bei Jungen um 9,4 %, bei Mädchen um 17,8 %! Statistisch signifikant ist der Unterschied allerdings nur bei den Erwachsenen (35–44: $p < 0,005$; 45–54: $p < 0,03$). Daran ändert sich auch nichts bei Korrektur des Sanierungsgrades um die karies- und füllungsfreien

Probanden. Sowohl der höhere DMF-T als auch der bessere Sanierungsgrad erwachsener Frauen geht vor allem auf die größere Zahl gefüllter Zähne zurück (35–54 Jahre: F-T männlich: 9,1; F-T weiblich: 11,3).

8.2.5.2 Sozialschicht

Die folgende Tabelle 12 (vgl. Tabelle 12) gibt eine Übersicht über den Kariesbefall (dmf-t/DMF-T) und den Sanierungsgrad in den verschiedenen Altersgruppen nach der Sozialschichtzugehörigkeit.

Tabelle 12: Kariesbefall und Sanierungsgrad nach Alter und Sozialschichtzugehörigkeit				
Altersgruppe	Gesamt	Oberschicht	Mittelschicht	Unterschicht
dmf-t				
8/9 Jahre	3,8	2,2	3,4	5,0
DMF-T				
8/9 Jahre	1,5	1,0	1,3	2,1
13/14 Jahre	5,2	2,9	5,1	6,1
35–44 Jahre	16,7	16,1	17,0	16,5
45–54 Jahre	18,4	17,4	18,5	18,7
Sanierungsgrad				
	%	%	%	%
8/9 Jahre, Milchzähne	44,2	54,7	43,2	42,6
8/9 Jahre, bleibende Zähne	46,5	54,3	48,5	42,8
13/14 Jahre	59,8	64,1	61,3	57,7
35–44 Jahre	82,8	91,4	83,0	78,8
45–54 Jahre	81,8	90,9	84,1	75,5

Der Einfluß der Sozialschicht zeigt sich besonders deutlich beim DMF-T/dmf-t der Kinder und Jugendlichen. Signifikante Unterschiede bestehen hier zwischen allen Schichten beim dmf-t, bei bleibenden Zähnen bei 8/9jährigen zwischen Ober- und Unterschicht sowie Mittel- und Unterschicht, bei 13/14jährigen zwischen Ober- und Mittelschicht sowie Ober- und Unterschicht. Der Einfluß der Sozialschicht auf den DMF-T der Erwachsenen ist dagegen statistisch nicht signifikant.

Anders verhält es sich zunächst beim Sanierungsgrad: Es bestehen keine signifikanten Unterschiede bezüglich der Sozialschicht für Milchzähne und bleibende Zähne von Kindern und Jugendlichen, bei den 35–44jährigen unterscheiden sich Ober- und Unterschicht, sowie Ober- und Mittelschicht, bei den 45–54jährigen Ober- und Unterschicht, sowie Mittel- und Unterschicht signifikant. Allerdings unterscheiden sich die einzelnen Sozialschichten hinsichtlich des **Anteiles von karies- und füllungsfreien Untersuchten** erheblich:

	Gesamt %	Oberschicht %	Mittelschicht %	Unterschicht %
8/9jährige:				
Milchzähne	27,3	49,2	31,4	13,7
Bleibende Zähne	43,3	58,5	48,1	31,5
13/14jährige:	14,1	28,6	13,0	9,5

Definiert man diese tatsächlich nicht sanierungsbedürftigen Probanden als vollständig saniert (Sanierungsgrad 100 %) und rechnet sie den einzelnen Sozialschichten zu, so ergeben sich bei Kindern und Jugendlichen signifikante Unterschiede bezüglich des **Behandlungsbedarfes** (behandlungsbedürftige Zähne in %) für alle Schichten im Milchgebiß und für Ober- und Unterschicht sowie Mittel- und Unterschicht im bleibenden Gebiß bei Kindern und für Ober- und Unterschicht bei Jugendlichen. Bei den 35–54jährigen waren insgesamt nur 5 Personen karies- und füllungsfrei, daher ist eine Aufgliederung statistisch nicht sinnvoll.

	Oberschicht %	Mittelschicht %	Unterschicht %
8/9jährige:			
Milchzähne	23,0	39,0	49,5
Bleibende Zähne	19,0	26,7	39,2
13/14jährige:	25,6	33,7	43,5

Somit zeigt sich deutlich, daß in höheren Sozialschichten sowohl mehr Personen mit nicht sanierungsbedürftigen – weil gesunden Gebissen –

vorkommen, als auch daß bei den übrigen Probanden mit höherer Sozialschicht ein geringerer Behandlungsbedarf vorliegt.

8.2.5.3 Inanspruchnahmeverhalten

Im Hinblick auf das Inanspruchnahmeverhalten und den durchschnittlichen Sanierungsgrad stellt sich der Kariesbefall in den verschiedenen Altersgruppen folgendermaßen (vgl. Tabelle 13) dar:

Tabelle 13: Kariesbefall und Sanierungsgrad nach Inanspruchnahmeverhalten in den verschiedenen Altersgruppen

Altersgruppe	Gesamt	regelmäßig/ kontrolliert	nicht regelmäßig/ weniger kontrolliert
	dmf-t		
8/9 Jahre	3,8	4,1	3,2
	DMF-T		
8/9 Jahre	1,5	1,7	1,3
13/14 Jahre	5,2	5,6	5,0
35–44 Jahre	16,7	17,6	16,3
45–54 Jahre	18,4	19,1	18,3
	Sanierungsgrad		
	%	%	%
8/9 Jahre, Milchzähne	44,2	50,1	30,1
8/9 Jahre, bleibende Zähne	46,5	53,3	31,0
13/14 Jahre	59,8	67,9	57,7
35–44 Jahre	82,8	87,6	80,0
45–54 Jahre	81,8	88,0	79,6

Die Auswirkungen des Inanspruchnahmeverhaltens auf den dmf-t/DMF-T und den Sanierungsgrad sind bis auf den DMF-T in der Altersgruppe 13/14 und 45–54 Jahre statistisch signifikant (dmf-t: $p < 0,002$, DMF-T: 8/9 Jahre: $p < 0,01$, 35–44 Jahre: $p < 0,02$; Sanierungsgrad Milchzähne

Tabelle 14: Mittlere F-T-Werte nach Alter und Inanspruchnahmeverhalten

		Inanspruchnahme	
		regelmäßig/kontrolliert	nicht regelmäßig/ weniger kontrolliert
8/9 Jahre	F-T	0,8	0,4
	DMF-T	1,7	1,2
13/14 Jahre	F-T	3,5	2,7
	DMF-T	5,6	5,0
35–54 Jahre	F-T	12,3	9,4
	DMF-T	18,2	17,2

$p < 0,0001$, bleibende Zähne 8/9 Jahre: $p < 0,0002$, 13/14 Jahre: $p < 0,01$, 35–44 Jahre: $p < 0,0001$, 45–54 Jahre: $p < 0,001$).

Unter Einbeziehung der karies- und füllungsfreien Probanden ändert sich dies nicht erheblich. Diejenigen mit einem geregelteren Inanspruchnahmeverhalten, d. h. einem häufigeren Zahnarztbesuch, weisen demnach einen etwas höheren dmf-t-/DMF-T-Wert auf. Daraus ließe sich folgern, daß die Patienten mit den größeren Zahnproblemen häufiger den Zahnarzt aufsuchen. Dafür ist dann auch der Sanierungsgrad deutlich besser. Der höhere DMF-T ist als logische Folge hauptsächlich auf den höheren Anteil der gefüllten Zähne zurückzuführen (vgl. Tabelle 14).

Für die Annahme des häufigeren Zahnarztbesuches bei vermehrten Zahnproblemen spricht auch die Tatsache, daß speziell bei den Kindern in der Gruppe mit weniger kontrollierter Inanspruchnahme deutlich mehr Personen mit karies- und füllungsfreien Gebissen sind: 52,9 % gegenüber 36,8 % bei denen mit kontrollierter Inanspruchnahme.

8.2.6 Vergleich mit den Ergebnissen weiterer nationaler Studien

Bereits in der Einleitung wurde angesprochen, daß zu dieser Untersuchung wirklich vergleichbare Studien über die Mundgesundheit in Deutschland fehlen (vgl. hierzu auch die ausführliche Diskussion in Kapitel 3). Hauptkriterium dafür ist die nicht gesicherte Repräsentativität aller anderen Untersuchungen. Berücksichtigt man die methodischen Unterschiede angemessen, können einige wenige zum Vergleich der Ergebnisse herangezogen werden: Es sind dies die ICS-I-Untersuchung der WHO im Raum Hannover 1973 (WHO, 1985), die Untersuchung von Gängler im Raum Erfurt (Gängler und Mitarbeiter, 1986), die Studie der

LAGZ Bayern an Schulkindern 1989/90 (Einwag, in Vorbereitung) und als wichtigste Referenz die drei Untersuchungen (AO von 1978; A5 von 1983; A10 von 1989) der DGZMK (Patz und Naujoks, 1980; Naujoks und Hüllebrand, 1985; Hüllebrand, 1986; Naujoks, in Vorbereitung).

Von diesen sind die ersten drei (WHO, Erfurt, Bayern) regional begrenzt angelegt. Die Ergebnisse müssen insofern nicht auf die Verhältnisse der ehemaligen Bundesrepublik als dem der jetzigen Studie zugrundegelegten Raum übertragbar sein. Die unterschiedlichen gesundheitspolitischen Voraussetzungen auf dem Gebiet der ehemaligen DDR erschweren einerseits den Vergleich mit den Ergebnissen von Gängler, bieten aber auch durch die Zeitgleichheit der Erhebungen interessante Interpretationsmöglichkeiten. Für einen Vergleich mit diesen regional begrenzten Studien spricht, daß sie sich nicht auf die Untersuchung von Zahnarztpatienten beschränkt haben. Die Studien der DGZMK haben wiederum den Vorzug, ihre Untersuchung auf das ganze Gebiet der Bundesrepublik ausgedehnt zu haben. Wegen ihrer Wiederholung in regelmäßigen Abständen mit gleichen Untersuchungskriterien ist der zeitliche Verlauf der Gesundheitsentwicklung aus ihnen gut abzulesen. Nachteilig ist, daß nur Zahnarztpatienten erfaßt wurden und die Ergebnisse damit nicht von vornherein bevölkerungsrepräsentativ sind. Nachdem allerdings nur ein kleiner Prozentsatz der Bevölkerung niemals einen Zahnarzt aufsucht, und die untersuchten Patientenzahlen sehr groß waren, bleibt die statistische Bedeutung dieses Nachteils vorläufig unklar.

Abgesehen von der unterschiedlichen Ausgangsbasis (regional/bundesweit, repräsentativ/nicht repräsentativ) gibt es weitere methodische Differenzen bei den genannten Studien. Sie bestehen vor allem in der Zahl der Untersucher, dem Kalibrierungsverfahren und den zugrundegelegten Untersuchungskriterien.

Idealerweise sollte eine kariesepidemiologische Erhebung nur von einem Untersucher oder höchstens von zweien bis dreien durchgeführt werden. Die Abweichungen innerhalb der Untersucher bei der Befundung können so leichter gering gehalten werden (gute Inter-Examiner-Reliabilität). Mit steigendem Stichprobenumfang wird das Festhalten an diesem Prinzip immer schwieriger, soll die Erhebung in einem überschaubaren zeitlichen Rahmen durchgeführt werden.

Unabhängig von der Zahl der Untersucher muß eine Kalibrierung stattfinden, d. h. die Anwendung der Untersuchungskriterien muß geprobt und die Reproduzierbarkeit der Ergebnisse getestet werden. Der Aufwand dafür steigt mit zunehmender Zahl der beteiligten Untersucher (vgl. Kapitel 7). Die Erhebungen der WHO, in Erfurt und Bayern wurden mit wenigen Untersuchern durchgeführt, dennoch war die Kalibrierung teilweise aufwendig (WHO, 1985). An den Untersuchungen der DGZMK waren jeweils über 100, an der vorliegenden Studie 80 Zahnärzte beteiligt. In der vorliegenden Studie wurde versucht, diesen Nachteil durch eine ausführliche Kalibrierung auszugleichen (vgl. Kapitel 7). Die Ergebnisse der Reliabilitätskontrolle sind dort ebenfalls zu entnehmen. In den Studien der DGZMK wurden dagegen lediglich schriftliche Kalibrierungen vorgenommen, d. h. den beteiligten Untersuchern die Erhebungskriterien und -modalitäten auf einem mehrseitigen Merkblatt mitgeteilt (Hüllebrand, 1986). Es ist allerdings nicht auszuschließen, daß bei einer so großen Zahl von Untersuchern Unterschiede in den Kalibrierungsverfahren statistisch kaum relevant sind. Ein exakter Nachweis des Effektes ist nicht möglich, da zu den A0- bis A10-Untersuchungen Reliabilitätskontrollen nicht durchgeführt wurden.

Eine weitere Schwierigkeit beim Vergleich der vorliegenden Resultate – speziell mit den Ergebnissen der Untersuchungen der DGZMK – liegt in der unterschiedlichen Definition des Begriffes „kariöse Läsion". Wie in Kapitel 5 (vgl. Kapitel 5) ausführlich dargelegt, wurde in der vorliegenden Untersuchung eine Zahnfläche nur dann als „kariös" bezeichnet, wenn ein mit einer zahnärztlichen Sonde deutlich tastbarer Defekt vorhanden war. Diese Definition wurde aus Gründen der besseren Vergleichbarkeit mit internationalen Studien gewählt, bei denen der Begriff der Karies so festgelegt war (vgl. hierzu auch Kapitel 13/Zahnmedizinischer Teil). Bei der Kalibrierung der Untersuchungszahnärzte bereitete das insofern einige Schwierigkeiten, als diese von sich aus häufiger Zahnflächen als behandlungsbedürftig angegeben hätten. Bei der schriftlichen Kalibrierung in den Studien der DGZMK wurde auch eine in typischer Weise verfärbte Fläche oder Fissur als kariös definiert. Dies könnte zu einer systematischen Höherbewertung der Karies gegenüber der vorliegenden Untersuchung geführt haben.

Weitere vorhandene Definitionsunterschiede, speziell bei der Bewertung von provisorischen Füllungen und Fissurenversiegelungen, sind wegen der geringen Häufigkeit der entsprechenden Fälle statistisch ohne große Bedeutung. Unterschiede zwischen den Untersuchungsmethoden lassen sich am ehesten beim Vergleich der etwa zeitgleich durchgeführten vorliegenden Studie und der A10-Untersuchung eruieren. Es läßt sich allerdings kaum feststellen, welchen Anteil an etwa vorhandenen Differenzen die Kalibrierung, die unterschiedlichen Definitionen bzw. die Repräsentativität/Nichtrepräsentativität des Kollektives hat. Möglich ist es dagegen, anhand des gefundenen systematischen Unterschiedes zwischen IDZ- und DGZMK-Untersuchungen den zeitlichen Verlauf der Mundgesundheitsentwicklung in Deutschland abzuschätzen (vgl. Tabellen 15 und 16).

Der Vergleich der Untersuchungen in ihrem zeitlichen Ablauf verdeutlicht, daß sich in den Altersgruppen der Erwachsenen innerhalb der letzten 15 Jahre keine bedeutsamen Veränderungen abgespielt haben.

Tabelle 15: Kariesbefall der verschiedenen Altersgruppen in unterschiedlichen Studien und zu unterschiedlichen Zeitpunkten

	Kinder 8/9 Jahre	Jugendliche 13/14 Jahre	Erwachsene 35–44 Jahre	Erwachsene 45–54 Jahre
	DMF-T			
1973 WHO-Studie	3,3	8,8	18,7	–
1978 Studie A 0	–	–	17	20
1983 Studie A 5	2,3	8,8	17,7	18,5
1990 Studie A10	2,7	6,4	17,3	18,5
1989 IDZ-Studie	1,5	5,1	16,7	18,4
1986 Erfurt/Suhl	2,7	6,4	17,3	18,5
1990 LAGZ Bayern	1,4	–	–	–

Tabelle 16: Prozentsatz naturgesunder Gebisse der verschiedenen Altersgruppen in unterschiedlichen Studien und zu unterschiedlichen Zeitpunkten

	Kinder 8/9 Jahre	Jugendliche 13/14 Jahre	Erwachsene 35–44 Jahre	Erwachsene 45–54 Jahre
	Naturgesunde Gebisse			
	%	%	%	%
1978 Studie A 0	–	–	0,2	0,04
1983 Studie A 5	3,5	1,6	0,2	0,0
1990 Studie A10	14,5	10,2	0,2	0,4
1989 IDZ-Studie	42,2	12,4	0,9	0,2
1986 Erfurt/Suhl	14,5	10,2	0,2	0,4
1990 LAGZ Bayern	42,2	–	–	–

Der angedeutete Trend zu einer leichten Verbesserung in der Altersgruppe 35–44 Jahre wird relativiert durch die methodischen Unterschiede der Stichprobenauswahl: die Wahrscheinlichkeit, in einer Patientenstichprobe erfaßt zu werden, ist für eine Person umso größer, je häufiger diese einen Zahnarzt aufsucht.

Da bei den A0–A10-Studien Zahnarztbesucher erfaßt wurden, werden häufige Zahnarztbesucher dort mit höherer Wahrscheinlichkeit erfaßt sein. Aus den Auswertungen der Fragebogen der IDZ-Studie ist die Häufigkeit der Zahnarztbesuche für jeden einzelnen Untersuchungsteilnehmer bekannt (vgl. hierzu Kapitel 6). Bei vorhandenen Unterschieden in der Kariesprävalenz zwischen Personen mit regelmäßigem und unregelmäßigem Inanspruchnahmeverhalten (siehe oben) könnte man dann davon ausgehen, daß eine Vergleichbarkeit der Ergebnisse von A0–A10 am ehesten mit denen der Gruppe der regelmäßigen Zahnarztbesucher gegeben ist. In der Altersgruppe 35–44 hat diese einen signifikant höheren DMF-T als die Gruppe der unregelmäßigen Zahnarztbesucher (17,60 vs. 16,25).

Beim Prozentsatz kariesfreier Gebisse in der Altersgruppe der Kinder fällt der Unterschied zwischen A10 und IDZ noch deutlicher aus: 14,5 % (A10) bzw. 42,2 % (IDZ). Die Ergebnisse des IDZ sind durch die der LAGZ-Studie an bayerischen Schulkindern bestätigt. Der Unterschied zu A10 ist mit dem Inanspruchnahmeverhalten allein nur unzureichend zu erklären: 36,8 % der Kinder mit kontrollierter Inanspruchnahme gegenüber 52,9 % der Kinder mit weniger kontrollierter Inanspruchnahme sind in der IDZ-Studie kariesfrei. Die Kriterien für das Vorliegen einer Karies waren, wie bereits erwähnt, in der A10-Studie strenger formuliert. Dort wurden auch schon verfärbte Fissuren und kreidige Verfärbungen der Zahnoberflächen, wie sie gerade bei Kindern und Jugendlichen häufig vorkommen, als kariöse Läsionen bewertet. In der vorliegenden Studie wurden dagegen nur sondierbare Defekte als kariös eingestuft. Damit ist insgesamt erklärlich, daß die Ergebnisse für den DMF-T in den A0–A10-Studien, bezogen auf die Gesamtbevölkerung, eher ungünstiger ausfielen als in der IDZ-Studie.

Die Verbesserung der DMF-T-Werte bei den Jugendlichen und vor allem den Kindern und noch deutlicher die zunehmende Anzahl kariesfreier Gebisse in diesen Altersgruppen im übersehbaren Zeitraum ist evident. Hier scheinen die Bemühungen der letzten Jahre um eine verbesserte Mundhygiene und Prophylaxe Früchte getragen zu haben. Die Erfüllung der Forderung der WHO nach einem DMF-T von 3 für 12jährige Kinder bis zum Jahr 2000 erscheint in erreichbarer Nähe.

Es scheint daher umso wichtiger, sich bei den zukünftigen Bemühungen um Kariestherapie und -prophylaxe verstärkt den zahlenmäßig relativ kleinen Gruppen mit erhöhtem Kariesrisiko zuzuwenden. In diesem Bereich eröffnet sich ein weites präventionspolitisches Betätigungsfeld, auf dem bei gezieltem Vorgehen mit überproportionalen Erfolgen zu rechnen sein dürfte.

8.3 Ergebnisse zur Prävalenz der Dentalfluorose

Eine vor allem im Frontzahnbereich vorkommende fluoridinduzierte Veränderung des Zahnschmelzes ist die Dentalfluorose. Sie kann unter Umständen zunächst schwer von einer beginnenden Karies unterscheidbar sein. Ihre Ursachen und Auswirkungen sind jedoch ganz anders geartet: Zur Vorbeugung gegen kariöse Zerstörung wird unter anderem von Fluorid-Verbindungen Gebrauch gemacht. Diese werden vor allem in Zahnpasten und bei Säuglingen und Kleinkindern in Tablettenform appliziert. Bei höheren Dosierungen kann es zu farblichen Veränderungen des Zahnschmelzes, eben der sogenannten Dentalfluorose, kommen. Diese ist für sich betrachtet harmlos, könnte aber erste Hinweise auf einen eventuellen übermäßigen Fluoridgebrauch geben. Auch für die Häufigkeit des Auftretens der Dentalfluorose liegen bislang keine repräsentativen Daten vor.

Die Dentalfluorose äußert sich in gleichmäßig über die Schmelzoberfläche verteilten weißlichen Linien. Mit stärkerer Beeinträchtigung der Schmelzbildung werden diese Linien breiter und fließen zu irregulären Arealen zusammen. Die Veränderungen treten charakteristischerweise bilateral symmetrisch auf. Die differentialdiagnostische Abgrenzung gegen eine traumatogene, hypoplastische weiße Fleckung des Schmelzes oder eine kreidige Verfärbung der Schmelzoberfläche als initialer Kariesfolge kann im Einzelfall schwierig sein. Die deutliche Verbesserung der Mundgesundheit bei Kindern und Jugendlichen wurde auf ver-

Tabelle 17: Fluoridgehalt in Trinkwässern der Untersuchungsgemeinden aus der IDZ-Mundgesundheitsstudie

	IDZ-Studie		Ausgewertete Gemeinden in der Bundesrepublik	
	n	%	n	%
Gemeinden/ Gemeindepaare davon:	80	100,0	7531	100,0
Kategorie I (bis 0,25 mg F/l)	70	88,6	6920	91,9
Kategorie II (0,25–0,50 mg F/l)	7	8,8	601	8,0
Kategorie III (0,50–0,75 mg F/l)	1	1,3	123	1,6
Kategorie IV (> 0,75 mg F/l)	1	1,3	48	0,6
keine Angabe	3	3,8		

mehrte Anstrengungen bei der Kariesprophylaxe zurückgeführt. Es stellt sich damit natürlich die Frage, ob diese Gesundheitsverbesserung bei einer vermehrten prophylaktischen Gabe von Fluoriden mit dem vermehrten Auftreten von Dentalfluorose einhergeht. Da in Gebieten mit hohem natürlichem Fluoridgehalt im Trinkwasser die Dentalfluorose gehäuft auftritt, wurde zunächst der Trinkwasserfluoridgehalt der Untersuchungsgemeinden erhoben (vgl. Tabelle 17/Fluoridkarte, WidO-Materialien Band 25/2, Bonn 1988):

Der Fluoridgehalt des Trinkwassers der Untersuchungsgemeinden liegt somit sehr gut im allgemeinen Rahmen.

Bei der Antwort auf die Frage nach Vorliegen einer Dentalfluorose waren für den Zahnarzt im Rahmen der vorliegenden Studie fünf Alternativen möglich: 1. Nein; 2. Fraglich; 3. Ja, leicht; 4. Ja, mäßig; 5. Ja, schwer. Im gesamten Kollektiv (n = 1869) verteilte sich das Vorkommen von Dentalfluorose wie folgt:

1. Nein: 1567 (89,9 %)
2. Fraglich: 74 (4,2 %)
3. Ja, leicht: 80 (4,6 %)
4. Ja, mäßig: 19 (1,1 %)
5. Ja, schwer: 4 (0,2 %)
keine Angabe: 145

Aufgeschlüsselt nach Altersgruppen (vgl. Tabelle 18):

Berücksichtigt man die schwierige differentialdiagnostische Fragestellung und betrachtet nur die Fälle mit den Antworten 4 und 5 als eindeutig gesichert, so ist die Dentalfluorose ein relativ seltenes Phänomen. Zu beobachten ist allerdings ein gehäuftes Auftreten bei Kindern und Jugendlichen, während bei den 854 ausgewerteten Erwachsenen nur zwei Fälle von Grad 4 vorkamen. Selbst unter Miteinbeziehung des Grades 3 erreicht die Morbidität maximal 10 % bei den Kindern und Ju-

Tabelle 18: Schweregradverteilung der Dentalfluorose nach Altersgruppen					
	1 %	2 %	3 %	4 %	5 %
8/ 9 Jahre	82,2	7,7	8,1	1,6	0,5
13/14 Jahre	85,7	4,7	7,0	2,2	0,5
35–44 Jahre	96,0	2,7	1,3	0	0
45–54 Jahre	96,1	1,7	1,7	0,5	0

gendlichen. Hier könnte in der Tat die vermehrte Applikation von Fluoriden in diesen Altersgruppen eine Rolle spielen.

Man muß sich fragen, welche Bedeutung man dieser für sich betrachtet harmlosen Erscheinung beimißt, wenn man andererseits die hohe Zahl kariesfreier Gebisse in Rechnung stellt. Eine Korrelation der Häufigkeit der Dentalfluorose mit dem DMF-T war in den einzelnen Altersgruppen allerdings ebensowenig festzustellen, wie ein statistisch signifikanter Einfluß von Geschlecht, Sozialstatus oder Inanspruchnahmeverhalten. Vergleichbare Untersuchungen zur Häufigkeit der Dentalfluorose sind leider nicht zugänglich, daher ist auch nicht zu ermitteln, inwieweit diese Häufigkeit sich innerhalb der letzten Jahre verändert haben könnte.

8.4 Zusammenfassung

Für die untersuchten Altersgruppen wurden folgende durchschnittliche Werte für den DMF-T, DMF-S bzw. dmf-t, dmf-s erhoben:

		DMF-T	DMF-S	dmf-t	dmf-s
Kinder	(8/9 Jahre)	1,5	2,2	3,8	9,7
Jugendliche	(13/14 Jahre)	5,1	8,3		
Erwachsene	(35–44 Jahre)	16,7	55,1		
Erwachsene	(45–54 Jahre)	18,4	69,4		

Bei der Verbreitung der unversorgten Karies bzw. der Füllungen (wegen Karies) konnte vor allem bei den Kindern und Jugendlichen eine deutliche Polarisierung im Sinne der Ausbildung von Kariesrisikogruppen beobachtet werden:

8/9 Jahre	13/14 Jahre	35–54 Jahre
23 % haben 82 % der Karies	23 % haben 66 % der Karies	27 % haben 74 % der Karies
35 % haben alle Füllungen	35 % haben 67 % der Füllungen	37 % haben 56 % der Füllungen

Der Sanierungsgrad bei den Kindern und Jugendlichen ist im Verhältnis zu dem der Erwachsenen relativ niedrig, während die Zahl der karies- und füllungsfreien Gebisse in diesen Altersgruppen hoch ist:

	8/9 Jahre	13/14 Jahre	35–44 Jahre	45–54 Jahre
Sanierungsgrad %:	46,5	59,8	82,8	81,8
Naturgesund %:	42,2	12,4	0,9	0,2

Die Ausprägung von DMF-T/DMF-S, Sanierungsgrad bzw. Behandlungsbedarf und die Anzahl naturgesunder Gebisse in den einzelnen Altersgruppen wird darüber hinaus von Geschlecht, Sozialstatus (besonders bei Kindern) und dem Inanspruchnahmeverhalten signifikant beeinflußt.

Bei einem Vergleich mit früheren epidemiologischen Untersuchungen läßt sich selbst mit der aufgrund methodischer Unterschiede gebotenen Zurückhaltung innerhalb der letzten 15 Jahre ein deutlicher Trend zur Reduktion des DMF-T und des vermehrten Vorkommens naturgesunder Gebisse bei Jugendlichen und besonders Kindern feststellen. In den Gruppen der Erwachsenen änderte sich demgegenüber wenig. Dentalfluorose tritt besonders in den schwereren Formen relativ selten auf. Verläßliche Vergleichszahlen liegen hierzu allerdings nicht vor.

8.5 Tabellenanhang (und Abbildungen)

Tabelle A1: Häufigkeitsverteilung zum Kariesbefall bei Kindern (8/9 Jahre) nach dmf-t (Milchzähne)				
	dmf-t %	d %	m %	f %
Zähne				
0	20,5	42,9	62,1	51,5
1	9,7	16,7	17,6	16,0
2	8,6	13,5	11,5	12,0
3	9,3	9,5	2,7	4,5
4	11,1	6,5	3,6	7,4
5	9,3	4,1	1,1	3,8
6	9,9	1,4	0,5	2,9
7	9,0	2,5	0,5	1,4
8	5,4	1,1	0,5	0,5
9	4,1	1,4	0,0	0,0
10	1,1	0,2	0,0	0,0
11	1,8	0,2	0,0	0,0
12	0,2	0,0	0,0	0,0
13	0,0	0,0	0,0	0,0
14	0,0	0,0	0,0	0,0
15	0,0	0,0	0,0	0,0
16	0,0	0,0	0,0	0,0
17	0,0	0,0	0,0	0,0
18	0,0	0,0	0,0	0,0
19	0,0	0,0	0,0	0,0
20	0,0	0,0	0,0	0,0
Mittelwert	3,817	1,702	0,783	1,332

Tabelle A2: Häufigkeitsverteilung zum Kariesbefall bei Kindern (8/9 Jahre) nach DMF-T				
	DMF-T %	D %	M %	F %
Zähne				
0	42,4	61,4	98,2	64,8
1	14,7	15,1	1,6	15,8
2	14,7	12,2	0,2	11,1
3	12,9	5,9	0,0	5,6
4	11,5	3,2	0,0	2,7
5	2,5	1,4	0,0	0,0
6	0,9	0,5	0,0	0,0
7	0,0	0,0	0,0	0,0
8	0,0	0,0	0,0	0,0
9	0,0	0,0	0,0	0,0
10	0,0	0,2	0,0	0,0
11	0,2	0,2	0,0	0,0
12	0,2	0,0	0,0	0,0
13	0,0	0,0	0,0	0,0
14	0,0	0,0	0,0	0,0
15	0,0	0,0	0,0	0,0
16	0,0	0,0	0,0	0,0
17	0,0	0,0	0,0	0,0
18	0,0	0,0	0,0	0,0
19	0,0	0,0	0,0	0,0
20	0,0	0,0	0,0	0,0
21	0,0	0,0	0,0	0,0
22	0,0	0,0	0,0	0,0
23	0,0	0,0	0,0	0,0
24	0,0	0,0	0,0	0,0
25	0,0	0,0	0,0	0,0
26	0,0	0,0	0,0	0,0
27	0,0	0,0	0,0	0,0
28	0,0	0,0	0,0	0,0
Mittelwert	1,517	0,840	0,020	0,657

Tabelle A3: Häufigkeitsverteilung zum Kariesbefall bei Jugendlichen (13/14 Jahre) nach DMF-T

Zähne	DMF-T %	D %	M %	F %
0	13,1	38,1	96,0	25,7
1	6,2	15,0	3,1	12,0
2	8,9	12,2	0,7	13,7
3	10,0	11,5	0,0	14,8
4	11,1	7,3	0,2	10,8
5	10,2	4,9	0,0	8,2
6	9,1	3,1	0,0	5,1
7	10,4	3,8	0,0	2,0
8	5,5	1,3	0,0	0,9
9	2,7	0,7	0,0	2,0
10	2,7	0,9	0,0	2,0
11	2,4	0,9	0,0	1,3
12	2,0	0,0	0,0	0,2
13	1,6	0,2	0,0	0,2
14	1,3	0,0	0,0	0,2
15	0,4	0,0	0,0	0,4
16	0,7	0,0	0,0	0,2
17	0,4	0,0	0,0	0,0
18	0,4	0,2	0,0	0,2
19	0,7	0,0	0,0	0,0
20	0,2	0,0	0,0	0,0
21	0,2	0,0	0,0	0,0
22	0,0	0,0	0,0	0,0
23	0,0	0,0	0,0	0,0
24	0,0	0,0	0,0	0,0
25	0,0	0,0	0,0	0,0
26	0,0	0,0	0,0	0,0
27	0,0	0,0	0,0	0,0
28	0,0	0,0	0,0	0,0
Mittelwert	5,146	2,144	0,053	2,949

Tabelle A4: Häufigkeitsverteilung zum Kariesbefall bei Erwachsenen (35–44 Jahre) nach DMF-T

Zähne	DMF-T %	D %	M %	F %
0	0,9	34,6	23,9	2,9
1	0,4	21,7	16,0	1,6
2	0,2	14,2	14,6	2,0
3	0,2	9,5	7,8	2,0
4	1,6	5,8	8,4	3,8
5	0,4	4,4	5,3	3,8
6	0,0	4,0	4,7	2,2
7	1,6	1,8	5,3	4,4
8	1,3	1,3	2,0	6,0
9	2,2	1,3	2,7	6,9
10	3,8	0,2	0,9	7,5
11	4,9	0,2	1,3	7,3
12	3,8	0,2	2,0	7,8
13	4,0	0,2	1,3	10,9
14	7,8	0,2	1,1	5,1
15	6,0	0,0	0,7	7,3
16	8,2	0,2	0,9	4,9
17	6,7	0,0	0,0	4,2
18	5,5	0,0	0,0	3,3
19	6,7	0,0	0,0	2,2
20	7,8	0,0	0,2	1,6
21	7,3	0,0	0,2	1,3
22	5,8	0,0	0,2	0,7
23	4,2	0,0	0,0	0,4
24	2,0	0,0	0,4	0,0
25	3,1	0,0	0,0	0,0
26	1,6	0,0	0,0	0,0
27	0,2	0,0	0,0	0,0
28	2,0	0,0	0,0	0,0
Mittelwert	16,692	1,998	3,630	11,064

Tabelle A5: Häufigkeitsverteilung zum Kariesbefall bei Erwachsenen (45–54 Jahre) nach DMF-T				
	DMF-T %	D %	M %	F %
Zähne				
0	0,2	40,5	16,1	6,7
1	0,0	23,0	8,6	3,6
2	1,2	11,5	8,2	4,6
3	0,0	8,9	8,2	2,2
4	0,5	6,2	4,3	4,3
5	1,0	2,2	7,9	5,3
6	1,4	2,2	4,8	4,3
7	1,7	1,7	2,9	6,0
8	1,2	1,4	6,2	4,1
9	1,2	0,7	4,1	7,4
10	2,4	0,5	3,1	6,0
11	4,1	0,5	2,9	8,6
12	2,4	0,2	2,4	6,0
13	4,8	0,2	1,4	6,7
14	3,4	0,0	1,4	7,0
15	4,8	0,0	1,9	3,8
16	5,8	0,0	1,2	2,9
17	4,1	0,0	2,2	2,4
18	6,0	0,2	2,2	4,1
19	7,9	0,0	1,4	1,4
20	6,2	0,0	1,4	1,7
21	5,3	0,0	1,2	0,5
22	6,2	0,0	0,7	0,2
23	6,0	0,0	0,5	0,2
24	5,8	0,0	0,5	0,0
25	3,1	0,0	1,0	0,0
26	2,6	0,0	1,0	0,0
27	1,7	0,0	0,0	0,0
28	9,1	0,0	2,4	0,0
Mittelwert	18,441	1,745	7,314	9,412

Tabelle A6: Häufigkeitsverteilung zum Kariesbefall bei Erwachsenen (35–54 Jahre zusammengefaßt) nach DMF-T				
	DMF-T %	D %	M %	F %
Zähne				
0	0,6	37,4	20,2	4,7
1	0,2	22,4	12,4	2,5
2	0,7	12,9	11,5	3,2
3	0,1	9,2	8,0	2,1
4	1,0	6,0	6,5	4,0
5	0,7	3,3	6,6	4,5
6	0,7	3,1	4,7	3,2
7	1,6	1,7	4,2	5,2
8	1,3	1,4	4,0	5,1
9	1,7	1,0	3,3	7,1
10	3,1	0,4	2,0	6,8
11	4,5	0,4	2,1	8,0
12	3,1	0,2	2,2	6,9
13	4,4	0,2	1,4	8,9
14	5,7	0,1	1,3	6,0
15	5,4	0,0	1,3	5,7
16	7,0	0,1	1,0	3,9
17	5,4	0,0	1,0	3,3
18	5,8	0,1	1,0	3,7
19	7,3	0,0	0,7	1,8
20	7,0	0,0	0,8	1,6
21	6,3	0,0	0,7	0,9
22	6,0	0,0	0,5	0,5
23	5,1	0,0	0,2	0,4
24	3,8	0,0	0,5	0,0
25	3,1	0,0	0,5	0,0
26	2,1	0,0	0,5	0,0
27	0,9	0,0	0,0	0,0
28	5,4	0,0	1,2	0,0
Mittelwert	17,532	1,862	5,400	10,271

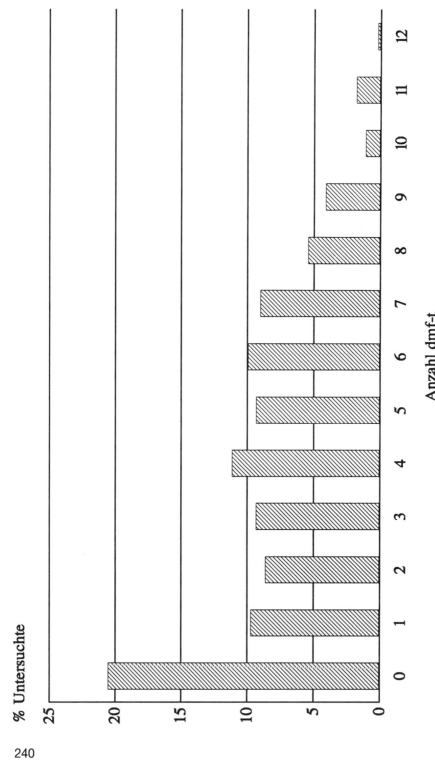

Abbildung A1: Verteilung des dmf-t bei 8/9jährigen

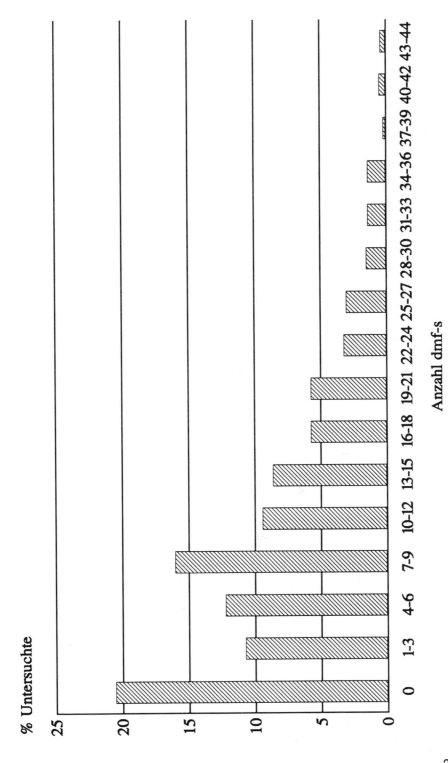

Abbildung A2: Verteilung des dmf-s bei 8/9jährigen

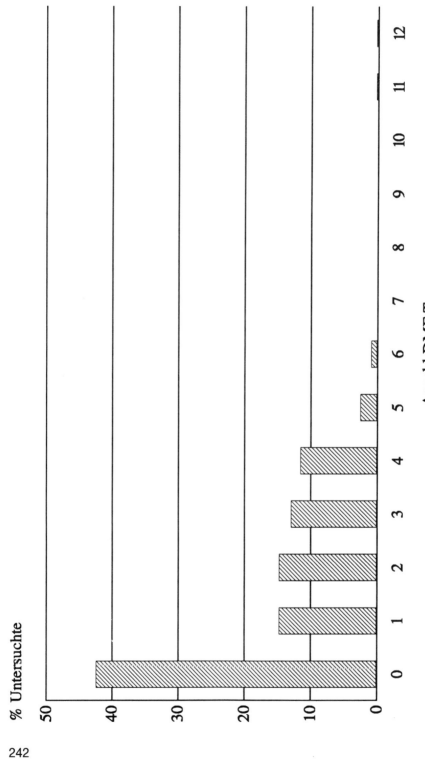

Abbildung A3: Verteilung des DMF-T bei 8/9jährigen

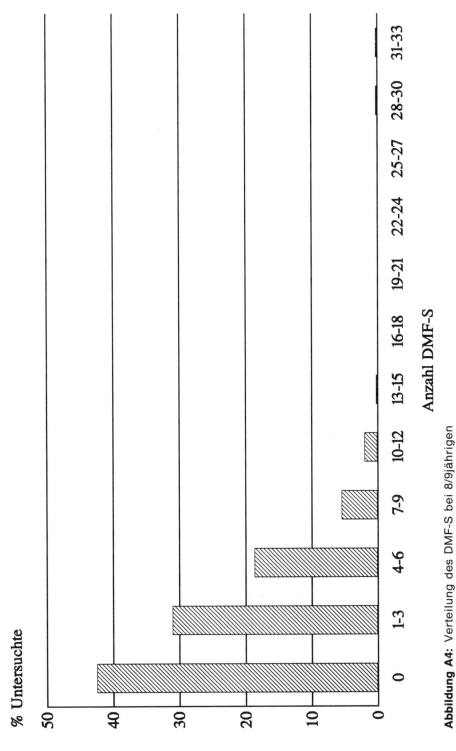

Abbildung A4: Verteilung des DMF-S bei 8/9jährigen

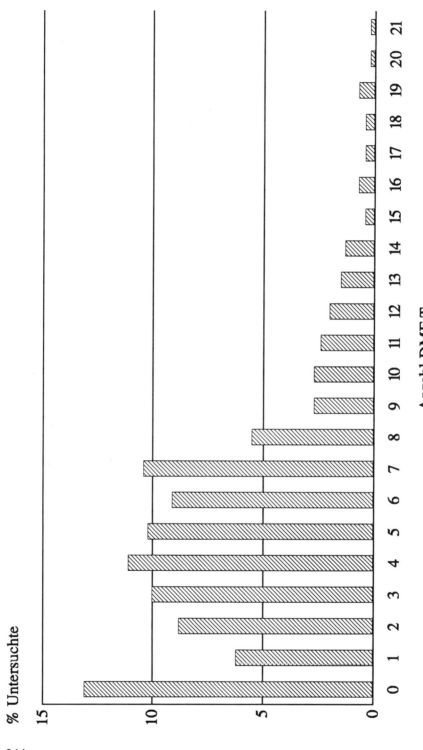

Abbildung A5: Verteilung des DMF-T bei 13/14jährigen

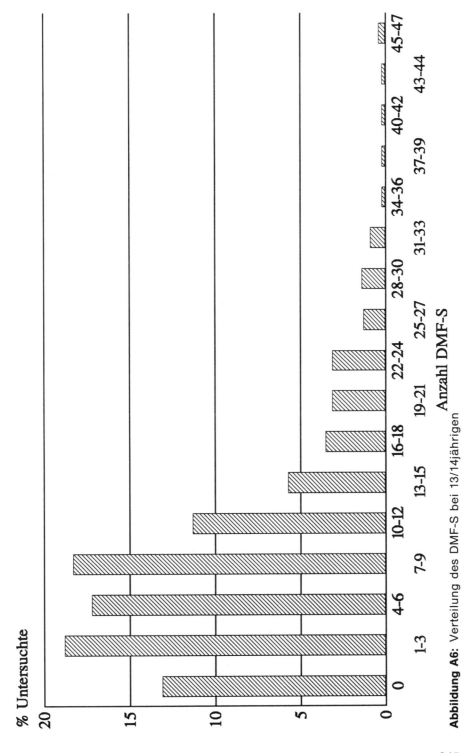

Abbildung A6: Verteilung des DMF-S bei 13/14jährigen

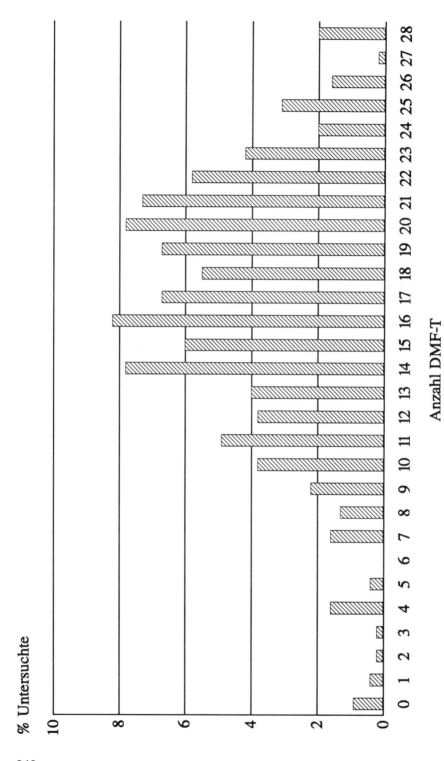

Abbildung A7: Verteilung des DMF-T bei 35-44jährigen

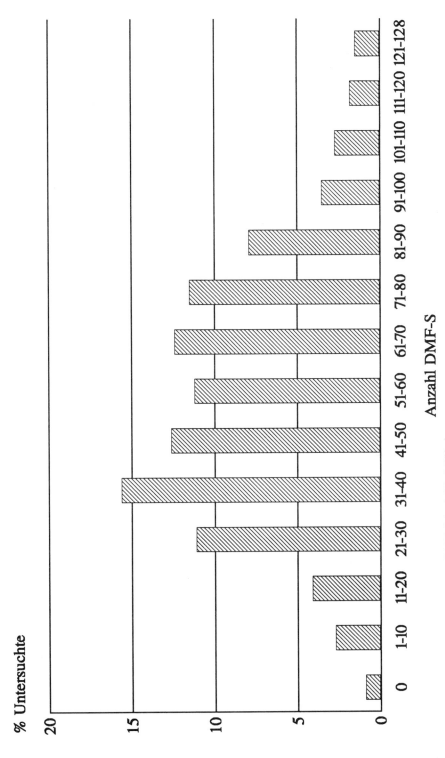

Abbildung A8: Verteilung des DMF-S bei 35–44jährigen

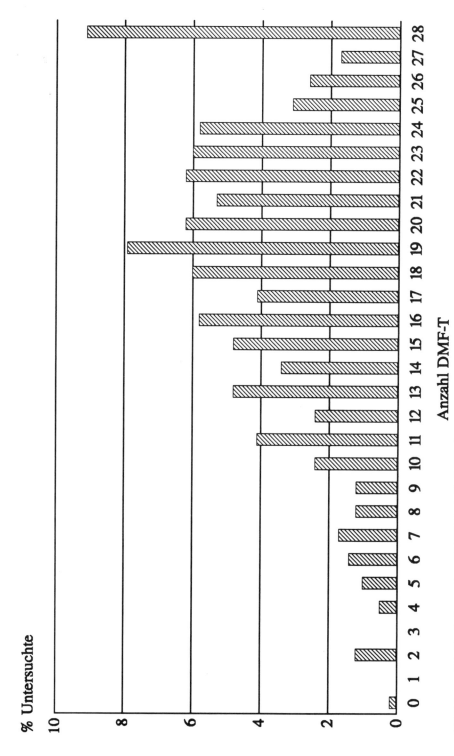

Abbildung A9: Verteilung des DMF-T bei 45–54jährigen

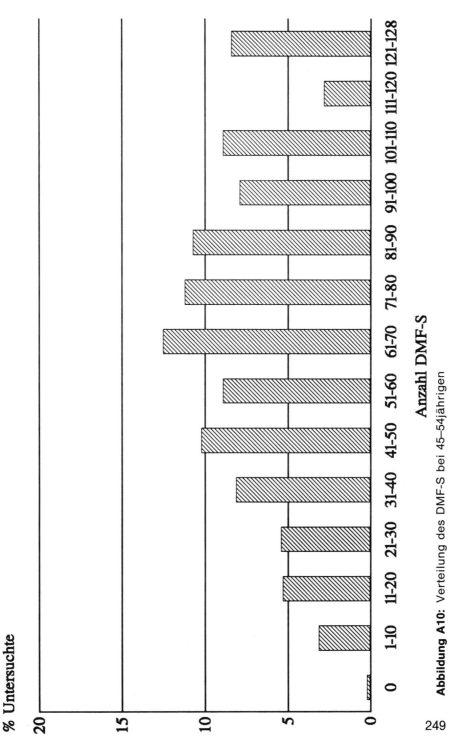

Abbildung A10: Verteilung des DMF-S bei 45–54jährigen

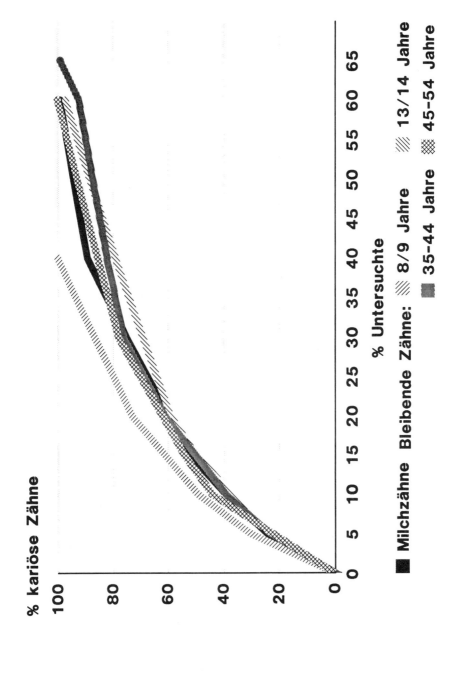

Abbildung A11: Kariesverteilung innerhalb der Altersgruppen

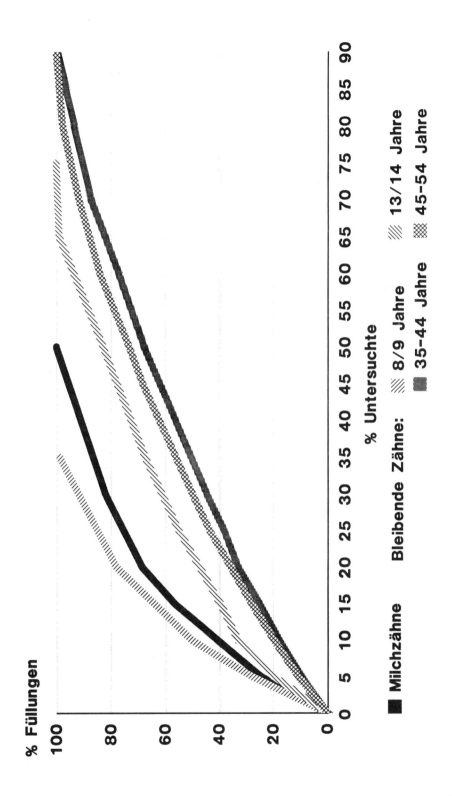

Abbildung A12: Verteilung der Füllungen

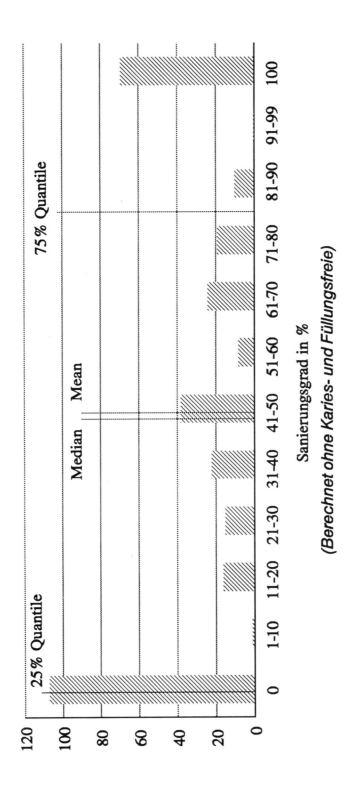

Abbildung A13: Sanierungsgrad bei 8/9jährigen (Milchzähne)

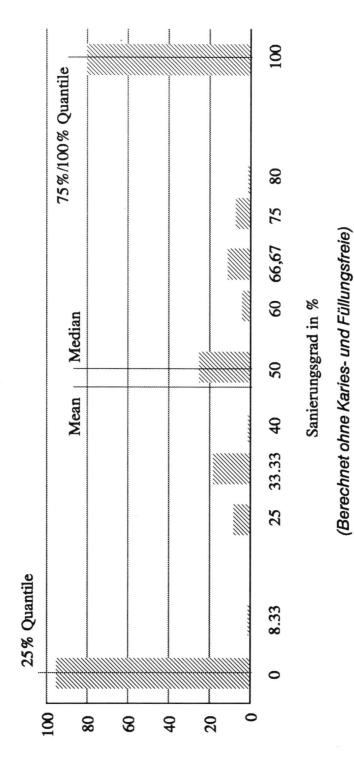

Abbildung A14: Sanierungsgrad bei 8/9jährigen (bleibende Zähne)

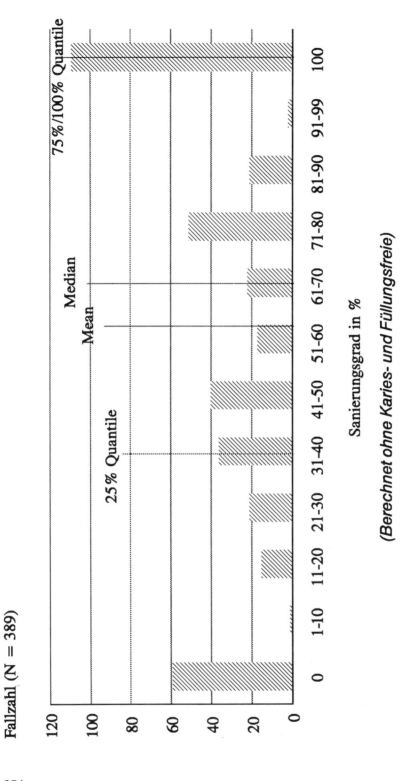

Abbildung A15: Sanierungsgrad bei 13/14jährigen

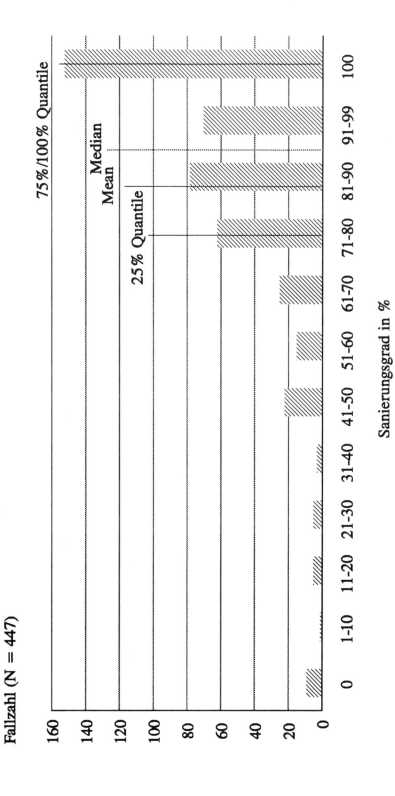

Abbildung A16: Sanierungsgrad bei 35–44jährigen

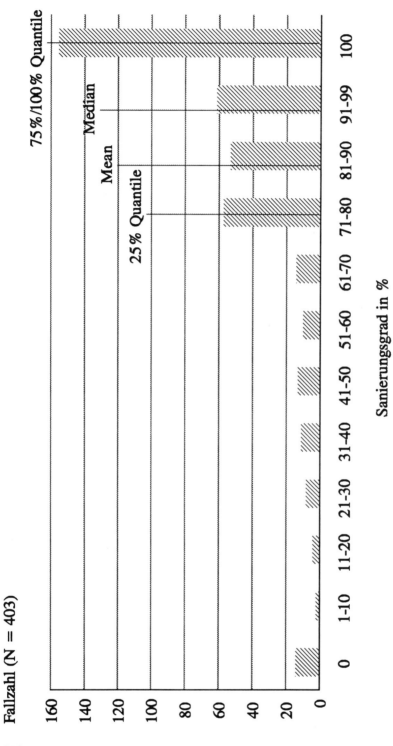

Abbildung A17: Sanierungsgrad bei 45–54jährigen

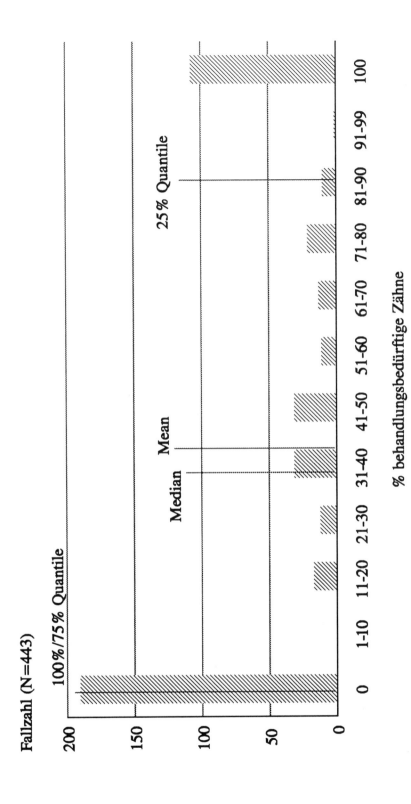

Abbildung A18: Behandlungsbedarf der Milchzähne bei 8/9jährigen

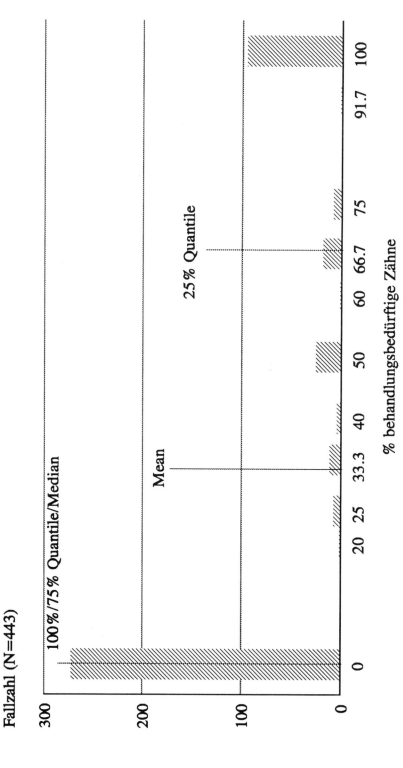

Abbildung A19: Behandlungsbedarf bleibender Zähne bei 8/9jährigen

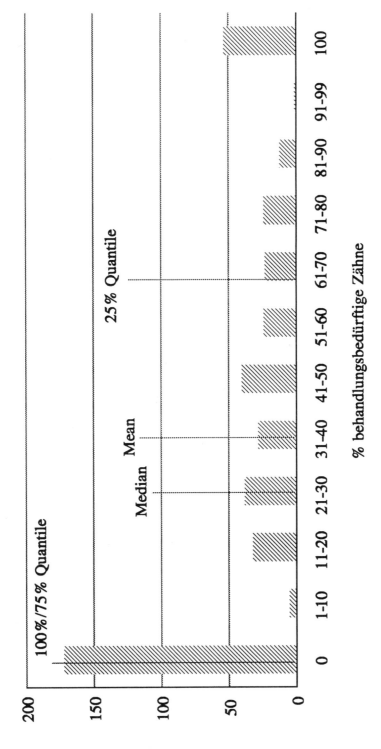

Abbildung A20: Behandlungsbedarf der bleibenden Zähne bei 13/14jährigen

8.6 Literaturverzeichnis

Einwag, J.: Kariesepidemiologische Untersuchungen an bayerischen Grundschülern. Sonderdruck 1991

Gängler, P., Bäbel, G., Kurbad, A., Koss, W.: Local epidemiological profile of periodontal diseases and dental caries of the districts of Erfurt and Suhl. German Democratic Republic 1985–1986

Hüllebrand, G.: Kariesbefall und Gebißzustand zahnärztlicher Patienten in der Bundesrepublik Deutschland. Medizinische Dissertation, Würzburg 1986

Naujoks, R., Hüllebrand, G.: Mundgesundheit in der Bundesrepublik Deutschland. Zahnärztliche Mitteilungen 5, 1985, S. 417–419

Naujoks, R.: Epidemiologie der Zahnkaries in der Bundesrepublik Deutschland. Dtsch Zahnärztl Z 42, 1987, S. 16–19

Naujoks, R.: Ergebnisse der A10-Studie. In Vorbereitung

Patz, J., Naujoks, R.: Morbidität und Versorgung der Zähne in der Bevölkerung der Bundesrepublik Deutschland. Dtsch Zahnärztl Z 35, 1980, S. 259–264

WHO: World Health Organisation: Oral Health Care Systems – An International Collaborative Study. Genf 1985

9 Ergebnisse zur Prävalenz von Parodontopathien

Elmar Reich

9.1 Vorbemerkung

Erkrankungen des Parodonts sind für einen beträchtlichen Teil der Kosten für die zahnärztliche Behandlung verantwortlich. Für die Feststellung der Verbreitung dieser Erkrankung und die Planung des Behandlungsbedarfs sind epidemiologische Daten notwendig. Nach zukünftigen Fortschreibungen der vorliegenden Studie wird es möglich sein, Veränderungen im Erkrankungsgrad und der Therapiebedürftigkeit parodontaler Erkrankungen in der deutschen Bevölkerung festzustellen.

Gegenüber der medizinischen Epidemiologie gilt es bei der Epidemiologie von Karies und Parodontopathien, nicht nur die Erkrankung des Individuums festzustellen, sondern diese Erkrankungen an einzelnen Zähnen oder gar Zahnflächen zu diagnostizieren. Für die Karies ermöglicht der DMF-Index eine einfache Erfassung der bis zum Untersuchungszeitpunkt aufgetretenen Karies und ihrer Folgen. Für die Parodontalerkrankungen gibt es bisher keinen Index, mit dem auf vergleichbar einfache und sichere Weise die bisher aufgetretenen parodontalen Destruktionen und die daraus resultierende Therapiebedürftigkeit erfaßt werden können (vgl. hierzu auch Kapitel 5).

Zur Erfassung parodontaler Erkrankungen wurden unterschiedliche Befundsysteme entwickelt. Bei den meisten Parodontal-Indizes werden die Gingivitis und Symptome der parodontalen Destruktion als Teilaspekte von Parodontalerkrankungen in Form einer Rangfolge erfaßt. Damit werden zwei Erkrankungen zusammengefaßt, wobei die Parodontitis meist mit einer Gingivitis vergesellschaftet ist, letztere aber nicht unbedingt eine frühe Form der Parodontitis darstellt (Listgarten, Schifter und Laster, 1985; Page, 1986). Nur in einigen Fällen und an manchen Zähnen entwickelt sich aus einer Gingivitis eine Parodontitis. Aufgrund der hohen Prävalenz der Gingivitis und der wesentlich geringeren Prävalenz der Parodontitis wird die Interpretation epidemiologischer Ergebnisse, die mit Parodontal-Indizes erhoben wurden, erschwert. Die Differenzierung zwischen verschiedenen Indexgraden erfolgt z. T. visuell oder über die Messung der Parodontaltaschen etc. Auch ätiologische Kofaktoren der Parodontitis, wie die Menge der Plaque oder des Zahnsteins, werden in Form von Indizes erfaßt. Als Folge der Parodontaltherapie kommt es zur Reduktion der Parodontaltaschen, womit eine Verringerung mancher Indizes verbunden ist. Im Gegensatz zur Karies, bei der eingetretene Destruktionen auch nach der Therapie diagnostizierbar bleiben, handelt es sich bei Belags- und Gingival-, wie auch bei manchen Parodontal-Indizes, um reversible Indizes.

Die ersten Parodontal-Indizes, die es ermöglichten, Prävalenz und Schweregrade der Parodontopathien in verschiedenen Populationen miteinander zu vergleichen, waren der PMA-Index (Massler, Schour und Chopra, 1950), der PI = Periodontal Index (Russell, 1956) und der PDI = Periodontal Disease Index (Ramfjord, 1959).

Mit dem PMA-Index von Massler, Schour und Chopra (1950) werden nur gingivale Veränderungen labial an den Frontzähnen festgehalten. Hierbei steht P für Papille, M für marginale Gingiva und A für „attached" (befestigte) Gingiva.

Durch den Periodontal-Index von Russell (PI, 1956) konnten erstmals auch parodontale Destruktionen erfaßt werden. Hierbei wird jeder Zahn visuell auf gingivale und parodontale Veränderungen untersucht. Die zwei parodontalen Kriterien sind Taschenbildung und Funktionsverlust aufgrund erhöhter Mobilität. Da die Taschentiefe nicht gemessen wird, ist die Differenzierung der parodontalen Destruktion mit dem PI recht ungenau. Durch geeignete Therapien werden die Taschenbildung und z. T. auch die Mobilität reduziert. Somit ist der PI ein Beispiel für einen reversiblen Parodontal-Index.

Mit dem Periodontal-Disease-Index (PDI, Ramfjord, 1959) wurde versucht – vergleichbar der Karieserfassung durch den DMF-Index – die bis zu diesem Zeitpunkt eingetretenen parodontalen Destruktionen zu bewerten. Beim PDI wird der klinisch feststellbare Abbau des Desmodonts (Attachmentverlust) – im Gegensatz zur Taschentiefe beim PI – bewertet. Somit gibt der PDI den Zustand des Parodonts an, wohingegen der PI – wie auch andere Parodontalindizes – das Ausmaß der Erkrankung des Parodonts angibt. Damit wird beim PI und CPITN auch eine Behandlungsbedürftigkeit abgeleitet, wobei das Therapieziel der Indexwert 0 ist, also klinisch gesunde Gingivaverhältnisse.

Die Befunde der Parodontal-Indizes werden in Form von unterschiedlichen Graden dargestellt, womit eine Rangordnung des Schweregrades der Erkrankung gegeben ist. Sofern die Ergebnisse in Form von Mittelwerten für jeden Probanden oder für die Bevölkerung angegeben werden, gibt diese Darstellung ein verfälschtes Bild der Erkrankung wieder. Die Parodontitis und Gingivitis tritt nicht in jeder Altersgruppe gleichmäßig auf, vielmehr sind sogar bei jeder Person verschiedene Zähne und Zahnflächen unterschiedlich stark befallen.

Der CPITN = Community Periodontal Index of Treatment Needs (Ainamo et al., 1982) wurde auf Initiative der WHO (1978) entwickelt. Er basiert auf dem Prinzip der dichotomen Befundung in 6 Gebißsextanten. Für epidemiologische Untersuchungen können auch nur Indexzähne im jeweiligen Sextanten befundet werden. Abhängig von der Altersklasse werden unterschiedliche Indexzähne berücksichtigt und bei Kindern unter 10 Jahren keine Messungen der Taschentiefen vorgenommen. Als Hilfsmittel zur klinischen Untersuchung dient eine spezielle Parodontalsonde mit kugelförmigem Ende von 0,5 mm Durchmesser. Diese Sonde hat ein geringes Gewicht, um keinen unnötig hohen Sondierungsdruck zu provozieren. Den maximalen Befundgraden jedes untersuchten Probanden können Grade der Behandlungsbedürftigkeit zugeordnet werden, um das Ausmaß und den Umfang der notwendigen Behandlung abschätzen zu können.

In den 60er Jahren wurden Indizes entwickelt, um die ätiologischen Kofaktoren der Parodontopathien zu erfassen. Dazu zählen Plaque-Indizes, z. B. Plaque-Index/PI (Silness und Löe, 1964), und Zahnstein-Indizes, z. B. Calculus-Surface-Index/CSI (Ennever et al., 1961), sowie reine Gingival-Indizes, z. B. Gingival-Index/GI (Löe und Silness, 1963). Zur Vereinfachung der Befundung wird z. T. nicht das komplette Gebiß mit allen Zähnen untersucht, sondern man beschränkt sich auf eine Gebißhälfte oder berücksichtigt nur Indexzähne. Damit wird die Befundaufnahme für jeden Probanden verkürzt. Andererseits werden damit natürlich nicht alle erkrankten Zähne und Zahnflächen erfaßt. Bei einer Teilregistrierung von Befunden wird die Prävalenz der Parodontitis unterschätzt (Ainamo und Ainamo, 1985).

Für die parodontale Befundung bei der vorliegenden epidemiologischen Untersuchung sollten Indizes und Untersuchungsmethoden verwendet werden, die einerseits eine Vergleichbarkeit der festgestellten Ergebnisse mit anderen Studien ermöglichen, andererseits aber, bedingt durch die organisatorische Vorgabe von vielen verschiedenen Untersuchern, gewährleisten, daß die Kalibrierung der Untersucher schnell und sicher möglich ist. Aus diesem Grunde wurden für die Erfassung von Plaque und Zahnstein nur einfache dichotome Entscheidungen verwendet. Darüber hinaus sollte durch die getrennte Befundung von gingivalen und parodontalen Symptomen ein klares Bild der Prävalenz aller parodontalen Erkrankungen erstellt werden.

Der Zustand der Gingiva wurde demzufolge nicht nur über einen Parodontal-Index mit dessen gingivaler Komponente erfaßt, sondern zusätzlich mit einem feingradierten Gingiva-Index, dem PBI = Papillen-Blutungs-Index (Saxer und Mühlemann, 1975).

Mit dem CPITN als Parodontal-Index sind in den letzten Jahren Untersuchungen in vielen verschiedenen Ländern durchgeführt worden (Ainamo et al., 1982; Pilot und Miyazaki, 1991). Der CPITN weist mehrere Unterteilungen auf und berücksichtigt neben gingivalen Erkrankungen das Vorhandensein von Zahnstein, sowie parodontale Destruktionen in zwei Stufen. Ausgehend vom maximalen Erkrankungszustand kann mit diesem Index die Behandlungsnotwendigkeit von Parodontalerkrankungen abgeschätzt werden. Kritisch muß dabei angemerkt werden, daß durch die Untersuchung von Indexzähnen der CPITN zwar recht einfach zu erheben ist, auf der anderen Seite durch dieses relativ grobe Raster das Ausmaß und der Schweregrad der Paradontalerkrankungen teilweise unterschätzt wird (Schürch et al., 1988; Holmgren und Corbet, 1990). Um das Ausmaß der parodontalen Destruktion exakter feststellen zu können, wurde in der vorliegenden Studie deshalb zusätzlich eine klinische Messung des Attachmentverlustes durchgeführt. Dabei wurde die Erhebung auf zwei Flächen – mesial und bukkal – (Carlos, Wolfe und Kingman, 1986) beschränkt. Um die gesamte Erhebung für den Zahnarzt und den untersuchten Probanden nicht zu zeitaufwendig zu gestalten, wurde die Erfassung des PBI und des Attachmentstatus als Halbseitenuntersuchung durchgeführt (vgl. hierzu auch Kapitel 5).

Die Kalibrierung der Untersucher erfolgte auf thereotischem und praktischem Weg. Direkt im Anschluß an die Felduntersuchung wurden von zufällig ausgewählten Projektzahnärzten und den Bundeskalibrierern jeweils 5 Patienten nachuntersucht, um die Genauigkeit der erhobenen Daten einschätzen zu können (vgl. Kapitel 7).

9.2 Methodisches Vorgehen

Die Feststellung von Plaque und Zahnstein erfolgte visuell als ja-nein Entscheidung für das gesamte Gebiß. Der Papillen-Blutungs-Index wurde als Halbseitenbefund bukkal in der rechten Gebißhälfte erhoben. Nach Ausstreichen der Papillen mit der Parodontalsonde konnte zwischen den 5 Befundungsgraden von klinisch entzündungsfreier Gingiva (Grad 0) bis zu massiver Blutung (Grad 4) differenziert werden (Saxer und Mühlemann, 1975).

Wie für epidemiologische Untersuchungen generell vorgeschlagen, wurden beim CPITN nicht alle Zähne befundet, sondern nur die jeweiligen Indexzähne für Jugendliche (16, 11, 26, 36, 41, 46) und Erwachsene (17, 16, 11, 26, 27, 37, 36, 41, 46, 47). Bei Kindern (8/9 Jahre) wurde an den entsprechenden Zähnen nur die Untersuchung auf gingivale Blutung und Zahnstein durchgeführt (Cutress, Ainamo und Sardo-Infirri, 1987). Die Befundung erfolgte mit der für den CPITN entwickelten Parodontalsonde.

Zusätzlich zur Untersuchung des Parodonts mit dem CPITN nach Befundgraden wurden klinische Messungen des Attachmentverlustes durchgeführt. Wie von Carlos, Wolfe und Kingman (1986) vorgeschlagen, wurde der Attachmentverlust nur mesial und mesio-bukkal mit der oben beschriebenen Parodontalsonde erfaßt. Diese weist Längengradierungen bei 3,5 mm, 5,5 mm, 8,5 mm und 11,5 mm auf.

Die Ergebnisse werden auf den Probanden bezogen entweder als Mittelwert oder in Form einer Häufigkeitsverteilung als maximal auftretender Wert dargestellt.

9.3 Ergebnisse

Die folgenden Ergebnisdarstellungen beziehen sich auf parodontale Befundungen bei insgesamt n = 1763 Personen aus den Altersgruppen 8/9 Jahre, 13/14 Jahre, 35 bis 44 Jahre und 45 bis 54 Jahre (vgl. hierzu auch Kapitel 3). Die ausführlichen Ergebnistabellen sind im Tabellenanhang (vgl. Tabellen A1–A11) zusammengeführt.

9.3.1 Plaque

Plaque war in allen Altersgruppen bei weniger als der Hälfte aller Probanden deutlich erkennbar. Mit zunehmendem Alter hatten mehr Frauen als Männer belagsfreie Gebisse (vgl. Tab. A1). Bei fast 40 % der 8/9jährigen Kinder war Plaque vorhanden, wobei keine geschlechtsspezifischen Unterschiede auftraten (vgl. Tab. A1). Bei den 13/14jährigen zeigte eine vergleichbare Anzahl von männlichen Probanden Plaque, die weiblichen jedoch deutlich weniger.

Bei mehr als der Hälfte der Erwachsenen war die Mundhygiene gut, d. h. nach Angaben der Zahnärzte war keine Plaque vorhanden. Die 35–44jährigen hatten in 62,5 %, die 45–54jährigen in 54,7 % plaquefreie Gebisse. Die Zunahme von Karies nach dem DMF-T-Index und der Parodontitis nach dem CPITN war mit einer Verschlechterung der Mundhygiene verbunden. Die Mundhygiene war bei weiblichen Erwachsenen besser als bei männlichen. Prinzipiell war die Plaqueentfernung abhängig von der Sozialschicht und zeigte schlechtere Werte in der unteren Schicht.

9.3.2 Zahnstein

Schon bei den jüngsten Probanden (8/9jährige) wurde bei 12 % Zahnstein festgestellt. Mehr männliche Probanden als weibliche Probanden hatten supragingivalen Zahnstein, aber insgesamt betrachtet wesentlicher weniger als in höheren Altersgruppen (vgl. Tab. A1). Auffällig war, daß Zahnstein häufiger bei unteren sozialen Schichten auftrat.

Die 13/14jährigen hatten doppelt so häufig Zahnstein wie die 8/9jährigen (vgl. Tab. A1). Nur geringe Unterschiede waren hierbei zwischen Jungen und Mädchen vorhanden. Auffällig war, daß bei niedrigem Zuckerkonsum häufiger Zahnstein vorhanden war als bei mittlerem oder hohem Zuckerkonsum. Die Regelmäßigkeit des Zahnarztbesuches hatte keine Auswirkungen auf den vorhandenen Zahnstein. Hingegen war weniger Zahnstein bei KfO-behandelten Personen als bei unbehandelten vorhanden. Keine Unterschiede waren bezüglich des KfO-Status zwischen Gruppe B und C vorhanden (vgl. hierzu auch Kapitel 10). Mit Zunahme der Karieshäufigkeit war ebenfalls ein Ansteigen des Zahnsteinbefalls vorhanden.

Bei den Erwachsenen war in beiden Altersgruppen bei etwa 80 % der untersuchten Probanden Zahnstein vorhanden (Tab. A1). Damit lag dieser Wert mehr als doppelt so hoch wie der entsprechende Wert der 13/14jährigen. Probanden mit guter Mundhygiene hatten etwas weniger Zahnstein als Probanden mit schlechter Mundhygiene.

9.3.3 Papillen-Blutungs-Index (PBI)

Nach den mit dem PBI ermittelten Ergebnissen zeigten knapp 30 % der 8/9jährigen Probanden keine gingivale Entzündung (vgl. Tab. A2). Geringe Blutungen Grad 1 und Grad 2 waren dagegen relativ häufig mit 36,6 % respektive 23,7 %. Stärkere Blutungen mit Grad 3 und 4 kamen insgesamt bei 10 % vor. Hierbei kann nicht ausgeschlossen werden, daß einige noch im Durchbruch befindliche Zähne untersucht worden sind. Gesunde gingivale Verhältnisse waren bei Probanden der Oberschicht (38,5 %) häufiger als bei den anderen Schichten (25,0 %). Die Durchschnittswerte des PBI zeigten in allen sozialen Schichten ein sehr einheitliches Bild mit einem Mittelwert von entweder 0,5 oder 0,6. Geschlechtsspezifische Unterschiede waren nicht vorhanden (vgl. Tab. A1). Zuckerkonsum und Mundhygiene hatten ebenso wie das Inanspruchnahmeverhalten nur geringe Auswirkungen auf den PBI (vgl. hierzu auch Kapitel 12).

Der PBI der 13/14jährigen hatte einen Durchschnittswert von 0,8 (vgl. Tab. A1). Dieser Wert wurde weder durch Zuckerkonsum noch durch Mundhygiene wesentlich beeinflußt. 14,2 % aller Probanden hatten als PBI-Maximalwert den Grad 0, während die Grade 1, 2 und 3 einen vergleichbaren Anteil von 23–30 % hatten (vgl. Tab. A2). Bei den weiblichen Personen tendierte der PBI zu etwas besseren Werten. Der Maximalwert von 4 kam nur bei 3,1 % der Probanden vor. Klinisch entzündungsfreie Gingiva (Grad 0) war etwa doppelt so häufig in der mittleren und höheren sozialen Schicht wie in der unteren vorhanden (Tab. A3). Beim höchsten PBI-Wert von 4 war das Gegenteil der Fall. Auswirkungen der Mundhygiene auf den PBI waren nur an den Extremen erkennbar. So war gute Mundhygiene häufiger mit gesunden Gingivaverhältnissen korreliert, während der Grad 4 häufiger bei schlechter Mundhygiene vorkam.

Der Durchschnittswert des PBI zeigte keine Veränderungen mit dem Inanspruchnahmeverhalten oder dem KfO-Versorgungsstatus. Auch der KfO-Status hatte keine deutlichen Auswirkungen auf den PBI. Hingegen war bei hoher Kariesfrequenz ein deutlicher Anstieg des PBI-Durchschnittswertes vorhanden. Noch ausgeprägter war die Zunahme des PBI mit der Zunahme der Parodontalerkrankungen nach dem CPITN korreliert (vgl. Tab. A3).

Deutlicher als bei den Mittelwerten des PBI waren dessen Maximalwerte bei Jugendlichen mit Karies und Parodontalerkrankungen korreliert (vgl. Tab. A3). Hohe Werte für den PBI von 3 oder 4 waren häufiger bei Probanden mit viel Karies vorhanden als bei solchen mit wenig Karies. Wie zu erwarten, war der Maximalwert des PBI mit dem Schweregrad der Parodontalerkrankungen nach dem CPITN korreliert. Schwere Parodontalerkrankungen mit Taschenbildung zeigten auch höhere Maximalwerte des PBI, was auf die die Parodontitis begleitenden gingivalen Veränderungen zurückzuführen ist.

Die Mittelwerte des PBI bei den Erwachsenen lagen bei oder knapp über 1 (vgl. Tab. A1). Keine oder nur eine geringe Gingivaentzündung (Grad 0, respektive 1) war etwas häufiger bei den jüngeren Erwachsenen (35–44 Jahre) als bei den älteren Erwachsenen (45–54 Jahre) vorhanden (vgl. Tab. A2). Der Einfluß der Sozialschicht und der Mundhygiene zeigte sich bei den Erwachsenen im gleichen Maße wie bei den 13/14jährigen. Eine niedrige Sozialschicht macht es wahrscheinlicher, daß der PBI-Wert höher liegt, während hohe PBI-Werte (Grad 3 oder 4) in der Oberschicht seltener auftraten als in den anderen Schichten (vgl. Tab. A4). Der Durchschnittswert des PBI war bei den Gruppen mit unterschiedlicher Kariesausprägung vergleichbar und lag zwischen 1,0 und 1,3. Deutliche Unterschiede hingegen waren bei unterschiedlich ausgeprägten Parodontalerkrankungen vorhanden, wobei mit Zunahme der Taschentiefe auch eine Steigerung des PBI-Mittelwertes zu verzeichnen war.

Bei den Erwachsenen zeigte sich ein gehäuftes Vorkommen von hohen PBI-Werten (Grad 4) bei den Probanden, die unregelmäßig zum Zahnarzt gingen. Im Gegensatz zur Situation bei den Jugendlichen hatte der Schweregrad der Karies keine deutlichen Auswirkungen auf die Verteilung der PBI-Werte. Hingegen waren bei den Probanden, die nach dem CPITN schwere parodontale Erkrankungen aufwiesen, auch höhere PBI-Maximalwerte zu verzeichnen als bei mittleren oder nur geringen parodontalen Symptomen. Der PBI-Maximalwert bei den Probanden nach KfO-Behandlung zeigte im Vergleich zu unbehandelten einen Rückgang. Ob dies eine Folge der optimalen Zahnstellung nach Behandlung ist, oder ob die Patienten durch die Betreuung während der KfO-Behandlung eine bessere Mundhygiene und folglich geringere Gingivitis aufwiesen, läßt sich anhand der Daten nicht feststellen. Auch die Probanden mit KfO-Status Gruppe B und C, also mit mehr oder weniger ausgeprägten Fehlstellungen, hatten höhere PBI-Maximalwerte als diejenigen der Gruppe A ohne Fehlstellungen (vgl. Tab. A4).

9.3.4 CPITN-Indexsystem

Bei den Kindern mit 8/9 Jahren wurden beim CPITN nur die Grade 0–2 erfaßt. Klinisch völlig gesunde Verhältnisse (Grad 0) kamen bei gut 30 % der Kinder vor (vgl. Tab. A5). Am häufigsten traten gingivale Entzündungen (Grad 1) als Maximalwert mit 53,5 % auf. Relativ selten waren Zahnstein oder überstehende Füllungsränder (Grad 2) mit knapp 11 %. Die Unterschiede zwischen den Geschlechtern waren gering. Weder Sozialschicht, Zuckerkonsum noch Mundhygiene zeigten größere Auswirkungen auf die Verteilung des Maximalwertes des CPITN, wohingegen der Grad 0 relativ häufiger bei den Probanden auftrat, die ein kontrollorientieres Inanspruchnahmeverhalten zeigten. Der Durchschnittswert des CPITN lag bei 0,4 (vgl. Tab. A1).

Der durchschnittliche CPITN-Wert der 13/14jährigen lag mit 0,7 wesentlich unter den Werten für die Erwachsenen mit 1,7 für 35–44jährige oder 2,0 für 45–54jährige (vgl. Tab. A1). Bei den 13/14jährigen trat als CPITN-Maximalwert am häufigsten der Grad 1 (53,5 %) auf. Gesunde Verhältnisse kamen bei 18,4 % der Probanden vor, während Taschen mit maximal 6 mm bei 11,9 % und tiefere Taschen nur bei 0,7 % festgestellt wurden. Während es keine männlichen Probanden mit CPITN Grad 4 gab, trat dieser Wert bei 1,4 % der weiblichen Probanden auf; dies entspricht 3 Probanden. Der Einfluß der Sozialschicht war wiederum, ähnlich wie beim PBI, für gesunde Gingivaverhältnisse sehr ausgeprägt. Nur knapp die Hälfte der Probanden aus der Unterschicht im Vergleich zu den beiden anderen Gruppen hatte klinisch gesunde Gingivaverhältnisse (vgl. Tab. A6). Hingegen war der Anteil mit Taschenbildung (Grad 3) in der Unterschicht doppelt so hoch wie in anderen Gruppen.

Nicht ganz auszuschließen ist, daß – unabhängig von der Sozialschichtzugehörigkeit – ein Teil der hohen Werte für die Taschentiefe (Grad 3 und 4) bei den Jugendlichen durch Hyperplasien und im Durchtritt befindliche Zähne verursacht worden sind. Taschen bis zu 6 mm traten häufiger bei Probanden mit hohen Werten für den DMF-T auf als bei solchen mit niedrigen Werten (vgl. Tab. A6).

Ausgeprägte Unterschiede waren abhängig von den Fehlstellungen vorhanden. Probanden mit KfO-Status Gruppe C hatten mit 33,9 % wesentlich häufiger schwere Parodontalerkrankungen als die der Gruppe B (20,9 %) oder Gruppe A (15,6 %).

Der Durchschnittswert des CPITN (vgl. Tab. A1) lag bei den Erwachsenen bei 1,7 (35–44 Jahre) respektive 2,0 (45–54 Jahre). Bei männlichen Probanden war er im Mittel mit 2,0 etwas höher als bei weiblichen Probanden mit 1,8. Die Sozialschicht hatte auch hier einen modifizierenden Einfluß auf den durchschnittlichen CPITN-Wert. Bei höheren sozialen Schichten war er geringer als in der Unterschicht.

Höhere CPITN-Maximalwerte kamen bei den älteren Probanden vor, was einer Zunahme parodontaler Erkrankungen nach Schweregrad und Prävalenz entspricht. Tiefe Taschen mit über 6 mm hatten 19,2 % der 45–54jährigen und 15,1 % der 35–44jährigen (vgl. Tab. A5). Aufgrund der angestellten Vergleiche zwischen CPITN und Attachmentverlust muß allerdings von einer Unterschätzung der parodontalen Destruktionen durch die untersuchenden Zahnärzte ausgegangen werden (vgl. hierzu Kapitel 7).

Diese Unterschätzung war beim CPITN-Grad 3 ausgeprägter als beim Grad 4. Nach den beim Attachmentverlust befundeten Taschentiefen, gab es Abweichungen um 2 CPITN-Grade bei ca. 20 % der Probanden mit Taschen von 4–5 mm (entspricht CPITN 3), hingegen nur bei ca. 9 % der Probanden mit Taschen über 6 mm (entspricht CPITN 4).

Der soziale Status beeinflußt die parodontale Gesundheit deutlicher als die Mundhygiene oder das Inanspruchnahmeverhalten (vgl. Tab. A7). Der Grad 4 trat in sozial hohen Schichten um ein Drittel seltener auf als in sozial schwächeren Schichten. Probanden mit hohem Zuckerkonsum hatten seltener tiefe Taschen als solche mit geringem Zuckerkonsum (vgl. hierzu auch Kapitel 12). Gegenüber der Gruppe der 13/14jährigen waren mittlere Taschen bei Erwachsenen mit 4–6 mm ca. 4mal häufiger nachweisbar. Taschen über 6 mm, die bei den Jugendlichen eine seltene Ausnahme darstellten, traten bei den Erwachsenen mit 15,1 % respektive 19,2 % wesentlich häufiger auf. Hingegen waren völlig gesunde Gingivaverhältnisse oder nur eine leichte Blutung, die bei den Jugendlichen noch bei mehr als 70 % aller Probanden auftraten (Grad 0 und 1), bei den Erwachsenen nur bei 18 % respektive 11 % feststellbar (vgl. Tab. A5). Parodontalerkrankungen nehmen also mit dem Alter zu, wobei erste Anzeichen parodontaler Destruktion schon bei Jugendlichen von 13/14 Jahren diagnostiziert werden können. Über die Hälfte aller Erwachsenen ab 35 Jahren haben mittlere bis tiefe Taschen.

Der Schweregrad der Karies (DMF-T) hatte im Gegensatz zu den Jugendlichen keine ausgeprägte Wirkung auf die Verteilung des CPITN-Maximalwertes. Der CPITN zeigte keine deutliche Abhängigkeit von der Häufigkeit des Zahnarztbesuches (vgl. Tab. A7). Bei behandelten KfO-Fällen traten eher kleine CPITN-Werte im Vergleich zu den unbehandelten Probanden auf. Dies zeigte sich auch nach dem KfO-Status, wo die Gruppe A häufig gesunde Gingivaverhältnisse aufwies, während in den

Gruppen B und C häufiger tiefe Taschen als in der Gruppe A vorkamen (vgl. Tab. A6).

Während sich nach dem KfO-Status schon abzeichnete, daß mit seiner Verschlechterung auch die parodontalen Erkrankungen zunehmen, zeigte sich diese Beziehung noch deutlicher bei einigen Stellungsanomalien. Insbesondere war bei mesialer, aber auch bei distaler Bißlage eine Zunahme der Parodontalerkrankungen zu verzeichnen. Bei Engständen traten insbesondere im Bereich der Front (1–3) häufiger Parodontalerkrankungen auf. Neben den parodontalen Destruktionen können allerdings auch anatomische Ursachen in manchen Fällen eine Zunahme der Taschentiefe nach sich ziehen. Lückenstellungen waren bei Erwachsenen mit einer Zunahme der Parodontitis gekoppelt, unabhängig davon, ob die Lücken im Frontzahngebiet oder im Seitenzahngebiet vorhanden waren. Insbesondere in der Front können aber gerade Parodontalerkrankungen Ursache von Zahnwanderungen und Lückenstellungen sein. Ebenfalls eine geringfügige Zunahme der Parodontitis war bei Kreuzbiß im Seitenzahngebiet vorhanden (vgl. hierzu auch Kapitel 10).

Die Anzahl fehlender Zähne nahm mit dem Schweregrad der Parodontalerkrankungen (CPITN) geringfügig zu, hingegen war mit dem Ansteigen der Karies eine starke Zunahme fehlender Zähne verbunden (vgl. Tab. 1).

Die Anzahl der mit festsitzendem Zahnersatz ersetzten Zähne war bei den unterschiedlichen Parodontalgruppen vergleichbar, hingegen waren bei Patienten mit schweren Parodontalerkrankungen mehr Zähne durch herausnehmbaren Zahnersatz ersetzt, als in anderen Gruppen. Dies

Tabelle 1: Schweregrad von Karies und Parodontalerkrankungen bei Erwacheneen (35–54 Jahre) nach durchschnittlicher Anzahl fehlender Zähne und relativer Häufigkeit von Zahnersatz						
	DMF-T			CPITN		
	niedrig (0–10)	mittel (11–21)	hoch (22 +)	0, 1, 2	3	4
Durchschnittliche Anzahl fehlender Zähne	1,0	4,0	11,3	4,4	5,1	6,0
Zahnersatz in %	19,6	59,2	88,6	57,6	62,1	66,9

stellt einen Hinweis auf das Therapiekonzept der Zahnärzte dar, die anscheinend Zähne mit durch Parodontalerkrankungen reduziertem Parodont seltener als Brückenpfeiler für einen festsitzenden Ersatz verwenden.

Die Angaben der durchschnittlichen Anzahl von Sextanten mit den entsprechenden CPITN-Graden (vgl. Tab. A8) zeigt, daß bei Erwachsenen nur ein Sextant keine gingivale oder parodontale Erkrankung aufweist. Bei Kindern und Jugendlichen liegt dieser Wert noch bei etwa der Hälfte aller Sextanten. Während bei Jugendlichen die höheren CPITN-Grade und damit schwerere Parodontalerkrankungen in deutlich weniger als einem Sextanten auftreten, liegt das Niveau bei jüngeren Erwachsenen (35–44 Jahre) bis auf Grad 4 etwa gleich, während es bei den Älteren (45–54 Jahre) bis Grad 3 zunimmt. Sehr tiefe Taschen (Grad 4) sind bei allen Erwachsenen relativ selten.

Die aus dem CPITN abgeleitete Behandlungsbedürftigkeit (Treatment Need, TN) richtet sich nach dem höchsten auftretenden CPITN-Grad (vgl. Tab. A5). Relativ vergleichbar ist die Zahl der Probanden bei Jugendlichen und Erwachsenen (80,3 %–93 %), deren Mundhygiene durch entsprechende Prophylaxemaßnahmen (TN1) verbessert werden sollte (vgl. Tab. A8). Einfache parodontale Behandlungsmaßnahmen (TN2) sind bei mehr als 80 % aller Erwachsenen, aber bei weniger als 30 % der Jugendlichen und nur bei 10,8 % der Kinder angezeigt. Komplizierte parodontale Behandlungsmaßnahmen (TN3) sind bei tiefen Taschen indiziert (vgl. Tab. A8).

9.3.5 Attachmentverlust

Der durchschnittliche Attachmentverlust der Jugendlichen war mit 1,4 mm etwa halb so groß wie bei den Erwachsenen mit 2,7 mm (vgl. Tab. A1). Da Taschen bei den Jugendlichen nur selten auftraten, sind nicht nur parodontale Destruktionen, sondern auch Rezessionen Ursache der Attachmentverluste. Der durchschnittliche Attachmentverlust steigt bei den 45–54jährigen auf 3,0 mm an (vgl. Tab. A1).

Die Mittelwerte der Attachmentverluste lagen in der Unterschicht höher als in den anderen Schichten. Probanden mit guter Mundhygiene wiesen geringere Attachmentverluste auf als solche mit schlechter Mundhygiene.

Die Maximalwerte für den Attachmentverlust bei den Jugendlichen schwankten zwischen 1 und 9 mm. Am häufigsten traten dabei 2 und 3 mm auf (vgl. Tab. A9). Bei den Erwachsenen hingegen waren als maximale Attachmentverluste bei den 35–44jährigen 3, 4 und 5 mm bei jeweils über 20 % der Probanden vorhanden und der Wert 6 mm trat noch bei 15,4 % auf. Bei den 45–54jährigen haben sich die Attachmentverluste um ca. 1 mm verschlechtert. Jeweils mehr als 20 % der Probanden hatten maximale Attachmentverluste von 4 mm und 5 mm. Aber auch der Wert 6 mm und 7 mm war in 15,1 % bzw. 11,8 % nachweisbar. Attachmentverluste größer als 6 mm traten bei den 35–44jährigen bei 12,6 %, bei den 45–54jährigen hingegen bei 25,8 % der Probanden auf. Wie bereits beim CPITN ist auch hier eine deutliche altersabhängige Zunahme der parodontalen Destruktionen feststellbar.

Bei den Jugendlichen waren die Attachmentverluste mesial um etwa 1 mm größer als bukkal (vgl. Tab. A9). Die bukkalen Attachmentverluste dürften zum großen Teil durch gingivale Rezessionen verursacht sein. Auch bei den Erwachsenen zeigten sich durch die Meßstelle bedingte Unterschiede. Prinzipiell waren bei Erwachsenen größere Attachmentverluste vorhanden als bei Jugendlichen und diese waren ebenfalls mesial ausgeprägter als bukkal.

Der Durchschnittswert des Attachmentverlustes bei Jugendlichen war unabhängig vom Inanspruchnahmeverhalten, dem KfO-Versorgungsstatus und dem KfO-Status. Hingegen war bei Probanden mit Karies ebenso wie bei Probanden mit schweren Parodontalerkrankungen (CPITN Grad 3 und 4) der durchschnittliche Attachmentverlust etwas erhöht. Ausgeprägter zeigten sich diese Verschiebungen bei den Maximalwerten des Attachmentverlustes. In der Gruppe der Probanden mit wenig oder mittelhäufiger Karies waren Attachmentverluste über 3 mm nur sehr selten zu verzeichnen. Fast dreimal so häufig waren diese Attachmentverluste jedoch bei den Personen mit viel Karies (vgl. Tab. A10). Ein vergleichbares Bild zeigte sich bei den nach dem CPITN als schwer parodontal erkrankt eingestuften Personen. Somit ist eine Korrelation zwischen der Taschentiefe, wie sie beim CPITN gemessen wird, und dem Attachmentverlust vorhanden.

Stellungsanomalien beeinflussen das Ausmaß parodontaler Erkrankungen. So sind bei Probanden mit mesialen Okklusionsverhältnissen häufiger schwere Parodontalerkrankungen vorhanden als bei solchen mit neutralen Okklusionsverhältnissen. In geringerem Maße war dies auch bei Probanden mit Distalbißlage der Fall. Besonders auffällig war die Zunahme der Taschen bei Engständen im Bereich der Seitenzähne. Lückenstellungen hingegen, speziell im Bereich des Seitenzahngebietes, waren seltener mit Parodontopathien verbunden als normale Kontaktpositionen oder Engstände (vgl. hierzu auch Kapitel 10).

Bei Erwachsenen zeigte der durchschnittliche Attachmentverlust geringe Abweichungen in bezug auf die Sozialschicht, die Mundhygiene, das Inanspruchnahmeverhalten und den KfO-Status (vgl. Tab. A11).

Mit häufiger auftretender Karies erhöhte sich der mittlere Attachmentverlust von 2,5 auf 3,1 mm. Nach dem CPITN nahm der mittlere Attachmentverlust von 2,3 bei einem CPITN-Wert 3 auf 2,7 mm zu und erhöhte sich deutlich auf 3,5 mm bei den Probanden mit einem CPITN-Wert von 4, was die Korrelation zwischen Taschentiefe und Attachmentverlust als klinisches Symptom parodontaler Destruktionen zeigt (vgl. Tab. A11).

Die Maximalwerte des Attachmentverlustes wichen bei unterschiedlich ausgeprägter Karies nur in geringem Maße voneinander ab. Sehr ausgeprägt waren die Unterschiede des maximalen Attachmentverlustes bei den nach dem CPITN eingeteilten Parodontalerkrankungen. Allerdings traten auch in der Gruppe mit nur geringen Parodontalerkrankungen (CPITN-Wert 0–2) vereinzelt Attachmentverluste von 4 mm und mehr auf. Dies ist abhängig von der Lage der Meßfläche (mesial oder bukkal) und zeigt, daß neben der reinen Taschentiefe bei Erwachsenen in stärkerem Maße auch Rezessionen die Ursache für Attachmentverlust sind. Nicht ausgeschlossen werden kann, daß auch die Befundung durch die Zahnärzte bei der Erhebung des Attachmentverlustes durch die exakten Meßvorschriften etwas genauer war als die Erhebung des CPITN-Wertes an Index-Zähnen im Seitenzahngebiet.

Patienten mit schweren parodontalen Erkrankungen suchten den Zahnarzt seltener auf (25,7 %) als solche, die nur geringe parodontale Erkrankungen (34,9 %) aufwiesen.

Wie bei den Durchschnittswerten waren die Maximalwerte des Attachmentverlustes in der Gruppe B und C nach KfO-Status höher als in der Gruppe A. Während der Schweregrad der Karies in bezug auf den KfO-Status keine deutlichen Unterschiede zeigte, waren in den Gruppen B und C häufiger größere Attachmentverluste vorhanden als in der Gruppe A. Nach dem Wilcoxson-Rangsummentest wurden bei erwachsenen Probanden mit KfO-Status C signifikant ($p < 0,05$) höhere CPITN-Werte gefunden als für die Gruppe B. Signifikante Unterschiede wurden bei Jugendlichen und Erwachsenen für den CPITN bei Fehlstellungen im Vergleich zu normalen Verhältnissen festgestellt. Bei den 13/14jährigen traten diese signifikanten Unterschiede bei Engständen an den mittleren Frontzähnen des Ober- ($p < 0,01$) und Unterkiefers ($p < 0,05$) auf. In der Gruppe der Erwachsenen ergaben sich signifikante Unterschiede für den CPITN bei Engständen im Oberkiefer in der Front ($p < 0,001$), im Seitenzahngebiet links ($p < 0,05$) und im Unterkiefer entsprechend in allen Sextanten ($p < 0,01$). Bei Lückenstellungen waren signifikante ($p < 0,05$) Unterschiede in allen Sextanten des Oberkiefers nachweisbar, im Unterkiefer hingegen nur in der Front.

9.3.6 Ausgewählte Zusammenhänge zwischen Verhaltensdaten und aktuellem PAR-Status

Zahnfleischentzündungen oder Zahnfleischbluten wird von den Erwachsenen von 4,6 % als stark, von 12,3 % als mäßig angegeben. Hierbei sind keine ausgeprägten Geschlechtsunterschiede vorhanden. Überraschenderweise geben 6,9 % der Erwachsenen mit guter Mundhygiene starke Zahnfleischentzündungen an, solche mit schlechter Mundhygiene nur in 3,8 %. Zu einem gewissen Grad könnten dafür traumatische Veränderungen der Gingiva durch das Zähneputzen verantwortlich sein. Jedoch ist bei Probanden mit schlechter Mundhygiene auch vorstellbar, daß ihr Mundgesundheitsbewußtsein in bezug auf gingivale und parodontale Veränderungen weniger ausgeprägt ist. In derselben Größenordnung bewegen sich die Werte für den Zahnfleischschwund. Starker Zahnfleischschwund wurde von 4,6 % der Erwachsenen festgestellt, bei 11,5 % ist er mäßig und beim Rest kaum vorhanden. Beim Zahnfleischschwund sind ebenfalls weder alters- noch geschlechtsspezifische Unterschiede vorhanden (vgl. hierzu auch Kapitel 12).

Schwierigkeiten zu kauen haben 6,0 % der 35–44jährigen und 8,4 % der 45–54jährigen. Als Gründe für überwiegend einseitiges Kauen werden angegeben: fehlende Zähne mit ca. 23 %, Zahnschmerzen mit 9,8 %, schlechter Prothesenhalt mit 7,8 % und lockere Zähne oder Schmerzen am Zahnfleisch jeweils nur in 2,0 %. Allgemein nehmen Zahnlockerung und schmerzendes Zahnfleisch bei den 35–44jährigen auf 2,8 % und bei den 45–54jährigen auf 3,3 % zu.

Zahnschmerzen bei kalten und heißen Speisen war bei den Jugendlichen (13/14 Jahre) mit 65,4 % häufiger als bei den Erwachsenen mit 45,8 %. Hingegen unterschieden sich die Zahnschmerzen beim Zähneputzen mit 11,9 % respektive 12,5 %, ebenso wie schmerzendes Zahnfleisch beim Zähneputzen mit 24,2 % respektive 22,1 % nur geringfügig.

22,4 % der 35–44jährigen und 26,3 % der 45–54jährigen geben an, eine Parodontalbehandlung bei ihrem Zahnarzt erhalten zu haben. Hierbei sind keine Unterschiede hinsichtlich der Sozialschichtung zu verzeichnen, jedoch haben Probanden nach Parodontalbehandlungen eine geringfügig bessere Mundhygiene (29,6 %) als solche ohne Behandlung (23,5 %). Auffällig war, daß bei 42,2 % der Patienten mit Parodontalbehandlungen und guter Mundhygiene diese Behandlung in den letzten 12 Monaten durchgeführt worden war, während bei Patienten mit Parodontalbehandlung und schlechter Mundhygiene diese Behandlungen gleichmäßig über die Befragungszeiträume verteilt waren (12 Monate, 2 Jahre, 5 Jahre und länger). Geschlechtsspezifische Unterschiede bezüglich der Durchführung einer Parodontalbehandlung sind nicht ausgeprägt. Bei 36,6 % der 35–44jährigen wurden die Parodontalbehandlungen in den letzten 12 Monaten durchgeführt, während bei den 45–

54jährigen diese in den aufgeführten Untersuchungszeiträumen zu je einem Viertel gleich verteilt waren. Immerhin noch 18,7 % der 35–44jährigen gaben an, daß die Parodontalbehandlung länger als 5 Jahre zurück lag.

Probanden mit schweren Parodontalerkrankungen suchten seltener (25,7 %) den Zahnarzt auf als diejenigen, welche nur geringe (34,9 %) parodontale Erkrankungen aufwiesen. Ob dies auf die regelmäßige Therapie, z. B. Zahnsteinentfernung etc., zurückzuführen ist, kann mit vorliegenden Daten nicht geklärt werden.

Während nur bei 1,1 % der 13/14jährigen beim letzten Besuch des Zahnarztes Zahnstein entfernt worden war, gaben dies 11,4 % der Erwachsenen als Grund für den Zahnarztbesuch an. Jedoch war bei 42,7 % der Erwachsenen beim letzten Zahnarzttermin Zahnstein entfernt worden. 7,2 % der 35–44jährigen und 5,8 % der 45–54jährigen erhielten beim letzten Termin eine Parodontalbehandlung. In der letzten Sitzung wurden bei 3,8 % der 35–44jährigen und bei 2,4 % der 45–54jährigen Mund- und Zahnpflegeunterweisungen erteilt.

9.4 Diskussion

Die Entstehung von parodontalen Erkrankungen ist ein ortsspezifisches und zyklisches Geschehen. Nur in einigen Fällen wird aber eine Gingivitis zu einer Parodontitis fortschreiten, und für jeden Menschen gibt es neben einer unterschiedlichen allgemeinen Anfälligkeit auch unterschiedlich anfällige Zähne oder Zahnflächen. Parodontalerkrankungen treten mit zunehmendem Alter häufiger auf, gleichzeitig nimmt der Schweregrad der Erkrankungen zu. Je nach Befundsystem, Altersgruppe und Klassifizierung werden unterschiedliche Prävalenzen für Parodontopathien angegeben. So lag die Zahl der Personen mit fortgeschrittenen Parodontalerkrankungen in den Vereinigten Staaten bei den unter 65jährigen unter 8 % (Miller et al., 1987). Fortgeschrittene Parodontalerkrankungen sind bei Erwachsenen nur in einem geringen Prozentsatz vorhanden, selbst wenn die Mundhygiene schlecht ist, starke Gingivitis vorliegt und wenig Behandlungsmöglichkeiten bestehen (Cutress et al., 1982; Powell, 1984; Buckley und Crowley, 1984; Baelum, Fejerskov und Karring, 1986; Löe et al., 1986; Ismail et al., 1986). Auch bei guter Mundhygiene sind gingivale Entzündungen häufig vorhanden, seltener aber parodontale Erkrankungen (Hugoson und Jordan, 1982; Beck et al., 1984; Pilot und Schaub, 1985; Halling und Björn, 1986; Hoover und Tynan, 1986).

Die Beschränkung auf eine ja-nein-Entscheidung für den Plaque-Index erschwert die Vergleichbarkeit mit anderen Studien. Diese einfache Differenzierung ist an den Plaque-Index Grad 2 (Silness und Löe, 1964) angelehnt. Die Beschränkung auf nur eine Angabe pro Gebiß läßt nur eine grobe Einschätzung der Mundhygiene der Probanden zu (Fischman, 1986; Marthaler, 1986). Prinzipiell war das Niveau der Plaqueentfernung in den einzelnen Altersschichten, wie es in dieser Studie festgestellt wurde, mit anderen Untersuchungen vergleichbar (Hoover und Tynan, 1986; Schürch et al., 1988).

Zahnstein wurde ebenso wie Plaque nur als ja-nein-Entscheidung pro Gebiß aufgenommen. Für die Bevölkerung eines industrialisierten Landes mit umfassenden Behandlungsmöglichkeiten ist der Zahnsteinbefall nicht nur von dessen Bildungsgeschwindigkeit und der Mundhygiene abhängig, sondern auch vom subjektiven Zahnbewußtsein des Probanden und den Therapiezielen des Zahnarztes (Anerud, Löe und Boysen, 1991).

Der Entzündungsgrad der Gingiva, beurteilt mit dem PBI, zeigt, daß altersbedingt eine Zunahme von gingivalen Erkrankungen festzustellen ist. Die Beschränkung auf die Blutungsneigung bei der Befundung der Gingiva läßt klinische Symptome wie Farbe und Form der Gingiva weg, erleichtert aber andererseits die Kalibrierung der Untersucher und stellt eine sehr empfindliche Diagnose dar (Ciancio, 1986; Lobene, 1986).

Das Ausmaß der parodontalen Erkrankungen nimmt mit dem Alter zu. Trotz einer sehr weiten Verbreitung der gingivalen Erkrankungen steigt in der vorliegenden Erhebung die Zahl der Probanden mit weit fortgeschrittenen parodontalen Erkrankungen (CPITN-Grad 4) nur auf ca. 20 % an. Bei der Mehrzahl der Bevölkerung hat also die Gingivitis auch nach jahrelangem Bestehen keine Taschenbildung zur Folge.

Trotz der Probleme bei der klinischen Feststellung des Attachmentverlustes scheint diese Methode noch das verläßlichste Bild vom Zustand des Parodonts zu liefern (Löe et al., 1986; Haffajee und Socransky, 1986). Die festgestellten Attachmentverluste sind, was das Ausmaß und die Verteilung betrifft, mit anderen Studien vergleichbar (Anerud et al., 1983; NIH, 1987; Schürch et al., 1988). Da bei 46,6 % der 35–44jährigen und bei 63,4 % der 45–54jährigen Attachmentverluste von 5 mm und mehr festgestellt wurden, ist gegenüber der Befundung mit dem CPITN doch von einer höheren Prävalenz von ausgeprägten parodontalen Läsionen auszugehen. Aufgrund der vorliegenden Ergebnisse ist bei etwa der Hälfte der erwachsenen Bevölkerung in den untersuchten Altersgruppen eine Parodontalbehandlung notwendig. Der größte Teil dieser Gruppe kann mit parodontalen Standardverfahren therapiert werden.

Die definierten Vorschriften zur Erhebung des Attachmentverlustes gewährleisten eine gute Zuverlässigkeit bei der Erhebung für die entsprechenden Zahnflächen. Da der CPITN an Indexzähnen im ganzen Gebiß erhoben wurde, ist allerdings kein direkter Vergleich mit dem Attachmentstatus möglich (vgl. hierzu auch Kapitel 5).

Aus den vorliegenden Ergebnissen kann gefolgert werden, daß ein hoher Prozentsatz der erwachsenen Bevölkerung einer Parodontalbehandlung bedarf. Die Behandlungsbedürftigkeit, wie sie sich aus dem CPITN ableiten läßt, geht von einer aufwendigen Parodontaltherapie bei einem CPITN-Grad von 4 aus und von entsprechend weniger aufwendigen nicht-chirurgischen Verfahren bei geringeren Graden. Demgegenüber ist nach Wennström, Papapanou und Gröndahl (1990) bei Berücksichtigung des Lebensalters, des betroffenen Zahnes und der Progredienz der Erkrankung ein wesentlich geringeres Therapieaufkommen zu erwarten. Abhängig ist dies auch vom Therapieziel, welches der Behandlungsnotwendigkeit zugrunde liegt. Beim CPITN werden das Fehlen parodontaler Taschen und klinische gesunde Gingivaverhältnisse als Therapieziel betrachtet. Dies scheint bei heutigem Kenntnisstand der Pathogenese von Parodontopathien und bei der Compliance der Bevölkerung nicht nur utopisch zu sein, sondern könnte z. T. eine Überbehandlung darstellen.

Während bei Jugendlichen – so ein Ergebnis dieser Studie – Abhängigkeiten zwischen parodontalen Befunden und Karies vorhanden waren, war dies bei Erwachsenen nicht mehr erkennbar. Übereinstimmend zeigte sich aber sowohl bei Jugendlichen wie bei Erwachsenen, daß gingivale und parodontale Erkrankungen bei Probanden mit Fehlstellungen häufiger vorhanden sind als bei Probanden mit eugnathen Gebissen (vgl. hierzu Kapitel 10).

In der beschreibenden Epidemiologie sollen Erkrankungszeichen diagnostiziert und aufgezeichnet werden. In der Medizin wird dabei meist die Person als statistische Einheit betrachtet, während in der zahnärztlichen Epidemiologie Zähne oder Zahnflächen als statistische Einheit angesehen werden. Für die parodontale Epidemiologie werden Untersuchungssysteme und Indizes verwendet, die visuell durch Feststellung mit der Parodontalsonde oder anhand von Röntgenaufnahmen durchgeführt werden.

Die visuelle Untersuchung der Gingiva oder des Parodonts auf Erkrankungs- und Entzündungszeichen wird bei Gingiva-Indizes häufig verwendet (Löe und Silness, 1963; Löe, 1967). Visuelle Unterscheidungen sind möglich nach Farbe, Form und Oberflächenstruktur der marginalen Gingiva. Da keine Messungen durchgeführt werden, sondern nach definierten Kriterien bewertet wird, sind Abweichungen bei den Befunden zu erwarten.

Gingivale Blutungen, ausgelöst durch das Sondieren, gelten als klinisches Symptom einer Gingivitis. Verschiedene Indizes wie der GI (Gingival-Index/Löe, 1967), SBI (Sulkus-Blutungs-Index/Mühlemann und Son, 1971) oder der PBI (Papillen-Blutungs-Index/Saxer und Mühlemann, 1975) verwenden das Kriterium Blutung beim Sondieren, allerdings in unterschiedlicher Gradabstufung. Die feinere Gradabstufung des PBI gegenüber dem GI hat durchaus Vorteile für die Motivation der Patienten, erschwert aber die Kalibrierung der Untersucher.

Die Reproduzierbarkeit entscheidet unter anderem über die Genauigkeit der Ergebnisse und damit auch über die Vergleichbarkeit mit anderen Studien. Für Indizes scheint die dichotome Befundung besser geeignet zu sein als unterschiedliche Schweregrade für diese Indizes anzugeben (WHO, 1978, 1987). Nach Angaben von Ainamo (1988) sind die mehrfach graduierten Indizes auch statistisch schwieriger auszuwerten.

Supragingivaler Zahnstein läßt sich recht einfach und sicher visuell feststellen. Nur bei einer sehr geringen Menge kann dies ein Problem darstellen (Ainamo, 1988). Zur Feststellung geringer Mengen subgingivalen Zahnsteins scheint das kugelförmige Ende der WHO-Parodontal-Sonde sogar besser geeignet zu sein als gerade Sonden (WHO, 1978; Jeffcoat et al., 1986).

Das erste klinisch feststellbare Symptom einer Destruktion des Parodonts ist die Taschenbildung. Beim PI wird die Taschenbildung visuell und nur unter Umständen mittels Luftbläser oder Parodontalsonde befundet. Nach Angaben von Ainamo (1988) kommt es durch das Fehlen der Sondierung beim PI zu recht abweichenden Ergebnissen.

Die Parodontalsonde wird häufig als Hilfsmittel zur Diagnose von Taschentiefe, Attachmentverlust und subgingivalem Zahnstein benutzt. Messungen der Taschentiefen sind von der Form des Sondenendes, dem Sondierungsdruck und der Haltung der Sonde entlang der Wurzel abhängig. Die Sondierungstiefe wird außerdem vom Zustand des Parodonts beeinflußt (Listgarten, 1980). Bei entzündetem Parodont sind die Desmodontalfasern teilweise zerstört und bieten so der eindringenden Sonde weniger Widerstand (Armitage, 1977; Jansen, Pilot und Corba, 1981). Für die Sondierung bei epidemiologischen Untersuchungen wird normalerweise ein Sondierungsdruck von 20–25 p empfohlen (Ainamo et al., 1982; Cutress, Ainamo und Sardo-Infirri, 1987). Nach Angaben von Cutress, Ainamo und Sardo-Infirri (1987) sind sogar 20 p oder weniger aufgrund der klinischen Erfahrung ausreichend, um den apikalen Bereich der Tasche zu erreichen.

Eine klinisch meßbare Tasche kann Anzeichen einer parodontalen Destruktion sein, oder aber durch eine gingivale Tasche durch Hyperplasie der Gingiva bedingt sein. Daneben sind Pseudotaschen auch bei teilweise durchgebrochenen Zähnen vorhanden. Die Angaben der Taschentiefe können entweder in Millimeter gemacht werden, wobei je nach Gradierung der Sonde die entsprechenden Millimeter-Angaben gerundet werden müssen, oder die Taschentiefe ist Teil eines Parodontal-Indexes, wie z. B. des CPITN.

Der Attachmentverlust ist ein Maß für die bisher eingetretene Destruktion des Parodonts (Ramfjord, 1959). Neben der Sondierungstiefe ist bei der Messung des klinischen Attachmentverlustes die Feststellung der Schmelz-Zement-Grenze als koronaler Referenzpunkt u. U. problematisch. Dies wird klinisch erleichtert durch eine größere Neigung der Sonde von etwa 45 Grad zur Zahnlängsachse. Jeffcoat et al. (1986) empfehlen dafür eine Parodontal-Sonde mit kugelförmigem Ende von 0,5 mm Durchmesser, wie sie auch im Rahmen dieser Studie verwendet wurde. Gingivale Rezessionen sind relativ einfach festzustellen. Probleme und damit Abweichungen können durch die unterschiedlichen Lokalisationen entsprechend des Meßpunktes (bukkal und mesial) auftreten. Rezessionen können Folge parodontaler Erkrankungen sein oder andere Ursachen haben. So werden Rezessionen, die vor allem bukkal durch traumatisches Zähneputzen verursacht sein können, als Attachmentverlust registriert. Dies hat insbesondere bei Jugendlichen Attachmentverluste zur Folge, die nicht unbedingt durch Parodontalerkrankungen verursacht worden sind. Bei Patienten mit Kronen läßt sich die Schmelz-Zement-Grenze nicht mehr eindeutig feststellen. Um die Rezessionen bestimmen zu können, mußten in diesen Fällen Vergleiche an Nachbarzähnen oder eine arbiträre Festlegung der Schmelz-Zement-Grenze durch den Untersucher vorgenommen werden. Falls dies nicht möglich war, wurde an dieser Stelle keine Rezession, sondern nur die Taschentiefe aufgezeichnet. Dieses Verfahren ist praktikabel und ausreichend exakt und führt nur selten zu Datenverlusten, was andere Erfahrungen bestätigen (Egelberg und Carlos, 1986).

Da Parodontalerkrankungen ortsspezifische Destruktionen sind, die nicht gleichmäßig bei allen Zähnen oder Zahnflächen vorkommen, ist zur Feststellung des wirklichen Ausmaßes der Erkrankung eine vollständige Befundaufnahme an jeder Zahnfläche am besten geeignet. Aufgrund der Symmetrie der Erkrankungen wurden Teilregistrierungen von Befunden propagiert (Carlos, Wolfe und Kingman, 1986). Eine Beschränkung auf Index-Zähne (Ramfjord, 1959) oder nur eine Teilregistrierung bestimmter Zahnflächen (Carlos, Wolfe und Kingman, 1986) bewirkt aber eine Unterschätzung der Prävalenz (Ainamo und Ainamo, 1985; Lennon und Clerehugh, 1986). Die teilweise Aufzeichnung, z. B. beim CPITN (Ainamo et al., 1982), gewährleistet aber die Identifikation aller erkrankten Personen (Ainamo, 1987), wohingegen Miller et al. (1990) von einer deutlichen Unterschätzung der Personen mit fortgeschrittenen Parodontalerkrankungen berichten. Carlos und Mitarbeiter (1986) haben vorgeschlagen, wegen der größeren Genauigkeit der Ergebnisse die Attachmentverluste nur an mesialen und bukkalen Zahnflächen aufzuzeichnen. Diese Beschränkung scheint die Reproduzierbarkeit zu erhöhen, aber die Validität und Prävalenz der Ergebnisse zu reduzieren (Lennon und Clerehugh, 1986).

In Anlehnung an den DMF-Index für Karies wurden parodontale Befunde häufig als Durchschnittswerte für den Probanden oder die Bevölkerung angegeben (Russel, 1956). Die Entwicklung von Parodontal-Indizes zur Feststellung der Behandlungsbedürftigkeit führte zur Angabe der Prävalenzdaten in entsprechenden Altersgruppen, im Gegensatz zu Durchschnittswerten für die Bevölkerung.

Die Schwere der parodontalen Destruktionen sollte nicht als Durchschnittswert für das gesamte Gebiß angegeben werden, weil dadurch das Ausmaß durch viele gesunde Meßpunkte unterschätzt wird (Carlos, Wolfe und Kingman, 1986), sondern als Verteilung der Maximalwerte. In der vorliegenden Untersuchung wurden aus Gründen der Vergleichbarkeit mit anderen Studien sowohl die Mittelwerte wie auch die Verteilung der Maximalwerte angegeben.

Die Prävalenz der Parodontaldestruktion wird normalerweise als prozentuale Angabe des höchsten Wertes definiert, wobei die Gesamtmenge sich auf die Anzahl der bezahnten Bevölkerung in dieser Altersgruppe bezieht, wie in vorliegender Untersuchung geschehen. Möglich ist auch die Angabe in bezug auf die Gesamtbevölkerung einschließlich der Zahnlosen.

Von Carlos und Mitarbeitern (1986) wurde neben dem Schweregrad auch das Ausmaß der Parodontaldestruktionen berücksichtigt, indem die Anzahl der befallenen Zähne mit dem befundeten Schweregrad angegeben wurde. Danach gibt die Angabe von Zähnen oder Stellen mit entsprechenden Befunden und die Angabe der durchschnittlichen Anzahl der Flächen oder Zähne mit diesen Befunden für jeden Probanden ein gutes Bild der bisher aufgetretenen Destruktionen ab. Dies wird auch für die Einschätzung der Behandlungsnotwendigkeit verwendet (Cutress, Ainamo und Sardo-Infirri, 1987). Diese Art der Darstellung kann noch durch die Angabe von Kreuztabellen des CPITN erweitert werden, um die Anzahl von Probanden mit der Anzahl der befallenen Einheiten vergleichen zu können (Ainamo et al., 1987).

9.5 Zusammenfassung

Parodontalerkrankungen sind neben der Karies die häufigste Ursache für Einschränkung der Kaufunktion oder Zahnverlust. Die vorliegende epidemiologische Untersuchung in der Bundesrepublik Deutschland zeigte, daß gingivale Erkrankungen in allen Altersgruppen weit verbreitet sind. Fortgeschrittene Parodontalerkrankungen weisen zwar eine Zunahme mit dem Alter auf, jedoch hat auch in höheren Altersstufen nur etwa ein Viertel der Bevölkerung tiefe Parodontaltaschen.

Plaquefreie Gebisse waren bei ca. zwei Drittel der Kinder und Jugendlichen vorhanden, während dies bei den älteren Erwachsenen nur etwa bei der Hälfte der Fall war. Während Zahnstein bei Kindern sehr selten und nur bei knapp 30 % der Jugendlichen festgestellt wurde, kam er bei etwa 80 % der Erwachsenen vor.

Gingivale Entzündungen waren bei der Mehrheit der Probanden in allen Altersgruppen vorhanden. Eine entzündungsfreie Gingiva zeigten noch knapp 30 % der Kinder, ca. 14 % der Jugendlichen und nur noch ca. 10 % der Erwachsenen.

Mittlere Taschen von 4–5 Millimetern waren bei fast der Hälfte der Erwachsenen, aber nur bei gut 10 % der Jugendlichen festgestellt worden. Sehr schwere parodontale Destruktionen mit Taschen über 6 Millimeter kamen bei Jugendlichen nur in Einzelfällen vor (ca. 1 %), während bei den Erwachsenen ein Anstieg auf 15,1 % bei den 35–44jährigen bzw. auf 19,2 % bei den 45–54jährigen festgestellt wurde. Bei Jugendlichen waren häufig geringe Attachmentverluste mesial wie bukkal vorhanden. Dabei sind die mesialen Attachmentverluste in allen Altersgruppen teilweise durch gingivale Rezessionen verursacht, die nicht nur aufgrund entzündlicher Parodontopathien, sondern auch zum Beispiel durch Zahnputztrauma etc. entstanden sein können. Bei den Erwachsenen nahmen die maximalen Attachmentverluste sehr deutlich von der Gruppe der 35–44jährigen zur Gruppe der 45–54jährigen zu. So waren Attachmentverluste von 6 Millimeter und mehr bei 12,6 % der Jüngeren, hingegen 25,8 % der Älteren vorhanden. Dies zeigt wiederum die Zunahme der Parodontalerkrankungen, insbesondere der Fälle mit fortgeschrittenen Destruktionen, ab dem 40. Lebensjahr.

Die parodontale Behandlungsbedürftigkeit aufgrund der vorliegenden Daten wird nach dem CPITN geringer eingestuft als nach den Attachmentverlusten. Während nach den CPITN-Werten kompliziertere parodontale Therapien nur bei max. 20 % der Erwachsenen indiziert sind, haben doch fast 50 % der Erwachsenen über 45 Jahre Attachmentverluste von 5 Millimeter und mehr. Dabei kann es bei mehrwurzeligen Zähnen schon zu Furkationsbeteiligungen kommen, so daß aufwendige Parodontalbehandlungen indiziert sein können.

9.6 Tabellenanhang

Tabelle A1: Prävalenz von Plaque, Zahnstein, PBI, CPITN und Attachmentverlust in den verschiedenen Altersklassen

Altersgruppe	Plaque (%)			Zahnstein (%)			PBI (Mittelwert)			CPITN (Mittelwert)			Attachmentverlust (Mittelwert in mm)		
	Ge-samt	männ-lich	weib-lich	Ge-samt	männ-lich	weib-lich	Ge-samt	männ-lich	weib-lich	Ge-samt	männ-lich	weib-lich	Ge-samt	männ-lich	weib-lich
8/ 9 Jahre	38,1	39,3	36,9	12,0	14,4	9,3	0,6	0,6	0,6	0,4	0,4	0,5	–	–	–
13/14 Jahre	34,5	39,6	28,8	28,8	29,6	27,8	0,8	0,8	0,7	0,7	0,8	0,7	1,4	1,4	1,4
35–44 Jahre	37,5	–	–	80,7	–	–	1,0	–	–	1,7	–	–	2,4	–	–
45–54 Jahre	45,3	–	–	80,1	–	–	1,2	–	–	2,0	–	–	3,0	–	–
35–54 Jahre	41,2	47,0	36,0	80,4	84,5	76,7	1,1	1,2	1,1	1,9	2,0	1,8	2,7	2,9	2,5

Tabelle A2: Prävalenz der gingivalen Entzündung (Maximalwert des PBI in Prozent der untersuchten Personen pro Altersklasse)

Altersgruppe	PBI Grad 0			PBI Grad 1			PBI Grad 2			PBI Grad 3			PBI Grad 4		
	Ge-samt	männ-lich	weib-lich	Ge-samt	männ-lich	weib-lich	Ge-samt	männ-lich	weib-lich	Ge-samt	männ-lich	weib-lich	Ge-samt	männ-lich	weib-lich
8/ 9 Jahre	27,8	28,8	26,6	36,6	36,2	36,9	23,7	21,8	25,7	9,0	9,2	8,9	1,1	1,3	0,9
13/14 Jahre	14,2	13,3	15,1	27,7	25,0	30,7	31,2	31,2	31,1	23,2	26,2	19,8	3,1	3,3	2,8
35–44 Jahre	11,3	–	–	20,6	–	–	25,5	–	–	26,6	–	–	15,7	–	–
45–54 Jahre	8,9	–	–	16,5	–	–	22,3	–	–	31,7	–	–	17,7	–	–
35–54 Jahre	10,1	9,9	19,3	18,7	20,3	17,1	24,0	21,1	26,6	29,0	28,3	29,7	16,7	19,1	14,5

Tabelle A3: Maximalwert des PBI bei Jugendlichen (13/14 Jahre) nach Sozialschicht, Mundhygiene, Inanspruchnahmeverhalten, Schweregrad Karies, Schweregrad Parodontalerkrankungen und KfO-Status in Prozent

PBI	Ge-samt	Sozialschicht			Mundhygiene		Inanspruch-nahme-verhalten		Schweregrad Karies (DMF-T)			Schweregrad Parodontal-erkrankungen (CPITN)			KfO-Status*		
		Ober-schicht	Mittel-schicht	Unter-schicht	gut	schlecht	regel-mäßig	nicht regel-mäßig	niedrig (0–3)	mittel (4–8)	hoch (9+)	0	1,2	3,4	A	B	C
0	14,2	15,7	17,3	8,9	19,3	11,9	9,7	16,0	15,7	15,8	5,6	63,9	2,9	3,5	–	16,0	10,0
1	27,7	31,4	26,0	27,8	28,1	28,3	32,3	25,3	32,6	27,3	16,9	26,5	31,7	7,0	50,0	27,0	26,0
2	31,2	32,9	32,7	29,0	27,2	31,5	29,0	31,3	29,7	30,1	38,0	7,2	39,5	22,8	35,7	30,9	32,0
3	23,2	17,1	20,7	29,6	23,7	23,5	25,0	23,3	19,8	22,5	33,8	1,2	23,2	56,1	14,3	22,8	26,0
4	3,1	1,4	2,4	4,7	1,8	3,9	2,4	3,7	2,3	2,9	5,6	–	2,6	10,5	–	3,0	4,0

* A = ohne Fehlbildung
B = falls nicht A oder C
C = mehrere Fehlbildungssymptome

Tabelle A4: Maximalwert des PBI bei Erwachsenen (35-54 Jahre) nach Sozialschicht, Mundhygiene, Inanspruchnahmeverhalten, Schweregrad Karies, Schweregrad Parodontalerkrankungen und KfO-Status in Prozent

PBI	Ge-samt	Sozialschicht			Mundhygiene		Inanspruch-nahme-verhalten		Schweregrad Karies (DMF-T)			Schweregrad Parodontal-erkrankungen (CPITN)			KfO-Status*		
		Ober-schicht	Mittel-schicht	Unter-schicht	gut	schlecht	regel-mäßig	nicht regel-mäßig	niedrig (0–10)	mittel (11–21)	hoch (22 +)	0	1,2	3,4	A	B	C
0	10,1	12,3	10,0	9,5	11,9	9,3	10,9	9,8	6,9	11,7	7,9	15,9	7,4	4,7	7,7	11,6	5,9
1	18,7	28,1	20,0	13,8	23,8	17,8	21,4	17,4	28,4	17,7	16,6	27,7	15,8	7,4	30,8	18,7	18,7
2	24,0	24,6	23,4	23,3	23,8	24,1	28,4	21,7	22,5	25,1	21,8	30,5	22,9	14,2	23,1	25,6	19,8
3	29,0	20,2	29,9	31,5	24,4	31,3	27,2	30,1	27,5	28,7	30,6	20,2	34,3	37,2	38,5	28,2	33,2
4	16,7	14,9	16,1	18,7	15,5	17,3	11,3	19,3	14,7	16,8	17,5	5,6	19,6	35,8	–	15,8	21,4

* A = ohne Fehlbildung
B = falls nicht A oder C
C = mehrere Fehlbildungssymptome

Tabelle A5: Prävalenz parodontaler Erkrankungen (Maximalwert des CPITN in Prozent der untersuchten Personen pro Altersklasse)

Altersgruppe	CPITN Grad 0			CPITN Grad 1			CPITN Grad 2			CPITN Grad 3			CPITN Grad 4		
	Ge-samt	männ-lich	weib-lich	Ge-samt	männ-lich	weib-lich	Ge-samt	männ-lich	weib-lich	Ge-samt	männ-lich	weib-lich	Ge-samt	männ-lich	weib-lich
8/9 Jahre	31,8	32,8	30,8	53,5	50,2	57,0	10,8	11,8	9,8	–	–	–	–	–	–
13/14 Jahre	18,4	16,2	20,8	53,5	54,2	52,8	14,2	14,6	13,7	11,9	12,9	10,8	0,7	–	1,4
35–44 Jahre	6,0	–	–	12,0	–	–	25,5	–	–	40,1	–	–	15,1	–	–
45–54 Jahre	2,6	–	–	8,4	–	–	18,9	–	–	44,6	–	–	19,2	–	–
35–54 Jahre	4,4	4,4	4,4	10,3	9,9	10,5	22,4	22,0	22,6	42,3	39,2	45,1	17,1	22,0	12,5

Tabelle A6: Maximalwert des CPITN bei Jugendlichen (13/14 Jahre) nach Sozialschicht, Mundhygiene, Inanspruchnahmeverhalten, Schweregrad Karies, Schweregrad Parodontalerkrankungen und KfO-Status in Prozent

CPITN	Gesamt	Sozialschicht			Mundhygiene		Inanspruchnahmeverhalten		Schweregrad Karies (DMF-T)				Schweregrad Parodontalerkrankungen (CPITN)				KfO-Status*		
		Oberschicht	Mittelschicht	Unterschicht	gut	schlecht	regelmäßig	nicht regelmäßig	niedrig (0–3)	mittel (4–8)	hoch (9 +)		0	1,2	3,4		A	B	C
0	18,4	22,9	23,1	10,1	21,1	17,0	12,9	20,0	23,3	16,7	11,3		100,0	–	–		21,4	19,9	13,0
1	53,5	57,1	53,4	52,7	50,9	55,3	57,3	53,3	52,9	56,0	47,9		–	79,1	–		57,1	53,4	54,0
2	14,2	12,9	11,1	18,3	14,0	14,1	14,5	13,7	14,5	12,0	19,7		–	20,9	–		14,3	15,1	10,0
3	11,9	7,1	9,6	17,2	12,3	11,3	12,1	11,3	8,7	11,5	21,1		–	–	94,7		7,1	10,7	17,0
4	0,7	–	0,5	1,2	0,9	0,6	0,8	0,7	–	1,4	–		–	–	5,3		–	0,3	2,0

* A = ohne Fehlbildung
 B = falls nicht A oder C
 C = mehrere Fehlbildungssymptome

Tabelle A7: Maximalwert des CPITN bei Erwachsenen (35-54 Jahre) nach Sozialschicht, Mundhygiene, Inanspruchnahmeverhalten, Schweregrad Karies, Schweregrad Parodontalerkrankungen und KfO-Status in Prozent

CPITN	Ge-samt	Sozialschicht			Mundhygiene		Inanspruchnahme-verhalten		Schweregrad Karies (DMF-T)			Schweregrad Parodontal-erkrankungen (CPITN)			KfO-Status*		
		Ober-schicht	Mittel-schicht	Unter-schicht	gut	schlecht	regel-mäßig	nicht regel-mäßig	niedrig (0–10)	mittel (11–21)	hoch (22+)	0,1,2	3	4	A	B	C
0	4,4	8,8	3,9	3,6	5,7	3,5	5,1	4,1	2,9	5,0	3,5	11,8	–	–	7,7	4,7	3,2
1	10,3	13,2	10,4	8,5	11,4	10,2	13,6	8,3	6,9	11,9	7,9	27,7	–	–	15,4	10,7	9,1
2	22,4	19,3	27,8	17,0	25,9	21,9	24,9	21,9	23,5	24,2	17,5	60,4	–	–	30,8	24,5	15,5
3	42,3	45,6	40,8	43,3	39,9	44,3	40,1	43,4	42,2	43,0	40,6	–	100,0	–	38,5	41,4	48,1
4	17,1	12,3	15,6	21,0	15,0	18,3	14,8	18,1	22,5	15,5	18,3	–	–	100,0	–	16,0	23,0

* A = ohne Fehlbildung
B = falls nicht A oder C
C = mehrere Fehlbildungssymptome

Tabelle A8: Durchschnittliche Anzahl von Sextanten nach dem CPITN-Grad und Behandlungsbedürftigkeit										
	CPITN-Grad					nicht auswertbar	Behandlungsbedürftigkeit			
Altersgruppe	0	1	2	3	4	X	% TN0	% TN1	% TN2	% TN3
8/ 9 Jahre	3,6	2,2	0,2	–	–	0	31,8	53,5	10,8	–
13/14 Jahre	2,5	2,7	0,5	0,3	0,0	0,0	18,4	80,3	26,8	0,7
35–44 Jahre	1,2	1,3	1,3	1,3	0,3	0,6	6,0	89,1	80,7	15,1
45–54 Jahre	0,7	0,9	1,2	1,5	0,4	1,3	2,6	93,0	82,7	19,2

Tabelle A9: Relative Häufigkeitsverteilung des Maximalwertes des Attachmentverlustes in mm nach Alter und Geschlecht

Maximalwert Attachment- verlust mm	Alter														
	13/14 Jahre				35–54 Jahre				35–44 Jahre			45–54 Jahre		
	Ge samt	männ- lich	weib- lich	mesial	bukkal	Ge samt	männ- lich	weib- lich	Ge samt	mesial	bukkal	Ge samt	mesial	bukkal
1	8,6	7,9	9,4	15,2	29,2	0,1	0,2	–	0,2	1,8	2,7	–	4,1	4,3
2	37,4	36,7	38,2	36,3	46,5	2,6	1,7	3,5	3,3	6,4	13,9	1,9	2,6	6,2
3	40,0	41,7	38,2	40,3	20,8	15,1	13,8	16,3	21,3	26,6	28,8	8,4	15,1	20,4
4	7,3	7,9	6,6	6,4	2,6	25,2	24,7	25,7	27,5	25,3	25,5	22,8	24,2	24,9
5	1,8	1,7	1,9	1,3	0,9	21,2	19,1	23,1	20,0	15,3	12,6	22,5	22,8	18,5
6	0,2	0,4	–	0,2	–	14,7	15,0	14,5	14,4	11,8	7,9	15,1	13,4	12,9
7	–	–	–	–	–	9,1	10,2	8,1	6,7	5,6	3,1	11,8	7,7	9,4
8	–	–	–	–	–	4,1	6,1	2,4	2,2	1,8	0,4	6,2	5,5	2,6
9	0,2	–	0,5	–	0,2	2,9	4,4	1,5	2,0	2,0	0,4	3,8	2,9	3,1
10	–	–	–	–	–	1,3	1,5	1,1	0,7	0,2	0,7	1,9	1,4	0,5
11	–	–	–	–	–	0,6	1,0	0,2	0,2	–	0,2	1,0	1,4	0,2
12	–	–	–	–	–	0,3	0,5	0,2	0,2	0,2	–	0,5	0,2	0,5
13	–	–	–	–	–	0,1	0,2	–	–	–	–	0,2	0,2	–
15	–	–	–	–	–	0,3	0,7	–	0,2	0,2	–	0,4	0,2	0,2

Tabelle A10: Maximalwert des Attachmentverlustes bei Jugendlichen (13/14 Jahre) nach Sozialschicht, Mundhygiene, Inanspruchnahmeverhalten, Schweregrad Karies, Schweregrad Parodontalerkrankungen und KfO-Status in Prozent

Attachment-verlust mm	Ge-samt	Sozialschicht			Mundhygiene			Inanspruch-nahme-verhalten		Schweregrad Karies (DMF-T)			Schweregrad Parodontal-erkrankungen (CPITN)				KfO-Status*		
		Ober-schicht	Mittel-schicht	Unter-schicht	gut	schlecht	regel-mäßig	nicht regel-mäßig	niedrig (0–3)	mittel (4–8)	hoch (9 +)	0	1,2	3,4		A	B	C
1	8,6	10,0	12,0	4,1	8,8	7,7	8,9	8,3	8,7	9,1	7,0	19,3	7,2	1,8		–	9,5	7,0
2	37,4	38,6	39,4	34,3	37,7	37,9	37,9	36,3	44,2	35,9	25,4	39,8	40,8	15,8		57,1	37,1	36,0
3	40,0	35,7	35,6	46,7	39,5	39,9	40,3	40,3	32,6	43,5	47,9	26,5	41,2	57,9		35,7	40,4	39,0
4	7,3	7,1	7,2	7,7	7,0	7,4	7,3	7,3	6,4	5,7	14,1	1,2	6,5	21,1		7,1	7,1	8,0
5	1,8	4,3	1,0	1,8	0,9	2,3	1,6	2,0	2,3	1,0	2,8	2,4	2,0	–		–	1,8	2,0
6	0,2	–	–	0,6	–	0,3	–	0,3	–	–	1,4	–	–	1,8		–	–	1,0
9	0,2	–	0,5	–	0,9	–	–	0,3	–	0,5	–	–	–	1,8		–	–	1,0

* A = ohne Fehlbildung
B = falls nicht A oder C
C = mehrere Fehlbildungssymptome

Tabelle A11: Maximalwert des Attachmentverlustes bei Erwachsenen (35–54 Jahre) nach Sozialschicht, Mundhygiene, Inanspruchnahmeverhalten, Schweregrad Karies, Schweregrad Parodontalerkrankungen und KfO-Status in Prozent

Attachmentverlust mm	Gesamt	Sozialschicht			Mundhygiene			Inanspruchnahmeverhalten			Schweregrad Karies (DMF-T)				Schweregrad Parodontalerkrankungen (CPITN)			KfO-Status*		
		Oberschicht	Mittelschicht	Unterschicht	gut	schlecht		regelmäßig	nicht regelmäßig		niedrig (0–10)	mittel (11–21)	hoch (22+)		0/1/2	3	4	A	B	C
1	0,1	–	0,2	–	–	0,2		–	0,2		–	0,2	–		0,3	–	–	–	0,2	–
2	2,6	1,8	2,7	3,0	3,1	2,5		3,1	2,1		2,0	3,2	1,7		5,6	0,8	–	–	2,9	2,1
3	15,1	18,4	16,6	12,1	18,7	14,2		15,2	15,0		15,7	17,3	9,6		25,9	11,2	1,4	38,5	15,4	13,4
4	25,2	31,6	27,2	20,0	23,8	25,8		29,6	24,1		30,4	24,0	25,8		28,0	28,1	14,9	30,8	26,0	23,5
5	21,2	20,2	22,0	20,0	23,3	20,8		19,8	21,7		15,7	22,9	19,7		20,6	24,5	17,6	23,1	22,5	17,6
6	14,7	9,6	14,5	16,7	13,5	15,6		15,2	14,8		13,7	14,5	15,7		11,8	16,1	19,6	7,7	14,3	17,6
7	9,1	12,3	7,5	10,5	9,8	9,1		8,6	8,8		11,8	7,4	11,8		3,7	10,4	18,9	–	8,1	13,9
8	4,1	1,8	3,6	5,9	2,6	4,6		1,6	5,5		5,9	3,9	3,9		1,2	4,9	8,8	–	4,6	3,2
9	2,9	2,6	1,8	4,3	0,5	3,8		3,1	2,9		2,9	3,4	1,7		0,6	1,9	10,8	–	3,0	2,7
10	1,3	0,9	1,4	1,3	1,6	1,3		0,8	1,5		1,0	1,3	1,3		0,3	1,4	3,4	–	1,4	1,1
11	0,6	–	0,5	1,0	–	0,8		1,2	0,3		–	0,7	0,4		0,3	0,8	0,7	–	–	2,7
12	0,3	–	0,5	0,3	–	0,5		–	0,3		–	0,4	0,4		0,3	–	1,4	–	0,3	0,5
13	0,1	–	–	0,3	–	0,2		–	0,2		–	–	–		0,4	0,3	–	–	–	0,2
15	0,3	–	0,2	0,6	1,0	0,2		0,4	0,4		–	0,4	0,4		–	–	2,1	–	0,3	0,5

* A = ohne Fehlbildung
B = falls nicht A oder C
C = mehrere Fehlbildungssymptome

9.7 Literaturverzeichnis

Ainamo, J., Barmes, D., Beagrie, G., Cutress, T., Martin, J., Sardo-Infirri, J.: Developent of the World Health Organization (WHO) community periodontal index of treatment needs (CPITN). I Dent J 32, 1982, S. 281–291

Ainamo, J., Ainamo, A.: Partial indices as indicators of the severity and prevalence of periodontal disease. Int Dent J 35, 1985, S. 322–326

Ainamo, J., Tervonen, T., Nordblad, A., Kallio, P.: Use of CPITN crosstabulations – A research perspective. I Dent J 37, 1987, S. 173–178

Ainamo, J.: What are the problems in defining periodontal diseases? In: Periodontology Today (Hrsg.), B. Guggenheim, 1988, S. 50–58

Anerud, K. E., Robertson, P. B., Löe, H., Anerud, A., Boysen, H., Patters, M. R.: Periodontal disease in three young adult populations. J Periodont Res 18, 1983, S. 655–668

Anerud, A., Löe, H., Boysen, H.: The natural history and clinical course of calculus formation in man. J Clin Periodontol 18, 1991, S. 160–170

Armitage, L.: Microscopic evaluation of clinical measurements of connective attachment levels. J Clin Periodontol 4, 1977, S. 173–190

Baelum, V., Fejerskov, O., Karring, T.: Oral hygiene, gingivitis and periodontal breakdown in adult Tanzanians. J Periodont Res 21, 1986, S. 221–232

Beck, J. D., Lainson, P. A., Field, H. M., Hawkins, B. F.: Risk factors for various levels of periodontal disease and treatment needs of Iowa. Community Dent Oral Epidemiol 12, 1984, S. 17–22

Buckley, L. A., Crowley, M. A.: A longitudinal study of untreated periodontal disease. J Clin Periodontol 11, 1984, S. 523–530

Carlos, J. P., Wolfe, M. D., Kingman, A.: The extent and severity index: a simple method for use in epidemiologic studies on periodontal disease. J Clin Periodontol 13, 1986, S. 500–505

Ciancio, S. G.: Current status of indices of gingivitis. J Clin Periodontol 13, 1986, S. 375–378

Cutress, T. W., Powell, R. N., Ball, M. E.: Differing profiles of periodontal diseases in two similar south pacific island populations. Community Dent Oral Epidemiol 10, 1982, S. 193–203

Cutress, T. W., Ainamo, J., Sardo-Infirri, J.: The community periodontal index of treatment needs (CPITN) procedure for population groups and individuals. I Dent J 37, 1987, S. 222–233

Egelberg, J., Carlos, J.P.: General discussion. J Clin Periodontol 13, 1986, S. 514–516

Ennever, J., Sturzenberger, O. P., Radike, A. W.: The calculus surface index method for scoring clinical calculus studies. J Periodontol 32, 1961, S. 54–57

Fischman, S. L.: Current status of indices of plaque. J Clin Periodontol 13, 1986, S. 371–374

Haffajee, A. D., Socransky, S. S.: Attachment level changes in destructive periodontal diseases. J Clin Periodontol 13, 1986, S. 461–472

Halling, A., Björn, A. L.: Periodontal status in relation to age of dentate middle aged women. Swed Dent J 10, 1986, S. 233–242

Holmgren, C. J., Corbet, E. F.: Relationship between periodontal parameters and CPITN scores. Community Dent Oral Epidemiol 18, 1990, S. 322–323

Hoover, J. N., Tynan, J. J.: Periodontal status of a group of Canadian adults. J Canad Dent Assoc 52, 1986, S. 761–763

Hugoson, A., Jordan, T.: Frequency distribution of individuals aged 20-70 years according to severity of periodontal disease. Community Dent Oral Epidemiol 10, 1982, S. 187–192

Ismail, A. I., Eklund, S. A., Burt, B. A., Calclerone, J. J.: Prevalence of deep periodontal pockets in New Mexico adults aged 27 to 74 years. J Public Health Dentistry 46, 1986, S. 199–206

Jansen, J., Pilot, T., Corba, N.: Histologic evaluation of probe penetration during clinical assessment of periodontal attachment levels. J Clin Periodontol 8, 1981, S. 98–106

Jeffcoat, M. K., Jeffcoat, R. L., Jens, S. C., Captain, K.: A new periodontal probe with automated cemento-enamel junction detection. J Clin Periodontol 13, 1986, S. 276–280

Lennon, M. A., Clerehugh, V.: Discussion: The extent and severity index, and, design and analysis considerations for a longitudinal study of periodontal disease. J Clin Periodontol 13, 1986, S. 511–513

Listgarten, M.: Periodontal probing. What does it mean? J Clin Periodontol 7, 1980, S. 165–176

Listgarten, M. A., Schifter, C. C., Laster, L.: Three-year longitudinal study of the periodontal status of an adult population with gingivitis. J Clin Periodontol 12, 1985, S. 225–238

Lobene, R. R.: Discussion: Current status of indices for measuring gingivitis. J Clin Periodontol 13, 1986, S. 381–384

Löe, H., Silness, J.: Periodontal disease in pregnancy. I. Prevalence and severity. Acta Odontol Scand 21, 1963, S. 533–551

Löe, H.: The gingival index, the plaque index and the retention index system. J Periodontol 38, 1967, S. 610–616

Löe, H., Anerud, A., Boysen, H., Morrison, E.: Natural history of periodontal disease in man. J Clin Periodontol 13, 1986, S. 431–440

Marthaler, T. M.: Discussion: Current status of indices of plaque. J Clin Periodontol 13, 1986, S. 379–380

Massler, M., Schour, I., Chopra, B.: Occurrence of gingivitis in suburban Chicago school children. J Periodontol 21, 1950, S. 146–164

Miller, A. J., Brunelle, J. A., Carlos, J. P., Brown, L. P., Löe, H.: Oral health of United States adults; the national survey of oral health in U.S. employed adults and seniors: Washington. NIH Publ. No. 87–2868, 1987, S. 3–11

Miller, N. A., Benamghar, L., Roland, E., Martin, G., Penaud, J.: An analysis of the community periodontal index of treatment needs. Studies on adults in France. III – Partial examinations versus full-mouth examinations. Community Dent Health 7, 1990, S. 249–253

Mühlemann, H. R. Son: Gingival sulcus bleeding – a leading symptom in initial gingivitis. Helv Odont Acta 15, 1971, S. 107–113

NIH: Oral health of United States adults/National findings. NIH Publication No. 87–2868, 1987

Page, R. C.: Gingivitis. J Clin Periodontol 13, 1986, S. 345–355

Pilot, T., Schaub, R. M. H.: Reappraisal of periodontal treatment needs. J Dent Res Abstr No 770 64, 1985, S. 260

Pilot, T., Miyazaki, H.: Periodontal conditions in Europe. J Clin Periodontol, 18, 1991, S. 353–357

Powell, R. N.: The natural history of periodontal diseases. Ann R. Austral Coll Dent Surg 8, 1984, S. 26–30

Ramfjord, S. P.: Indices for prevalence and incidence of periodontal disease. J Periodontol 30, 1959, S. 51–59

Russell, A. L.: A system of classification and scoring for prevalence surveys of periodontal disease. J Dent Res 35, 1956, S. 350–359

Saxer, U. P., Mühlemann, H. R.: Motivation und Aufklärung. Schweiz Mschr Zahnheilkd 85, 1975, S. 905–919

Schürch, E., Minder, C. E., Lang, N. P., Geering, A. H.: Periodontal conditions in a randomly selected population in Switzerland. Community Dent Oral Epidemiol 16, 1988, S. 181–186

Silness, J., Löe, H.: Periodontal disease in pregnancy. II. Correlation between oral hygiene and periodontal conditions. Acta Odontol Scand 24, 1964, S. 747–759

Wennström, J. L., Papapanou, P. N., Groendahl, K.: A model for decision making regarding periodontal treatment needs. J Clin Periodontol 17, 1990, S. 217–222

WHO, World Health Organisation: Epidemiology, etiology and prevention of periodontal diseases. World Health Organisation, Technical Report 621, 1978

WHO, World Health Organisation: Oral health surveys, basic methods. Geneva: WHO, Oral Health Unit., 1987, S. 31–33

10 Ergebnisse zur Prävalenz von Zahnfehlstellungen bzw. Okklusionsstörungen

Klaus Keß
Rolf Koch
Emil Witt

10.1 Vorbemerkung

In der Literatur findet sich eine Vielzahl von Publikationen, deren Thematik die Prävalenz kieferorthopädischer Fehlbildungen ist. Bei diesen Studien kamen unterschiedliche Verfahren der Stichprobenziehung und Untersuchungsmethoden zur Anwendung, so daß es schwerfällt, Vergleiche anzustellen. Da die klinische Befundung in der Regel von mehreren Untersuchern durchgeführt wurde, hängt die Qualität der gewonnenen Ergebnisse von Grad und Güte der Kalibrierung der Untersucher ab (vgl. hierzu Kapitel 7). Die Repräsentativität der Ergebnisse wird jedoch von der Art der Stichprobenziehung wesentlich beeinflußt (vgl. hierzu auch Kapitel 3 und Kapitel 4).

Die Stichprobenziehung erfolgte nach unterschiedlichen Kriterien, wobei bei den meisten Arbeiten wenig aufwendige Verfahren der Stichprobenauswahl angewendet wurden (z. B. Schülerreihen- oder Musterungsuntersuchungen). In einigen Arbeiten wurden lediglich Klinikstichproben bewertet und von den Untersuchungsergebnissen auf die Gesamtbevölkerung geschlossen (z. B. Irak: Farawana, 1987; Saudi Arabien: Jones, 1987).

In Arbeiten von Schmidlin (Schweiz, 1972), Mohlin (Schweden, 1982), Anatolic (Jugoslawien, 1985), Borutta und Waurick (DDR[1], 1986), Muniz (Argentinien, 1986) und Ingervall und Ratschiller (Schweiz, 1987) dagegen wurden mehr oder weniger aufwendige Verfahren der Stichprobenziehung angewandt, um repräsentative Ergebnisse hinsichtlich der Prävalenz kieferorthopädischer Fehlbildungen zu erhalten. Jedoch sind diese epidemiologischen Untersuchungen meist regional begrenzt und lassen daher nur eine bedingte Aussage über die Gesamtbevölkerung des betreffenden Landes zu.

---

[1] ICS-I-Stichprobe: Die Zusammenstellung der Stichprobe im Rahmen der „International Collaborative Study of Dental Manpower Systems (1979)" erfolgte nach Richtlinien der Weltgesundheitsorganisation (WHO).

10.2 Fragestellungen

Bei der vorliegenden Studie wurden die Probanden nach bevölkerungsrepräsentativen Gesichtspunkten ausgewählt (vgl. Kapitel 4) und vor der klinischen Untersuchung im Rahmen einer mündlichen Befragung (vgl. Kapitel 6) beispielsweise zu einer kieferorthopädischen Versorgung, zur dento-fazialen Ästhetik, zur Art der Fehlbildung und zu möglichen exogenen Faktoren befragt.

Mittels eines klinischen Befundbogens wurde eine Anzahl kieferorthopädisch relevanter Einzelbefunde erhoben (vgl. Kapitel 5). Dabei wurde auch der Profilverlauf des Patienten beurteilt. Nach Auswertung der kieferorthopädischen Daten sollen repräsentativ für die Bevölkerung der Bundesrepublik Deutschland im Jahre 1989 die folgenden Punkte diskutiert und die Ergebnisse mit den Angaben in der Literatur verglichen werden:

– Häufigkeit kieferorthopädischer Behandlungen
– Art, Zeitpunkt und Dauer der durchgeführten Behandlungen
– Faziale Ästhetik
– Prävalenz von Fehlfunktionen
– Prävalenz kieferorthopädischer Fehlbildungen
– Fehlbildung und Behandlungsnotwendigkeit

10.3 Ergebnisse und Diskussion

10.3.1 Häufigkeit kieferorthopädischer Behandlungen

Die Aufgabe des zahnärztlichen Gesundheitswesen eines Landes ist es, dafür zu sorgen, daß Bürger bei Vorliegen behandlungsbedürftiger kieferorthopädischer Fehlbildungen die Möglichkeit einer Behandlung erhalten. Voraussetzung dafür ist die genaue Kenntnis der Häufigkeit behandlungsbedürftiger Fehlbildungen, um eine möglichst exakte Bedarfsplanung durchführen zu können.

Untersuchungen haben gezeigt, daß die Fehlbildungsrate in hohem Maße im Zusammenhang mit dem Zivilisationsgrad eines Landes steht. Corruccini (1984) geht davon aus, daß bei Eingeborenenstämmen die Fehlbildungsrate lediglich 24 %, in Ländern mit mittlerem Zivilisationsgrad 37 % und in hochindustrialisierten Ländern dagegen 58 % beträgt. Ähnliche Verhältnisse zeigen sich bei der Kariesfrequenz. Fest scheint zu stehen, daß mit der Zunahme des Zivilisationsgrades auch die Häufigkeit der Fehlbildungen ansteigt. Die Ursache dafür ist aber nicht alleine eine erhöhte Kariesfrequenz, sondern sicherlich auch die Art der Ernährung und das häufige Auftreten von Fehlfunktionen in zivilisierten Ländern.

In der vorliegenden Studie war die Häufigkeit der durchgeführten kieferorthopädischen Behandlungen in den einzelnen Altersgruppen erwartungsgemäß sehr unterschiedlich. So hatten bereits 43 % der 8/9jährigen Kinder Kontakt mit kieferorthopädisch behandelnden Zahnärzten bzw. Kieferorthopäden. Bei 57 % der 13/14jährigen Jugendlichen war eine Behandlung im Gange oder bereits durchgeführt (vgl. Tab. A1).

Im Gegensatz zu den erhobenen Zahlen bei Kindern und Jugendlichen befanden sich nur wenige der befragten Erwachsenen in ihrer Kinder- oder Jugendzeit in kieferorthopädischer Behandlung. In der Altersgruppe der 35–44jährigen gaben 66 Probanden (= 13 %) an, daß bei ihnen eine Behandlung zu einem früheren Zeitpunkt durchgeführt wurde, in der Gruppe der 45–54jährigen lediglich 25 (= 5 %).

Diese Zahlen machen deutlich, daß insbesondere in den 50er und auch in den 60er Jahren die kieferorthopädische Behandlung von Kindern und Jugendlichen in der Bundesrepublik Deutschland eine weniger bedeutsame Rolle im Rahmen der zahnärztlichen Versorgung der Bevölkerung gespielt hat, so daß letztendlich viele behandlungsbedürftige Fehlbildungen unbehandelt blieben. Dies gilt in gleicher Weise für die Bevölkerung der USA (Massler und Frankel, 1951) und Dänemarks (Helm, 1970). Dort ergaben Befragungen von Kindern und Jugendlichen in den 50er und 60er Jahren, daß lediglich bei 4 bzw. 2 % der Befragten eine kieferorthopädische Behandlung durchgeführt worden war (vgl. Tab. A2). Möglicherweise sind die Ursachen hierfür im Fehlen ausreichender Behandlungskapazitäten, im noch nicht vorhandenen Wissen über die Möglichkeiten, Folgen und Nutzen einer kieferorthopädischen Behandlung und in der damaligen finanziellen Belastung der Eltern zu suchen.

Dagegen fanden sich Ende der 60er und in den 70er Jahren vor allem in Großstädten und großstadtnahen Regionen Finnlands (Laine und Hausen, 1982), Schwedens (Thilander und Myrberg, 1973), der DDR (Scheffler und Taatz, 1971) und der Bundesrepublik Deutschland erheblich größere Prozentsätze kieferorthopädisch Behandelter (vgl. Tab. A2). Nachdem die kieferorthopädische Behandlung Kassenleistung geworden war, kam es in der Bundesrepublik Deutschland insbesondere in den 70er Jahren zu einer sprunghaften Zunahme kieferorthopädischer Leistungen.

So ergab eine 1980/81 im Bamberger Raum (= Nordbayern) durchgeführte Befragung von 2991 Jugendlichen (Koch, 1986), daß zu diesem Zeitpunkt bereits 39 % der Befragten kieferorthopädisch behandelt waren. In Dänemark fand Rölling (1982) bei einer Befragung von Jugendlichen aus einer Großstadt und deren Einzugsgebiet noch höhere Zahlen (45 %). Bevölkerungsrepräsentative, neuere Daten zu dieser Thematik aus anderen Ländern liegen aber zur Zeit nicht vor.

Eine kieferorthopädische Behandlung wird in der Regel dann begonnen, wenn die 1. Phase der Wechselgebißperiode abgeschlossen ist und der Seitenzahnwechsel (etwa 9.–12. Lebensjahr) kurz bevorsteht bzw. beginnt. In diesem Alter ist in der Regel noch ausreichend Wachstumspotential vorhanden, um skelettale Fehlbildungen z. B. durch funktionskieferorthopädische Maßnahmen in günstiger Weise zu beeinflussen.

Bei einer Reihe von Funktionsstörungen bzw. Fehlbildungen muß aber bereits vor diesem Zeitpunkt eine Behandlung eingeleitet werden, da eine Verschlechterung der Verhältnisse eintreten kann (z. B. bei Fehlbildungen des „Progenen Formenkreises"). Der rechtzeitigen Erkennung der Fehlbildung und Einleitung der Therapie muß daher eine hohe Bedeutung beigemessen werden. So fand Koch (1986) bei der Befragung von 2418 9/11jährigen Grundschulkindern aus dem Bamberger Raum in den Jahren 1979/80, daß sich bereits 13 % der befragten Schüler in kieferorthopädischer Behandlung befanden.

In der vorliegenden Studie gab fast die Hälfte der 8/9jährigen Mädchen an, daß eine Behandlung bereits begonnen worden war bzw. in Planung sei, während dies nur bei 36 % der Jungen der Fall war. Dies hängt sicherlich damit zusammen, daß bei Mädchen Störungen eher sichtbar werden als bei Jungen, da die körperliche Reife und häufig auch der Zahnwechsel früher eintreten. Bei der klinischen Untersuchung wurden bei den 8/9jährigen Mädchen auch signifikant häufiger Fehlbildungen vorgefunden (vgl. Tab. A3). Darüber hinaus sind sicherlich psychische und ästhetische Gesichtspunkte, die in diesem Alter bei Mädchen bereits eine größere Rolle als bei Jungen spielen, weitere Gründe, warum Eltern von Mädchen mit ihrem Kind früher einen kieferorthopädischen Behandler aufsuchen als Eltern von Jungen.

Kinder, bei denen eine kieferorthopädische Behandlung bereits im Alter von 8/9 Jahren geplant oder im Gange war, wiesen hoch signifikant häufiger mehrere bzw. umfangreiche Fehlbildungen auf (vgl. Tab. A3). Die Differenzierung der Altersgruppe der 8/9jährigen nach Probanden mit mittleren und umfangreichen Fehlbildungen zeigt somit, daß der Zeitpunkt des Behandlungsbeginns offensichtlich von der Schwere, Anzahl bzw. Ausprägung der Fehlbildung und dem Stadium der Gebißentwicklung abhängig gemacht wird.

Im Alter von 13/14 Jahren sind in der Regel alle bleibenden Zähne, ausgenommen die Weisheitszähne, durchgebrochen und der pubertäre Wachstumsschub ist voll im Gange, in Einzelfällen, insbesondere bei Mädchen, kann er sogar abgeschlossen sein. In diesem Stadium kann das Ausmaß der dentalen Fehlbildungen weitgehend überblickt werden. Nicht in jedem Fall jedoch besteht noch ausreichend Wachstum, um umfangreiche skelettale Fehlbildungen durch Steuerung des Wachstums korrigieren zu können.

Bei 57 % der Probanden dieser Altersgruppe war eine kieferorthopädische Behandlung noch im Gange oder bereits beendet. Bei weiteren 4 % sollte eine Behandlung noch durchgeführt werden. Auch in dieser Altersgruppe wurden Mädchen häufiger kieferorthopädisch behandelt als Jungen. Der im Alter von 8/9 Jahren vorhandene, signifikante Geschlechtsunterschied hinsichtlich der Anzahl und des Umfangs an Fehlbildungen besteht in dieser Altersgruppe jedoch nicht mehr (vgl. Tab. A3).

Bei 8 % (n = 33) der 13/14jährigen Probanden wurde bis zu diesem Zeitpunkt trotz umfangreicher Fehlbildungen keine kieferorthopädische Behandlung geplant oder durchgeführt. Da anzunehmen ist, daß hier eine Behandlungsbedürftigkeit vorliegt, wurde diese entweder nicht erkannt oder die vorgeschlagene Behandlung abgelehnt.

10.3.2 Art, Zeitpunkt und Dauer der durchgeführten Behandlungen

Die Jugendlichen wurden über Art, Zeitpunkt und Dauer der durchgeführten kieferorthopädischen Maßnahmen befragt. 73 % der kieferorthopädisch Behandelten gaben an, daß die Behandlung ausschließlich mit herausnehmbaren Geräten durchgeführt wird oder wurde. Festsitzende Apparaturen kamen oder kommen bei 26 % der kieferorthopädischen Fälle zur Anwendung (vgl. Tab. A4a). Diese Zahlen decken sich nahezu vollständig mit den Angaben für die Jahre 1980/81 (Koch, 1986).

Die Tragezeit abnehmbarer kieferorthopädischer Behandlungsgeräte betrug laut Aussage der befragten Jugendlichen im Durchschnitt täglich 8,5 Stunden. Jungen gaben im Durchschnitt eine längere tägliche Tragedauer an. Dies deckt sich nicht mit den Untersuchungen von Koch, der bei Mädchen eine bessere Mitarbeit feststellte. Probanden, die mehrere bzw. umfangreiche Fehlbildungen (= Gruppe C) aufwiesen, gaben im Durchschnitt 9,5 Stunden Tragezeit pro Tag an, Probanden der Gruppe B lediglich 8,3 Stunden (vgl. Tab. A4a).

In der vorliegenden Untersuchung gaben 33 % der kieferorthopädisch behandelten Jugendlichen an, daß die Behandlung nicht länger als 2 Jahre gedauert habe bzw. seit 2 Jahren im Gange sei. Eine etwa 2jährige Behandlungszeit fanden Myrberg und Thilander (Schweden, 1973) bei 20 %, Sergl und Furk (Bundesrepublik Deutschland, 1982) bei 2 % und Koch (Bundesrepublik Deutschland, 1986) bei 34 % der kieferorthopädischen Behandlungsfälle. In dieser Studie gaben 26 % an, daß die Behandlung 2–3 Jahre andauert bzw. angedauert hat, und 37 % mehr als 3 Jahre. Behandlungszeiten von mehr als 3 Jahren fanden Myrberg und Thilander (Schweden, 1973) bei 59 %, Sergl und Furk (Bundesrepublik Deutschland, 1982) bei 93 % und Koch (Bundesrepublik Deutschland, 1986) bei 31 % der kieferorthopädischen Behandlungsfälle. Interessant ist die Feststellung, daß die kieferorthopädische Behandlung bei Mädchen länger dauert als bei Jungen.

Die kieferorthopädisch behandelten Jugendlichen gaben an, daß sie im Quartal 2–3 x den kieferorthopädischen Behandler aufsuchen bzw. aufsuchten, d. h. die Zeitdauer zwischen den Terminen beträgt im Durchschnitt etwa 5–6 Wochen. Die Zeitdauer zwischen den Terminen ist bei Mädchen und besonders bei Probanden mit mehreren bzw. umfangreichen Fehlbildungen – wohl auch in Abhängigkeit von den verwendeten Apparaturen – kürzer. Bei etwa 25 % der kieferorthopädischen Fälle war laut Angabe der Probanden die Extraktion bleibender Zähne vorgesehen bzw. bereits durchgeführt. Im Bamberger Raum dagegen gaben 37 % der kieferorthopädisch behandelten Jugendlichen an, daß im Rahmen der Behandlung Zähne gezogen wurden (Koch, 1986).

In der Altersgruppe der 35–44jährigen wurde jeder Siebte (n = 66) im Laufe seines Lebens kieferorthopädisch behandelt (vgl. Tab. A1), wobei die Behandlung in 62 Fällen vor mehr als 5 Jahren abgeschlossen worden war. Bei einem Großteil der Behandlungen (88 %) kamen ausschließlich herausnehmbare Apparaturen zur Anwendung, was zur damaligen Zeit in Deutschland der vorwiegend praktizierten Behandlungsmethodik entsprach. Ein Viertel der kieferorthopädisch Behandelten gab an, daß im Zuge der Behandlung bleibende Zähne oder nach der Behandlung die 3. Molaren extrahiert wurden. Letzteres kann aber nur in Einzelfällen in Zusammenhang mit der kieferorthopädischen Behandlung gebracht werden.

38 % der Behandlungen dauerten 2 Jahre oder weniger, 32 % dauerten 2–3 Jahre und 29 % dauerten mehr als 3 Jahre. Erklärend sei angefügt, daß es für den kieferorthopädischen Patienten meist sehr schwierig ist, nach vielen Jahren die Dauer einer früheren kieferorthopädischen Behandlung richtig anzugeben. Zudem gehen in vielen Fällen die Behandlungs- und Retentionsphase fließend ineinander über. Außerdem wird der Patient in der Regel auch nach dem Absetzen der kieferorthopädischen Behandlungs- bzw. Retentionsgeräte noch regelmäßig bis zum Abschluß des Wachstums überwacht bzw. kontrolliert.

In der Altersgruppe der 45–54jährigen wurden lediglich 5 % (n = 25) der Probanden im Laufe ihres Lebens kieferorthopädisch behandelt (vgl. Tab. A1). Die Behandlungen wurden in der Mehrzahl vor mehr als fünf Jahren abgeschlossen; bei acht Probanden wurde die Behandlung mit festsitzenden Apparaturen durchgeführt. Bei sieben Probanden wurden im Zuge der Behandlung oder danach bleibende Zähne bzw. die 3. Molaren extrahiert. Sieben der Befragten gaben an, daß die kieferorthopädische Behandlung länger als drei Jahre gedauert hat. Hierbei ist bemerkenswert, daß zwei dieser Patienten innerhalb der letzten fünf Jahre behandelt wurden.

10.3.3 Faziale Ästhetik

Die faziale Ästhetik wird durch dentale und/oder skelettale Fehlbildungen grundlegend beeinflußt. Für das dentale Erscheinungsbild sind besonders die Front- und Eckzähne von Bedeutung, während Abweichungen im Seitenzahnbereich weniger ins Gewicht fallen. Fehlbildungen von Zähnen können darüber hinaus Anlaß für Dysfunktionen der benachbarten Weichteile sein und dadurch sekundär die dento-faziale Ästhetik ungünstig beeinflussen.

Skelettale Fehlbildungen beeinträchtigen in der Regel in besonderer Weise die dento-faziale Ästhetik, da die den knöchernen Strukturen aufliegenden Weichteile häufig nur teilweise die knöcherne Disharmonie maskieren können. Dennoch ist der kieferorthopädische Behandler manchmal überrascht, daß der extraorale Eindruck die tatsächlichen skelettalen bzw. dentalen Verhältnisse nicht zutreffend wiedergibt.

19 % der Jugendlichen und 31 % der Erwachsenen (vgl. Tab. A5) beurteilen das Aussehen ihrer Zähne als nicht gut. Dies beinhaltet allerdings auch Form und Farbe der Zähne, die durch kieferorthopädische Maßnahmen nicht beeinflußbar sind. 20 % der Jugendlichen und 15 % der Erwachsenen fühlen sich dadurch so sehr beeinträchtigt, daß Fotos, auf denen die Zähne zu erkennen sind, nach Möglichkeit vermieden werden. 3 % der 13/14jährigen gaben sogar an, daß sie aufgrund ihrer Zahnstellung von Altersgenossen gehänselt werden. Jeder 10. der Jugendlichen und Erwachsenen glaubt, daß die Zahnfehlstellung sein Profil ungünstig beeinflußt. Dies war wiederum häufiger bei Mädchen und Frauen der Fall.

Bei der Befragung durch den Zahnarzt gab etwa ein Viertel aller Befragten an, sie seien mit ihrer Zahnstellung unzufrieden. Die Unzufriedenheit nimmt mit fortschreitendem Alter geringfügig ab und wird bei Frauen häufiger vorgefunden (vgl. Tab. A6). Die Häufigkeit derer, die mit dem Aussehen der Zähne bzw. mit ihrer Zahnstellung unzufrieden sind und aufgrund ihrer Zahnstellung gehänselt werden, korreliert mit der Anzahl und dem Umfang der vorgefundenen Fehlbildungen, was sich durch den hohen Prozentsatz Unzufriedener in der Gruppe C nachweisen läßt (vgl. Tab. A5 bzw. A6).

In der Gruppe der Erwachsenen gab jeder 4. bis 5., ob kieferorthopädisch behandelt oder nicht, Unzufriedenheit mit seiner Zahnstellung an. Für eine vorangegangene Behandlung ist dies allerdings nicht mehr aussagekräftig, da diese meist viele Jahre zurückliegt und zwischenzeitlich parodontale Erkrankungen, Karies bzw. zahnärztliche Maßnahmen das Erscheinungsbild verändert haben können.

10.3.4 Prävalenz von Fehlfunktionen

Funktion und Morphe sind eng miteinander verbunden. So können einerseits morphologische Abweichungen funktionelle Störungen (= sekundäre Fehlfunktionen) zur Folge haben. Andererseits können längere Zeit bestehende primär vorhandene oder sekundäre Funktionsstörungen die Morphologie in negativer Weise verändern. Die Unterscheidung in primär vorhandene oder sekundär entstandene Fehlfunktionen kann nur durch regelmäßige Verlaufskontrollen vorgenommen werden und ist deswegen bei einer Querschnittsuntersuchung nicht möglich.

Da Störungen von Funktionsabläufen des Kauorgans morphologische Fehlbildungen hervorrufen bzw. eine vorhandene verstärken können, muß deren Erkennung und Behandlung besondere Bedeutung beigemessen werden. Liegen primär funktionelle Störungen vor, ohne daß bereits morphologische Veränderungen eingetreten sind, kann in der Regel durch konsequentes Training der entsprechenden Muskulatur (z. B. durch Lippen-, Zungen-, Atem- und Schluckübungen bzw. Unterkieferbewegungen) die Funktion verbessert bzw. harmonisiert werden.

Liegen neben der Fehlfunktion bereits morphologische Störungen vor, müssen im Laufe einer kieferorthopädischen Behandlung neben der morphologischen Harmonisierung auch die funktionellen Abläufe in die richtigen Bahnen gelenkt werden. Nur dann kann erwartet werden, daß die durch die Behandlung erreichten Änderungen der Morphe durch die Funktion langfristig stabilisiert werden können.

10.3.4.1 Fehlfunktionen der Weichteile

Beim Zungenpressen wird die Zunge gegen die Zahnreihen gepreßt, wobei die Zahnreihen miteinander okkludieren oder keinen Kontakt aufweisen können. Klinisch fällt Zungenpressen durch Impressionen an den Zungenrändern auf, wobei die Zahnreihen häufig lückig stehen. Dies gaben 19 % der Jugendlichen und 10 % der Erwachsenen an. Weitere Fragen zu Fehlfunktionen der Zunge wurden in dem Interview nicht gestellt (vgl. Tab. A7).

Intensives Lippenbeißen äußert sich klinisch durch Impressionen im Bereich der Unterlippe, wobei das Lippenbeißen durch eine vergrößerte Frontzahnstufe erleichtert wird. Wird die Unterlippe gewohnheitsmäßig zwischen die oberen und unteren Frontzähne eingelegt und ist die Muskulatur der Oberlippe hypoton, können die Oberkieferschneidezähne durch die Aktivität der Unterlippenmuskulatur protrudiert werden und dadurch Lücken zwischen den oberen Frontzähnen entstehen. Dies ist besonders dann der Fall, wenn mit zunehmendem Alter und fortschreitender Involution des Parodontiums die Widerstandsfähigkeit dieser Zähne gegenüber horizontal gerichteten Kräften abnimmt.

Das Einziehen der vestibulären Weichteile zwischen die Zahnreihen (Lippen- bzw. Wangenbeißen) wurde laut Angabe der Probanden von 53 % der Kinder, von 38 % der Jugendlichen und von 13 % der Erwachsenen durchgeführt. Bei Jugendlichen wurde dies von weiblichen Probanden hoch signifikant häufiger angegeben (vgl. Tab. A7).

10.3.4.2 Schlechte Gewohnheiten (habits)

Schlechte Gewohnheiten (= habits) können ebenfalls Einfluß auf die Zahnstellung nehmen, während der Wachstumsphase die Entstehung skelettaler Fehlbildungen begünstigen oder bereits bestehende Fehlbildungen verstärken. Bei Ausübung einer schlechten Gewohnheit werden Gegenstände (z. B. Bleistifte) oder Finger in die Mundhöhle eingelegt, wobei unphysiologische Kräfte auf die Zähne wirken und der Tonus der Weichteile ungünstig beeinflußt wird.

Fast die Hälfte der Kinder und gut 1/3 der Jugendlichen kaute an Fingernägeln bzw. Bleistiften. Fast die Hälfte der Kinder und Jugendlichen gab an (Mädchen häufiger als Jungen), daß sie früher am Daumen gelutscht hätten. Überraschenderweise gaben 19 % der 8/9jährigen und 4 % der 13/14jährigen an, daß sie immer noch gelegentlich am Daumen lutschen (vgl. Tab. A7).

Sofern bei Behandlungsbeginn oder während der Behandlung eine solche Angewohnheit nicht erkannt und abgestellt wird, stellt sie eine Erschwernis bei der kieferorthopädischen Behandlung bzw. eine mögliche Ursache für ein Rezidiv dar. Besonders in der Altersgruppe der 8/9jährigen wird deutlich, daß die Gebißentwicklung in negativer Weise von orofazialen Fehlfunktionen und insbesondere vom Daumenlutschen in signifikanter Weise beeinflußt wird. So gaben 51 % der Kinder, bei denen anhand der klinischen Untersuchung zahlreiche bzw. umfangreiche Fehlbildungen (= Gruppe C) festgestellt wurden, Daumenlutschen zu einem früherem Zeitpunkt an. Dies war jedoch nur bei 39 % der Probanden der Gruppe B der Fall.

10.3.4.3 Dysfunktionen

Helkimo (1974) konnte zeigen, daß nur 23 % der Bevölkerung Lapplands im Alter von 15–24 Jahren frei von Dysfunktionssymptomen, wie z. B. Muskel- und Kiefergelenkschmerzen, sind. Ingervall, Mohlin und Thilander (1980) fanden Symptomfreiheit bei 40 % der 21–54jährigen schwedischen Männer und Mohlin (1983) bei 34 % der 20–45jährigen Frauen.

Von den in der vorliegenden Studie befragten Erwachsenen wurden 90 zu einem früheren Zeitpunkt kieferorthopädisch behandelt. Davon berichteten 10 bei der Befragung über Kiefergelenkgeräusche bzw. -schmerzen. Ebenfalls über diese Symptome klagten 78 Erwachsene, die nicht kieferorthopädisch behandelt worden waren. Der geringe prozentuale Unterschied zwischen der behandelten und unbehandelten Gruppe erwies sich als nicht statistisch signifikant. 16 % der Jugendlichen und Erwachsenen gaben an, mit den Zähnen zu knirschen oder zu pressen, wobei bei den Erwachsenen dies häufiger von den Männern angegeben wird.

Das gehäufte Auftreten von Dysfunktionssymptomen bei Probanden mit Fehlbildungen konnte in der vorliegenden Studie nicht festgestellt werden. In der Literatur findet sich aber eine Reihe von Hinweisen, daß eine Fehlbildung des Gebisses einer von vielen möglichen Faktoren ist, wodurch Dysfunktionssymptome hervorgerufen werden können.

10.3.5 Prävalenz kieferorthopädischer Fehlbildungen

10.3.5.1 Befunde im Zahnbogen

Zur Beurteilung der Platzverhältnisse wurden die Zahnbögen des Ober- und Unterkiefers in jeweils drei Abschnitte unterteilt und die Platzverhältnisse im Frontzahnbogen (von 2 bis 2) und im rechten bzw. linken Seitenzahnbereich (von 3 bis 6) getrennt bestimmt. Die 2. Molaren wurden bei der Bestimmung der Platzverhältnisse nicht berücksichtigt.

a) Engstand
Engstand bzw. Platzmangel im Zahnbogen liegt dann vor, wenn die Breitensumme der Zähne größer ist bzw. größer sein wird als das für diese Zähne im Zahnbogen zur Verfügung stehende Platzangebot. Verläuft die weitere Gebißentwicklung nach Durchbruch der 1. Molaren störungsfrei, z. B. ohne frühzeitigen Milchzahnverlust, und ist die Breitensumme der Ersatzzähne größer als das entsprechende Platzangebot, liegt „primärer" Engstand vor. Die Einengung des vorhandenen Platzangebots für die Ersatzzähne mesial der 1. Molaren durch pathologische Mesialwanderung dieser Zähne, z. B. nach vorzeitigem Milchzahnverlust, wird als „sekundärer" Platzmangel bezeichnet.

Engstände, die erst mit dem Ende des Wachstums und der Entwicklungszeit auftreten, werden „tertiäre" Engstände genannt. Als Ursachen dieser Engstände, die vor allem in der Unterkieferfront auftreten, werden die Wanderungstendenz der Molaren nach mesial, verstärkt auftretend bei Durchbruch der 3. Molaren, das im Vergleich zum Oberkiefer länger anhaltende Unterkieferwachstum und das Fehlen abrasiver Kost diskutiert, die z. B. bei den australischen Aborigines und wahrscheinlich auch bei unseren Vorfahren zu einer mesio-distalen Verkleinerung der Zähne führte (Begg, 1954).

Engstände sollen in Ländern der 3. Welt seltener auftreten als in zivilisierten Ländern (Kerosuo et al., 1988). Dies könnte Folge des mit dem Zivilisationsgrad steigenden Zuckerkonsums sein, der der kariösen Zerstörung von Zähnen der Milchstützzone und damit der Entstehung eines sekundären Engstandes Vorschub leistet. Außerdem sorgt die Aufnahme abrasiver Nahrung, die bei Naturvölkern noch üblich ist, für eine mesio-distale Verkleinerung der Zähne und eine stärkere funktionale Beanspruchung des Gebisses, wodurch dessen optimale morphologische Ausbildung unterstützt wird.

63 % der 8/9jährigen, 58 % der 13/14jährigen und 60 % der Erwachsenen wiesen aufgrund der klinischen Untersuchung Engstände im Ober- oder Unterkiefer auf. Dies deckt sich in etwa mit der Häufigkeit von Engständen, die in Untersuchungen anderer europäischer Länder gefunden wurden (England: Foster und Day, 1974; DDR: Lutterberg und Taatz, 1976; Schweiz: Ingervall und Ratschiller, 1987), wohingegen Koch (Bundesrepublik Deutschland, 1986) bei Kindern nur in etwa 40 % der Fälle primäre oder sekundäre Engstände vorfand, bei 16–18jährigen Jugendlichen aber in etwa 60 %.

Im Rahmen dieser Untersuchung wurden Engstände in 4 und mehr Bereichen, d. h. in mindestens zwei Stützzonen, häufiger bei Kindern und Jugendlichen (10 %) als bei den Erwachsenen (7 %) festgestellt (vgl. Tab. A8). Bei Erwachsenen wird vermutlich der Befund „Engstand" deswegen seltener erhoben, da in vielen Fällen im Kindes- und Jugendalter vorhandene Engstände im Laufe des Lebens durch Extraktionen bzw. durch prothetische Versorgung aufgelöst wurden. Da in der Gruppe der Erwachsenen bereits häufig Zähne fehlen, ist der Befund „Engstand" in vielen Fällen nicht mehr meßtechnisch erfaßbar.

b) Lückenstellungen
Lücken im Zahnbogen treten dann auf, wenn mehr Platz zur Verfügung steht als von den vorhandenen Zähnen ausgefüllt werden kann. Ursache können zu kleine Zähne oder zu große Kieferbasen (z. B. bei der Progenie) sein. Während der Gebißentwicklung können Lückenstellungen z. B. in den Unterkieferstützzonen (Primatenlücken) oder in der Oberkieferfront jedoch physiologisch sein. Außerdem ist die mesio-distale Breite der Ersatzzähne in den Unterkieferstützzonen schmäler als die der Milchvorgänger (= Lee-Way-Space). Dieser Platzüberschuß wird jedoch relativ schnell durch die physiologische Mesialwanderung der 1. Molaren aufgebraucht.

Nach Abschluß der Gebißentwicklung müssen Lückenstellungen jedoch als Fehlbildung gewertet werden. Lücken zwischen den oberen mittleren Schneidezähnen, die als Diastema mediale bezeichnet werden, stellen eine besondere ästhetische und sprachfunktionelle Beeinträchtigung dar und haben in vielen Fällen eine andere Ursache (Frenulum tectolabiale) als generalisierte Lücken im Zahnbogen.

44 % der Kinder, 41 % der Jugendlichen und 40 % der Erwachsenen wiesen Lückenstellungen bzw. Platzüberschuß in mindestens einem Meßsegment auf (vgl. Tab. A8). Der hohe Prozentsatz von Erwachsenen mit Lückenstellungen ist sicherlich darauf zurückzuführen, daß nach den Erhebungsrichtlinien dieser Studie extrahierte und auch prothetisch versorgte Zähne als Lücke festgehalten wurden. Lückenbildungen in mehreren Bereichen des Ober- und Unterkiefers wurden hingegen nur bei 9 % der Kinder bzw. Jugendlichen und bei 8 % der Erwachsenen vorgefunden. Dagegen fand Koch (1986) Lückenstellungen bei 15 % der 9–11jährigen, aber bei 43 % der 16–18jährigen, bei denen keine kieferorthopädische Behandlung durchgeführt wurde.

10.3.5.2 Okklusale Befunde

a) Frontzahnstufe
Der sagittale Abstand der Labialflächen der mittleren Inzisivi des Ober- und Unterkiefers wird als sagittale Frontzahnstufe bezeichnet. Beißen die unteren Inzisivi vor die oberen, so liegt ein „umgekehrter" Überbiß oder ein frontaler Kreuzbiß vor und das Ausmaß der sagittalen Frontzahnstufe ist kleiner Null.

Der regelrechte sagittale Abstand der Labialflächen der mittleren Schneidezähne wird in der Literatur unterschiedlich angegeben. Die Mehrzahl der Autoren weist aber darauf hin, daß das physiologische Ausmaß etwa 2 bis 3 mm beträgt (Walther, 1960; Tully, 1973; Foster und Day, 1974; Isiekwe, 1983; Koch, 1986). Daneben finden sich Hinweise, daß auch Frontzahnstufen von mehr als 3 mm noch als physiologisch zu werten sind (Björk, Krebs und Solow, 1964; Ingervall und Hedegad, 1975; Magnusson, 1976; Tavares et al., 1982; Corrucini et al., 1983). Schädelaufbau und die Achsenneigung der Schneidezähne weisen ethnische Unterschiede auf, was sich auch auf die Frontzahnstufe auswirkt (Kinaan, 1986). So ist z. B. bei Individuen asiatischer Herkunft ein labialer Kippstand der Schneidezähne physiologisch. Bei Zunahme der Labialkippung der Oberkieferschneidezähne unter Beibehaltung des Okklusalkontaktes zum antagonistischen Inzisivius vergrößert sich die Frontzahnstufe, wogegen der Überbiß kleiner wird (= indirekte Verkürzung).

Im Rahmen der vorliegenden Studie wurde das Ausmaß der sagittalen Frontzahnstufe mit einem Holzspatel gemessen, auf dem bei 2 und bei 5 mm eine Markierung angebracht war. Die Frontzahnstufe wurde dann als regelrecht eingestuft, wenn der Abstand der Labialflächen der Inzisivi etwa 2 mm betrug. Eine große Frontzahnstufe lag dann vor, wenn diese größer als 5 mm war.

Kreuzbiß in der Front, der als Leitsymptom des „progenen Formenkreises" gilt, konnte in der vorliegenden Studie bei nur 2 % der 8/9jährigen festgestellt werden, in der Gruppe der Jugendlichen war dies bei 1 % der Probanden der Fall (vgl. Tab. A3). Dagegen fand Koch (1986) den umgekehrten Frontzahnüberbiß bei 11 % seiner untersuchten Kinder und bei 7 % der Jugendlichen. Das gehäufte regionale Vorkommen bestimmter Fehlbildungen, wie z. B. der Progenie, ist in der Literatur belegt.

In der Gruppe (vgl. Tab. A3) der 8/9jährigen (17 %) trat eine große Frontzahnstufe (FZS > 5 mm) in etwa doppelt so häufig auf wie in der Gruppe der 13/14jährigen (Koch: 9–11jährige, 20 %). Es ist anzunehmen, daß die Abnahme des Prozentsatzes von Probanden mit einer großen Frontzahnstufe zwischen dem 8. und 14. Lebensjahr eine Folge der kieferorthopädischen Behandlungen ist, in deren Verlauf der Verringerung einer großen Frontzahnstufe besondere Priorität zukommt. Die vorliegenden Ergebnisse decken sich in etwa mit Untersuchungen an Gleichaltrigen in anderen Ländern Europas (Helm, 1970; Schmidlin, 1972).

In der Gruppe der Erwachsenen nehmen fehlerhafte Frontzahnbeziehungen wieder zu. So mußte der Befund „frontaler Kreuzbiß" und „große Frontzahnstufe" bei den Erwachsenen geringfügig häufiger als bei den Jugendlichen festgestellt werden (vgl. Tab. A3). Diese Ergebnisse bestätigen die klinische Erfahrung, daß mit zunehmendem Alter bzw. fortschreitender Involution des Zahnhalteapparats eine Veränderung der Stellung der Oberkieferschneidezähne und Lückenbildungen eintreten.

b) Überbiß
Die Strecke, die sich obere und untere Schneidezähne überlappen, wird „Überbiß" oder „vertikale Frontzahnstufe" genannt. Liegt ein offener Biß in der Front vor, wird der Überbiß kleiner Null. Überschreitet das Ausmaß des Überbisses einen Grenzwert liegt ein „tiefer" Biß vor. Das Ausmaß des Überbisses wird entweder in Millimeter oder durch den Anteil der bedeckten Labialfläche eines Schneidezahnes angegeben. Bei Fällen mit extrem großem Überbiß können die Inzisalkanten der Unterkieferschneidezähne die palatinale Gaumenschleimhaut berühren bzw. in diese einbeißen. Dies führt zu einer Traumatisierung des Parodontiums der Oberkieferschneidezähne und kann den frühzeitigen Verlust dieser Zähne verursachen.

Die Grenze zwischen regelrechtem und vergrößertem Überbiß wird in der Literatur unterschiedlich angegeben:
1/3 Überlappung: Gardiner, 1956; Poulton und Aaronson, 1961.
1/2 Überlappung: Miller und Hobson, 1961; Koch, 1986.
2/3 Überlappung: Jackson, 1962; Haynes, 1972 und 1974.

3 mm: Johnson, Soetomat und Winato, 1978.
4 mm: Kinaan, 1986.
5 mm: Björk, Krebs und Solow, 1964; Helm, 1970; Pedersen, Stensgaard und Melsen, 1978; Lavelle, 1976.

Bei vorhandenem Zahnkontakt oberer und unterer Inizisivi vergrößert sich das Ausmaß des Überbisses mit zunehmender Palatinalkippung der oberen Inizisivi. Wie bereits erwähnt, beeinflussen ethnische Variationen im Schädelaufbau die Zahnstellung und damit Frontzahnstufe bzw. Überbiß. So fand Kinaan (1986) unterschiedliche Durchschnittswerte für den Überbiß bei Kindern europäischer (England: 3,5 ± 1,7 mm) und asiatischer (Irak: 2,7 ± 1,4 mm) Herkunft.

Im Rahmen der vorliegenden Studie wurde der Überbiß dann als physiologisch eingestuft, wenn etwa die Hälfte der Labialfläche der Schneidezähne durch ihre Antagonisten bedeckt war. Der Befund „Tiefer Biß" mußte bei einem Drittel der Kinder und bei einem Viertel der Jugendlichen bzw. Erwachsenen erhoben werden (vgl. Tab. A3). In der Gruppe der Kinder und Jugendlichen trat dieser Befund hoch signifikant häufiger bei Jungen als bei Mädchen auf (vgl. Helm, 1970; Schmidlin, 1972). Die Prävalenz des tiefen Bisses in der Bundesrepublik Deutschland entspricht in etwa dem Vorkommen in anderen europäischen Ländern.

11 % der Kinder, die im Rahmen der vorliegenden Studie untersucht wurden, wiesen an mindestens einem antagonistischen Schneidezahnpaar einen offenen Biß auf (vgl. Tab. A3). Koch (1986) und Ingervall und Ratschiller (1987), die in etwa gleichaltrige Gruppen untersuchten, fanden mit 4 bzw. 7 % deutlich geringere Werte. In der Gruppe der Jugendlichen trat dieser Befund lediglich in 3 % der Fälle auf, was in etwa mit den Untersuchungsergebnissen von Helm (Dänemark, 1970), Schmidlin (Schweiz, 1972) und Kinaan (England und Irak, 1986) identisch ist.

c) Kreuzbiß im Seitenzahnbereich
Die palatinalen Höcker der Oberkieferseitenzähne okkludieren bei regelrechter Verzahnung in die zentralen Fissuren der antagonistischen Unterkieferzähne. Seitlicher Kreuzbiß ist eine transversale Okklusionsstörung und liegt dann vor, wenn anstatt der palatinalen die bukkalen Höcker der Oberkieferseitenzähne mit den zentralen Fissuren ihrer Antagonisten okkludieren. Dies tritt meist dann auf, wenn der Zahnbogen im Oberkiefer in Relation zum Unterkiefer zu schmal, der Unterkiefer zu breit oder der Unterkiefer nach lateral verschoben ist.

Seitlicher Kreuzbiß an mindestens einem Antagonistenpaar lag bei 15 % der Kinder vor. Dagegen konnte dies bei 12 % der Jugendlichen und bei 17 % der Erwachsenen festgestellt werden (vgl. Tab. A8). Helm (1970), Foster und Day (1974) und Ingervall und Ratschiller (1987) fanden seitlichen Kreuzbiß ähnlich häufig. Lediglich Borutta und Waurick (1986) erhoben in der ehemaligen DDR zum Teil (Chemnitz: 4 %, Erfurt: 7 %, Leipzig: 8 %) deutlich niedrigere Werte.

d) Sagittale Okklusionsverhältnisse bzw. Bißlage
In der Literatur finden sich wenig Hinweise über die Prävalenz sagittaler Okklusionsstörungen einzelner Antagonistenpaare im Seitenzahnbereich. Vielmehr werden sagittale Abweichungen von den meisten Autoren anhand der von Angle (1899) beschriebenen Klassifikation angegeben. Diese Einteilung sagittaler Abweichungen klassifiziert Gebisse anhand weniger morphologischer Kriterien:
– sagittale Okklusionsverhältnisse der 1. Molaren und Eckzähne
– Achsenneigung der Oferkieferinzisivi

Bei der Zuordnung eines Gebisses zu einer Angle-Klasse wird im anglo-amerikanischen (Methode A) und mitteleuropäischen (Methode B) Raum unterschiedlich vorgegangen.

Methode A:
Bei dieser Methode wird lediglich auf beiden Seiten das sagittale Okklusionsverhältnis der 1. Molaren bestimmt und darauf basierend das Gebiß einer Angle-Klasse zugeordnet.

Methode B:
Auf Anregung von Schwarz (1956) und Grünberg (zit. bei Schwarz, 1956) wird vor der Bestimmung der Angle-Klasse die Bißlage ermittelt. Dabei werden die Okklusionsverhältnisse und abgelaufene Zahnwanderungen berücksichtigt.

Da die Zuordnung zu einer Angle-Klasse unter Bestimmung der Bißlage (= Methode B) im Rahmen einer klinischen Untersuchung erhebliche Probleme bereitet (z. B.: Symmetrievergleich nicht durchführbar!), wurde in dieser Studie darauf verzichtet und lediglich die sagittalen Okklusionsverhältnisse an den Eckzähnen bzw. ersten Molaren bestimmt (= Methode A) und damit eine grobe Einteilung vorgenommen.

Bei der Auswertung der klinischen Befunde wurden alle Probanden mit „mesial" eingestuft, die an mindestens einem der 4 beurteilten Antagonistenpaare (1. Molaren und Eckzähne) ein mesiales Okklusionsverhältnis aufwiesen. Dies war bei 11 % der 8/9jährigen, bei 15 % der 13/14jährigen und bei 16 % der Erwachsenen der Fall.

Ein Teil dieser Probanden muß aber vermutlich trotzdem als „neutral" eingestuft werden, da das Leitsymptom des „Progenen Formenkreises", der frontale Kreuzbiß, selten auftrat (1–2 %). Die klinische Erfahrung zeigt außerdem, daß bei mesialen Okklusionsverhältnissen an den 1. Molaren auch eine neutrale Bißlage vorliegen kann („Super-Klasse-I").

Die Prävalenz mesialer Bißlagen erscheint in der Bundesrepublik Deutschland, zumindest regional begrenzt, im Vergleich beispielsweise zu Ländern Nordeuropas dennoch relativ hoch (vgl. auch: Koch 1986: 4–7 %). So fanden Ingervall, Seemann und Thilander (1972) bei einer Untersuchung in Schweden so gut wie keine Mesialbisse und Myllärniemi (1970) in Finnland dies nur bei 1 % der untersuchten Probanden. Dagegen treten in Dänemark (Helm, 1970) und in Großbritannien (Foster und Day, 1974) Mesialbißfälle in etwa derselben Prävalenz wie in der Bundesrepublik auf.

Bei 48 % der 8/9jährigen und 40 % der 13/14jährigen lagen distale Okklusionsverhältnisse an den Eckzähnen bzw. 1. Molaren vor. Hierbei ist zu beachten, daß distale Okklusionsverhältnisse der 1. Molaren bei 8/9jährigen bei noch vorhandenen Milchmolaren physiologisch sein können, bei 13/14jährigen nach Ausfall der Milchmolaren jedoch nicht mehr. Bei etwa 40–50 % der Erwachsenen in der Bundesrepublik Deutschland muß nach den hier angewandten Kriterien davon ausgegangen werden, daß ein Distalbiß vorliegt (vgl. auch Koch, 1986). Die gefundenen Werte decken sich weitgehend mit Studien, die an Gleichaltrigen in anderen Ländern Europas durchgeführt wurden (Schweiz, Ingervall und Ratschiller, 1987: 43 %, Großbritannien, Foster und Day, 1974: 54 %).

Aus den skandinavischen Ländern dagegen wird weitaus häufiger von neutralen Okklusionsverhältnissen und Bißlagen berichtet als in der vorliegenden Studie. Distalbiß konnte Mylläriemi (1970) in Finnland bei nur 9 % der untersuchten Probanden feststellen, Ingervall, Seemann und Thilander (1972) in Schweden bei 19 % und Helm (1970) in Dänemark bei etwa 25 % der untersuchten Probanden.

10.3.6 Gruppeneinteilung anhand von Fehlbildungen

Anhand der kieferorthopädischen Befunde wurden die Probanden in drei Gruppen eingeteilt.

Gruppe A:
In die Gruppe A wurden alle die eingestuft, bei denen bei der klinischen Untersuchung keine Zahnfehlstellungen oder Okklusionsstörungen festgehalten wurden. Die Probanden der Gruppe A weisen somit folgende Gebißverhältnisse auf:
– engstands- bzw. lückenlose Zahnreihen
– regelrechte sagittale und vertikale Frontbeziehung
– regelrechte sagittale, transversale und vertikale Okklusionsverhältnisse der Seitenzähne
– Ober- und Unterkiefermitte identisch

Es kann davon ausgegangen werden, daß die Gebisse der Probanden der Gruppe A annähernd eugnath sind. Da jedoch z. B. Dreh- und Kippstände nicht erfaßt wurden, ist es theoretisch denkbar, daß trotz Erfüllung der o.a. Kriterien auch nicht ganz regelrechte Gebisse dieser Kategorie zugeordnet wurden.

Gruppe C:
Wurden bei der klinischen Untersuchung des Gebisses umfangreiche oder in mehreren Bereichen auftretende Zahnfehlstellungen oder Okklusionsstörungen festgestellt, so wurde der Proband in die Gruppe C eingestuft. Ein Proband wird dann in Gruppe C eingestuft, wenn einer oder mehrere der folgenden Befunde bzw. Befundkombinationen vorliegen:
- offener Biß in mindestens zwei Bereichen
- Kreuzbiß in mindestens zwei Bereichen
- beidseitige Nonokklusion
- Frontzahnstufe größer als 5 mm
- mesiale Okklusionsverhältnisse der 3er und Kreuzbiß in einem Bereich
- Nonokklusion in einem Bereich und Mittenabweichung
- Frontzahnstufe 2 bis 5 mm und Engstände in allen Sextanten
- tiefer Biß und Engstände in allen Sextanten
- frontal offener Biß und seitlicher Kreuzbiß in einem Bereich
- Eckzahnaußenstand in zwei Sextanten und Engstände in allen Sextanten
- tiefer Biß und Frontzahnstufe größer als 5 mm und Engstände in mindestens drei Sextanten

Gruppe B:
Alle weiteren Probanden, die nach dem beschriebenen Verfahren weder in Gruppe A oder C eingestuft werden konnten, bilden die Gruppe B.

Probanden mit eugnathen bzw. nahezu eugnathen Gebissen waren in allen Altersstufen sehr selten. In der Altersgruppe der 13/14jährigen konnten 3 % der Jugendlichen der Gruppe A zugeordnet werden, bei den 8/9jährigen dagegen nur 1 %. Dies deckt sich mit den Angaben von Hotz (1962) und Koch (1986). Bei den Erwachsenen konnten ebenfalls nur 2 % der Probanden der Gruppe A zugeordnet werden.

Diese Ergebnisse machen erneut deutlich, daß das eugnathe Gebiß einen Zustand darstellt, der in natura nur bei sehr wenigen Individuen zu beobachten ist und nicht das Normale, sondern einen Idealzustand darstellt. Nicht jedes Gebiß, das von diesem Idealzustand abweicht, bedarf aber einer kieferorthopädischen Behandlung.

Umfangreiche Fehlbildungen bzw. Fehlbildungen in mehreren Bereichen lagen bei 30 % der Kinder und bei 22 % der Jugendlichen bzw.

der Erwachsenen vor (vgl. Tab. A3). Es ist anzunehmen, daß die Abnahme des Prozentsatzes zwischen dem 8. und 14. Lebensjahr eine Folge der durchgeführten kieferorthopädischen Behandlungen ist. Diese Zahlen machen aber auch deutlich, daß bei einem nicht unerheblichen Prozentsatz der Jugendlichen und Erwachsenen immer noch behandlungsbedürftige Fehlbildungen vorliegen, die bisher unbehandelt blieben.

10.3.7 Fehlbildung und Behandlungsnotwendigkeit

Grundlage jeder kieferorthopädischen Diagnose bilden neben der Anamnese und klinischen Untersuchung, die eine funktionelle Befunderhebung einschließt, eine Reihe von Unterlagen, zu denen Fotostataufnahmen, Kiefermodelle und verschiedene Röntgenaufnahmen zählen. Nach Auswertung aller Befundunterlagen, Interpretation der Einzelergebnisse und zusammenfassender Bewertung durch den Kliniker kann die Fehlbildung beschrieben, klassifiziert und unter Berücksichtigung psychosozialer Faktoren deren Behandlungswürdigkeit festgelegt werden.

In dieser Studie wurden von den Probanden Gebißbefunde erfaßt, die Zahnfehlstellungen und Okklusionsstörungen in den drei Ebenen beschreiben. Diese Gebißbefunde, die u. a. für eine kieferorthopädische Diagnose unerläßlich sind, werden vom Kieferorthopäden in der Regel am Modell erhoben, da die Modellbefundung im Gegensatz zu der Betrachtung im Mund einfacher und genauer durchgeführt werden kann (vgl. hierzu auch Kap. 5).

Die Befunde des kieferorthopädischen Erhebungsbogens im Rahmen dieser Studie sind mit Ausnahme der „Sagittalen Frontzahnstufe" **Entweder-oder-Befunde** und erfassen somit nur das Vorhandensein und nicht das Ausmaß einer Zahnfehlstellung bzw. Okklusionsstörung. Der Grad der Ausprägung (z. B. Größe des Überbisses) eines Befundes ist aber für die Beurteilung der Behandlungsnotwendigkeit sehr wichtig.

Selbst die Arbeitsgruppe 2 der früheren FDI-Kommission für Klassifikation und Statistik von Zahn-, Mund- und Kieferkrankheiten (COCSTOC) stellte fest, daß sie mit ihren „jetzigen Kenntnissen vor unüberwindbaren Schwierigkeiten steht, eine sinnvolle Grenzlinie zur Unterscheidung zwischen jenen Patienten zu ziehen, bei denen eine Behandlung erforderlich ist und jenen, bei denen dies nicht der Fall ist" (Baume et al., 1973).

Die Schwierigkeit bei Bestimmung des kieferorthopädischen Behandlungsbedarfes wird auch durch die Spannbreite der Angaben in der Literatur dokumentiert und ist „infolge fehlender Präzisierung des Normbegriffes schwer einschätzbar" (Borutta und Waurick, 1986). So wird der kieferorthopädische Behandlungsbedarf bei Heranwachsenden mit erheblichen Unterschieden angegeben (vgl. Tab. A9).

Im Rahmen dieser Studie wurde durch eine mehr oder weniger willkürliche Zusammenfassung von Einzelsymptomen versucht, die Probanden in Gruppen einzuteilen, wobei eine Behandlungsbedürftigkeit von Probanden der Gruppe A ausgeschlossen werden kann. Die Gruppe C dagegen umfaßt Probanden, bei denen in aller Regel eine Fehlbildung vorliegt, die behandlungsbedürftig ist. Unter Berücksichtigung von Literaturangaben muß davon ausgegangen werden, daß auch bei einem erheblichen Anteil der Probanden der Gruppe B Befundkombinationen vorliegen, die eine kieferorthopädische Behandlung erforderlich machen.

Die Angaben in der Literatur und die klinischen Erfahrungen machen jedoch deutlich, daß nach epidemiologischer Erfassung nur morphologischer Daten des Gebisses eine Aussage über den tatsächlichen kieferorthopädischen Behandlungsbedarf nicht möglich ist. Auch die Auswertung der Modelle (ebenfalls im Rahmen der IDZ-Studie angefertigt) ermöglicht hierüber keine Aussage.

Die individuelle Entscheidung für die Durchführung einer kieferorthopädischen Behandlung wird von der Morphologie der Fehlbildung und von der momentanen funktionellen, ästhetischen und psychischen Beeinträchtigung eines Patienten bestimmt. Zum anderen muß der Behandler abschätzen, welchen Einfluß die vorliegende Fehlbildung mittel- und langfristig auf die Funktion und Ästhetik sowie die Psyche des Patienten hat. Kieferorthopädische Maßnahmen werden dann eingeleitet, wenn die momentane bzw. zukünftige Beeinträchtigung so eingeschätzt bzw. erlebt wird, daß diese nach Ansicht des kieferorthopädischen Behandlers und des Patienten bzw. seiner Erziehungsberechtigten die Mühen und Risiken einer Behandlung aufhebt und damit eine positive Gesamtbewertung der Behandlung ermöglicht.

Diese Diskussion bzw. Überlegungen über die Notwendigkeit der Einleitung kieferorthopädischer Maßnahmen wird in der Regel in einem oder z.T. auch in mehreren Beratungsgesprächen geführt. Hierbei gilt für den kieferorthopädischen Behandler, daß vorhandene Fehlbildungen früher oder später zu einer Funktionsbeeinträchtigung des Kauorgans, an dessen Ende der Zahnverlust steht, führen können. Dies wird u. a. so begründet, daß z. B. vorhandene Engstände die Mundhygiene erschweren, mittelfristig zu Gingivitiden bzw. Karies und langfristig zu Parodontopathien bzw. zum Verlust von Zähnen führen können.

10.3.7.1 Bedeutung von Fehlbildungen bei der Entstehung von Karies

Hixon, Maschka und Fleming (1962), Katz (1977) und Hensel und Hensel (1978) konnten zeigen, daß bei Probanden mit kieferorthopädischen Fehlbildungen häufiger kariöse, gefüllte oder fehlende Zähne vorkommen. Dies konnten Miller und Hobson (1961) bei der Untersuchung 14jähriger bestätigen, fanden aber bei der Untersuchung 12jähriger keinen Zusammenhang. Koch (1986) wies ebenfalls auf bestehende Zusammenhänge zwischen Engstand in der Oberkieferfront und der Kariesfrequenz hin.

In der vorliegenden Studie wurden Probanden, die häufig zerstörte (= D), fehlende (= M) oder gefüllte (= F) Zähne, d. h. hohe DMF-T-Werte, aufwiesen, in etwa genauso häufig der Gruppe C zugeordnet wie Probanden mit niedrigen Werten (vgl. Tab. A3). Hohe DMF-T-Werte traten bei den Jugendlichen gehäuft mit Engständen (14 %) auf, wogegen in der Gruppe der Erwachsenen bei erhöhten DMF-T-Werten nur noch in 4 % der Fälle umfangreiche Engstände zu finden waren. Dies legt die Vermutung nahe, daß im Laufe des Lebens häufig Zähne im Engstand zunächst kariös, dann konservierend versorgt und später extrahiert werden. Daneben lagen in der Gruppe der Erwachsenen niedrige DMF-T-Werte hoch signifikant gehäuft dann vor, wenn eine regelrechte Frontzahnstufe vorgefunden wurde.

Die vorliegenden Ergebnisse deuten darauf hin, daß Engstände, die die Mundhygiene erschweren, und weitere Fehlbildungen (z. B. große Frontzahnstufe) mittel- und besonders langfristig negativen Einfluß auf den Zustand der Zahnhartsubstanz ausüben können. Eine kieferorthopädische Behandlung muß daher auch als kariesprophylaktische Maßnahme angesehen werden.

10.3.7.2 Einfluß von Fehlbildungen auf das Parodont

Die Beziehungen zwischen kieferorthopädischen Fehlbildungen und parodontalen Erkrankungen finden in der Einteilung kieferorthopädischer Behandlungsfälle von Rateitschak (1968) Berücksichtigung. Er unterscheidet Behandlungen, bei denen a) die Fehlbildung seit Ende des Durchbruchs der bleibenden Zähne besteht, b) bei denen Parafunktionen Stellungsveränderungen der Zähne verursachten, von Behandlungen, bei denen c) degenerative oder dystrophe Parodontalerkrankungen Stellungsveränderungen der Zähne verursachten.

Die Angaben in der Literatur bestätigen, von Ausnahmen abgesehen (Sergl, 1970; Richter, 1978), die ursächliche Bedeutung kieferorthopädischer Fehlbildungen bei der Entstehung parodontaler Erkrankungen, obwohl deren Wertigkeit bei der Komplexität des Geschehens nicht zu ermitteln ist (Schmuth, 1973). Übereinstimmend wird berichtet, daß besonders bei Probanden mit eugnathen Gebissen häufig sehr gute parodontale Verhältnisse vorgefunden werden (Schützmansky, 1969; Sergl und Krause, 1973).

Obwohl Sergl (1974) keinen signifikanten Zusammenhang zwischen einer vergrößerten sagittalen bzw. vertikalen Frontzahnstufe einerseits und parodontalen Erkrankungen andererseits nachweisen konnte, ist er der Überzeugung, daß in solchen Fällen funktionelle Überbelastungen durch zu starke horizontale Kräfte oder Defizite an funktionellen Reizen auftreten und das Parodont negativ beeinflussen können. Die Traumatisierung des Parodonts ist dann offensichtlich, wenn die unteren Frontzähne die palatinale Schleimhaut berühren oder sogar in diese einbeißen (Sergl, 1983). Im Zusammenhang mit der Entstehung von Parodontopathien werden besonders häufig die folgenden Symptome genannt:

Tiefer Biß:	Poulton und Aaronson, 1961; Sterzik und Taatz, 1970; Scheffler und Taatz, 1971; Grossfeldowa, 1973.
Engstände:	Forsberg, 1951; Hellgren, 1956; Miller und Hobson, 1961; Sandali, 1973.
Distalokklusion:	Poulton und Aaronson, 1961; Geiger et al., 1972.
Frontaler Kreuzbiß:	Sergl, 1982; Eismann (pers. Mitteilung).

Untersuchungen von Ainamo (1972), Schneider, Mauersberger und Bruckmann (1981) und Hensel und Hensel (1978) zeigten, daß bei Probanden mit schlechter oder durchschnittlicher Mundhygiene ein Zusammenhang zwischen Fehlbildungen und parodontalen Erkrankungen besteht. Bei guter Mundhygiene dagegen können parodontale Schäden trotz Vorliegen von Zahnfehlstellungen bzw. Okklusionsstörungen vermieden werden (Greene, 1967; Sergl, 1974; Tipnis, Slatter und Alexander, 1971), da dem entzündlichen Faktor eine Schlüsselrolle bei der Entstehung von Parodontopathien zukommt (vgl. hierzu auch Kap. 9).

In der vorliegenden Studie konnten bei den Jugendlichen signifikant und bei den Erwachsenen hoch signifikant gehäuft erhöhte CPITN-Werte ermittelt werden, wenn mehrere bzw. umfangreiche Fehlbildungen (= Gruppe C) vorlagen (vgl. Tab. A3). In der Gruppe der Erwachsenen mit behandlungsbedürftigen Parodontalerkrankungen mußten 29 % der Gruppe C zugeordnet werden, während dies bei guten parodontalen Verhältnissen nur bei 16 % der Fall war. Dabei treten insbesondere bei Fehlen neutraler Okklusionsverhältnisse ($p < 0,001$), bei adoleszenten Engständen ($p < 0,05$) und bei einer großen Frontzahnstufe ($p < 0,02$) gehäuft parodontale Erkrankungen auf (vgl. Tab. A3 und A8).

Die vorliegenden Ergebnisse machen erneut deutlich, daß die Gesundheit des Zahnhalteapparats bei Vorliegen von Zahnfehlstellungen oder Okklusionsstörungen gefährdet bzw. im fortgeschrittenen Alter in vielen

Fällen schon beeinträchtigt ist. Die Beseitigung dieser Fehlbildungen durch kieferorthopädische Maßnahmen, insbesondere im Kindesalter, aber auch beim Erwachsenen, trägt daher im hohen Maße zur langfristigen Gesundheit und Funktionsfähigkeit des Kauorgans bei.

10.4 Zusammenfassung

Art und Umfang der in der Bundesrepublik Deutschland in den letzten 40 Jahren durchgeführten kieferorthopädischen Maßnahmen haben deutliche Veränderungen erfahren. Wurde in den Jahren nach dem 2. Weltkrieg lediglich ein geringer Prozentsatz eines Jahrgangs kieferorthopädisch behandelt, so wird dies heute mehr als die Hälfte der Kinder. Ein internationaler Vergleich der aktuellen Daten ist nicht möglich, da entsprechende Untersuchungen in anderen Ländern noch nicht vorliegen.

Die hohe Zahl der kieferorthopädischen Behandlungen in der Bundesrepublik Deutschland ist darauf zurückzuführen, daß einerseits laut Angaben in der Literatur bei einem hohen Zivilisationsgrad auch die Prävalenz von Fehlbildungen sehr groß ist (Koch, 1986: 77 %). Andererseits nehmen aufgrund des gehobenen Gesundheitsbewußtseins auch mehr Individuen eine kieferorthopädische Behandlung in Anspruch. In der Bundesrepublik Deutschland wurde bis 1989 der überwiegende Anteil der kieferorthopädischen Behandlungen mit herausnehmbaren Geräten durchgeführt. In einem Viertel der Behandlungsfälle wurden – der vorliegenden Studie zufolge – bleibende Zähne extrahiert. Der Anteil der Probanden, bei denen im Erwachsenenalter eine Behandlung durchgeführt worden war, war gering.

Ein Viertel der befragten Probanden ist mit seiner Zahnstellung und dem Aussehen der Zähne unzufrieden. Das äußere Erscheinungsbild ist oft so beeinträchtigt, daß Jugendliche von ihren Altersgenossen gehänselt bzw. Fotos, auf denen die Zähne zu erkennen sind, nach Möglichkeit vermieden werden. Häufig wurde von solchen Probanden Unzufriedenheit mit dem Aussehen der Zähne bzw. der Zahnstellung geäußert oder von Hänseleien berichtet, wenn umfangreiche bzw. mehrere Fehlbildungen vorlagen. Es ist anzunehmen, daß mitunter auch Form bzw. Farbe der Zähne und nicht allein die Zahnstellung der Grund für diese Unzufriedenheit sind.

Fehlfunktionen der Weichteile, wie Zungenpressen und Lippen- bzw. Wangenbeißen, werden besonders häufig von Kindern, weniger von Jugendlichen und nur sehr selten von Erwachsenen angegeben. Es kann davon ausgegangen werden, daß ein hoher Prozentsatz der Kinder im Kleinkindalter am Daumen gelutscht hat. 20 % der 8/9jährigen Kinder und 4 % der 13/14jährigen gaben zu, noch gelegentlich am Daumen zu lutschen. Kinder, die orofaziale Dyskinesien und insbesondere Daumenlutschen ausübten, zeigten signifikant häufiger kieferorthopädische Fehlbildungen. 88 Erwachsene berichteten über Kiefergelenkschmerzen bzw. -geräusche. Von diesen Probanden wurden 10 zu einem früheren Zeitpunkt kieferorthopädisch behandelt.

Eugnathe bzw. nahezu eugnathe Gebisse sind, wie bereits erwähnt, sehr selten. Dies war lediglich bei 1 % der Kinder, bei 3 % der Jugendlichen und bei 2 % der Erwachsenen der Fall. Das eugnathe Gebiß stellt somit offensichtlich einen Idealzustand im Rahmen von allgemein akzeptablen Gebißverhältnissen dar, und nicht jedes Gebiß, das von diesem Idealzustand abweicht, muß kieferorthopädisch behandelt werden. Mehrere bzw. umfangreiche Fehlbildungen lagen bei 30 % der Kinder bzw. bei 22 % der Jugendlichen und Erwachsenen vor.

Eine hohe Anzahl der untersuchten Probanden (ca. 70 %) konnte der Gruppe B zugeordnet werden. Es kann davon ausgegangen werden, daß auch ein erheblicher Anteil dieser Probanden behandlungsbedürftig ist. Letztendlich läßt sich dies aber nur unter Einbeziehung einer ausführlichen Anamnese, klinischen bzw. röntgenologischen Untersuchung und einer Modellbefundung abklären. Die vorliegenden Ergebnisse und der Vergleich mit den Literaturangaben machen deutlich, daß die Prävalenz skelettaler bzw. dentaler Fehlbildungen und damit der kieferorthopädische Behandlungsbedarf sehr groß ist.

Die Entstehung von Parodontopathien ist neben mangelnder Mundhygiene auch auf Zahnfehlstellungen und Okklusionsstörungen zurückzuführen. Der Zusammenhang zwischen parodontalen Erkrankungen einerseits und dem Umfang von Zahnfehlstellungen, Okklusionsstörungen bzw. Kieferfehlbildungen andererseits erwies sich zum Teil als statistisch hoch signifikant.

Die vorliegenden Ergebnisse zeigen, daß der Korrektur von kieferorthopädischen Fehlbildungen eine prophylaktische Bedeutung für die Gesundheit der Zähne, des Zahnhalteapparats und damit des gesamten Kauorgans zukommen kann. Diese Feststellung kann helfen, die „Grenzlinie zur Unterscheidung zwischen jenen Patienten zu ziehen, bei denen eine Behandlung erforderlich ist und jenen, bei denen dies nicht der Fall ist" (Baume et al., 1973).

10.5 Tabellenanhang

Tabelle A1: Kieferorthopädische Maßnahmen, aufgeschlüsselt nach Altersgruppen				
Befragung durch den Interviewer	8/9 Jahre %	13/14 Jahre %	35–44 Jahre %	45–54 Jahre %
Maßnahmen:				
– geplant	31	4	–	–
– im Gange	10	39	–	–
– beendet	2	18	13	5
– Sonstige	57	39	87	95
Art der Versorgung:				
– herausnehmbar	[1]	73	88	56
– festsitzend		17	9	20
– später fests.		6	–	–
– herausn., fests.		3	2	12
– Sonstige		1	1	12
Behandlungsart:				
– Ex-Fall	[1]	25	24[2]	28[2]
– Non-Ex-Fall		74	71	64
– keine Angabe		1	5	8
Behandlungsdauer:				
– 0 ... 2 Jahre	[1]	33	38	44
– 2 ... 3 Jahre		26	32	24
– > 3 Jahre		37	29	28
– keine Angabe		4	1	4
Behandlungsende:				
– noch in Behandlung	[1]	68	–	–
– vor 0 ... 12 Monaten		18	3	4
– vor 1 ... 5 Jahren		10	3	4
– vor > 5 Jahren		1	94	88
– Sonstige		3	–	4

[1] Befund wurde in dieser Altersgruppe nicht erhoben
[2] einschließlich der Weisheitszähne

Tabelle A2: Häufigkeit durchgeführter kieferorthopädischer Behandlungen im internationalen Vergleich (1950–1990)

Autor	Publikationsjahr	Alter	Jahr	Land	Häufigkeit (%)
Massler	1951	14–18	[1]	USA	4
Helm	1970	10–15	1965/66	DK	2
Scheffler	1970	[3]	1969	DDR	16
Sterzik	1970	[3]	1968	DDR	12
Thilander	1973	[1]	[1]	S	15
Lutterberg	1976	[3]	[1]	DDR	15
Harzer	1981	[3]	1977/78	DDR	21
Laine	1982	20–33	1977	SF	11
Mohlin	1982	20–45[2]	[1]	S	25
Rölling	1982	15	[1]	DK	45
Helm et al.	1983	30	1981	DK	10
Steigmann	1983	13–15	[1]	IL	3
Borutta	1986	13–14	1979	DDR	20–28
Koch	1986	9–11	1979/80	D	13
		16–18	1980/81	D	39
IDZ-Untersuchung	1990	8/9	1989	D	10
		13/14	1989	D	57
		35–44	1989	D	13
		45–54	1989	D	5

[1] geht nicht eindeutig aus der Arbeit hervor
[2] Frauen
[3] Männer (Musterungsuntersuchung)

Tabelle A3: Prävalenz des KfO-Status C bzw. von Okklusionsstörungen der Frontzähne
(n.s.: nicht signifikant; *: 0,05 > p ≥ 0,01; **: 0,01 > p ≥ 0,001; ***: p < 0,001)

Symptome	Jahre	Ges. %	Geschlecht m %	Geschlecht w %	Sig.	KfO-Behandlung laufend %	KfO-Behandlung beendet %	KfO-Behandlung geplant %	KfO-Behandlung keine %	Sig.	Karies (DMF-T) keine/gering %	Karies (DMF-T) mittel %	Karies (DMF-T) hoch %	Sig.	CPITN niedrig %	CPITN mittel %	CPITN hoch %	Sig.
KfO-Status C (= mit umfangreichen Symptomen)	8/9	30	26	35	*	40	–	45	20	***	29	31	31	n.s.	28	–	32	n.s.
	13/14	22	23	22	n.s.	23	–	–	21	n.s.	24	19	25	n.s.	16	21	33	*
	35-54	22	20	23	n.s.	–	30	–	21	n.s.	22	22	21	n.s.	16	25	29	***
frontaler Kreuzbiß	8/9	2	2	1	n.s.	2	–	3	1	n.s.	2	1	2	n.s.	1	–	2	n.s.
	13/14	1	2	1	n.s.	1	–	–	2	n.s.	1	1	4	*	–	1	4	n.s.
	35-54	2	3	1	n.s.	–	3	–	0	n.s.	3	2	1	n.s.	1	3	3	n.s.
Frontzahnstufe > 5 mm	8/9	17	16	19	n.s.	17	–	29	12	***	17	20	12	n.s.	19	–	17	n.s.
	13/14	8	8	8	n.s.	8	–	–	7	n.s.	11	7	6	n.s.	4	8	12	n.s.
	35-54	11	8	13	*	–	2	–	9	n.s.	9	10	15	***	8	12	17	*
mit tiefem Biß	8/9	34	42	25	***	19	–	34	37	*	36	34	31	n.s.	33	–	34	n.s.
	13/14	24	28	19	n.s.	20	–	–	28	n.s.	24	21	30	n.s.	21	24	26	n.s.
	35-54	24	23	25	n.s.	–	27	–	23	n.s.	31	26	17	*	23	23	30	n.s.
mit offenem Biß	8/9	11	8	14	n.s.	9	–	12	11	n.s.	7	16	9	*	7	–	13	n.s.
	13/14	3	4	1	n.s.	3	–	–	3	n.s.	2	4	3	n.s.	1	3	7	n.s.
	35-54	2	3	2	n.s.	–	5	–	2	n.s.	2	3	1	n.s.	2	2	3	n.s.

Tabelle A4a: Kieferorthopädische Maßnahmen in der Altersgruppe 13/14jährige, aufgeschlüsselt nach Geschlecht und Ausprägung der Fehlbildung (Ergebnis der klinischen Untersuchung)					
Befragung durch den Interviewer	Gesamt	Geschlecht		KfO-Gruppe	
	%	m %	w %	B %	C %
Art der Versorgung:					
– herausnehmbar	73	75	71	74	68
– festsitzend	17	18	16	16	20
– später fests.	6	5	7	7	5
– herausn., fests.	3	1	4	2	5
– Sonstige	1	1	2	1	2
Tragedauer/Tag in Std.	8,5	8,7	8,3	8,3	9,5
Behandlungsdauer:					
– 0 ... 2 Jahre	33	37	30	34	36
– 2 ... 3 Jahre	26	28	24	25	27
– > 3 Jahre	37	32	41	38	34
– Sonstige	4	3	5	3	3
Termine/Quartal	2,4	2,2	2,6	2,3	2,7
Ex-Fall:					
– ja	25	26	23	25	24
– nein	74	73	75	74	73
– Sonstige	1	1	2	1	3

Befragung durch den Interviewer	Gesamt %	Geschlecht m %	Geschlecht w %	KfO-Gruppe B %	KfO-Gruppe C %
Tabelle A4b: Kieferorthopädische Maßnahmen in der Altersgruppe 35–54jährige, aufgeschlüsselt nach Geschlecht und Ausprägung der Fehlbildung (Ergebnis der klinischen Untersuchung)					
Art der Versorgung:					
– herausnehmbar	80	70	85	80	89
– festsitzend	12	18	8	12	11
– herausn., fests.	4	3	5	5	–
– Sonstige	4	9	2	3	–
Behandlungsdauer:					
– 0 ... 2 Jahre	40	42	38	40	31
– 2 ... 3 Jahre	30	21	35	27	38
– > 3 Jahre	29	30	27	30	31
– Sonstige	1	7	–	3	–
Ex-Fall[1]):					
– ja	25	18	29	23	31
– nein	69	79	64	70	69
– Sonstige	6	3	7	7	–
Behandlungsende:					
– vor 0 ... 12 Monaten	3	–	5	3	4
– vor 1 ... 5 Jahren	3	–	5	5	–
– vor > 5 Jahren	92	97	90	92	92
– Sonstige	2	3	–	–	4

---

[1]) einschließlich der Weisheitszähne

Tabelle A5: Ergebnisse zur dento-fazialen Ästhetik

Befragung durch den Interviewer		Ge-samt %	Geschlecht			KfO-Behandlung				KfO-Gruppe		
			m %	w %	Sig.	lau-fend %	beendet %	keine %	Sig.	B %	C %	Sig.
„Zähne sehen nicht gut aus!"	13/14 Jahre	19	19	20	n.s.	18	–	21	n.s.	15	33	***
	35–54 Jahre	31	30	31	n.s.	–	28	31	n.s.	30	36	n.s.
„Vermeidet Fotos mit Zähnen!"	13/14 Jahre	20	17	23	n.s.	21	–	19	n.s.	15	32	***
	35–54 Jahre	15	11	18	***	–	18	14	n.s.	15	14	n.s.
„Schlechtes Profil wegen Zähnen!"	13/14 Jahre	9	7	11	n.s.	10	–	8	n.s.	5	22	***
	35–54 Jahre	9	7	11	n.s.	–	14	9	n.s.	7	18	***
„Gehänselt wegen Zahnstellung!"	13/14 Jahre	3	4	2	n.s.	3	–	4	n.s.	2	8	n.s.
„Zahnstellung von anderen beachtet"	35–54 Jahre	46	43	50	*	–	55	41	n.s.	46	50	n.s.

Tabelle A6: Ergebnisse zur dento-fazialen Ästhetik (Befragung bzw. Beurteilung durch den Zahnarzt)

Klin. Befragung u. Beurteilung		Ge- samt %	Geschlecht				KfO-Behandlung					KfO-Gruppe			
			m %	w %	Sig.		lau- fend %	been- det %	keine %	Sig.		B %	C %	Sig.	
"Nicht zufrieden mit der Zahnstellung!"	8/9 Jahre	29	22	37	***		43	–	41	20		***	22	46	***
	13/14 Jahre	25	24	25	n.s.		33	–	–	13		***	17	53	***
	35–54 Jahre	21	17	26	**		–	25	–	21		n.s.	18	36	***
harmonischer Profilverlauf	8/9 Jahre	64	69	58	*		68	–	54	68		**	73	40	***
	13/14 Jahre	76	75	77	n.s.		75	–	–	79		n.s.	81	54	***
	35–54 Jahre	75	72	77	n.s.		–	73	–	75		n.s.	82	51	***
progener Profilverlauf	8/9 Jahre	4	2	7	*		8	–	6	3		n.s.	3	8	n.s.
	13/14 Jahre	4	3	4	n.s.		4	–	–	2		n.s.	3	7	n.s.
	35–54 Jahre	6	7	6	n.s.		–	7	–	6		n.s.	5	11	**
Profilverlauf schräg nach hinten	8/9 Jahre	28	23	33	*		23	–	38	23		**	19	48	***
	13/14 Jahre	16	17	15	n.s.		18	–	–	13		n.s.	12	32	***
	35–54 Jahre	10	9	10	n.s.		–	7	–	6		n.s.	5	28	***
Deckbißträger	8/9 Jahre	3	5	2	n.s.		2	–	2	4		n.s.	3	5	n.s.
	13/14 Jahre	4	5	4	n.s.		3	–	–	5		n.s.	4	7	n.s.
	35–54 Jahre	7	9	5	*		–	7	–	6		n.s.	6	10	n.s.

Tabelle A7: Prävalenz von Fehlfunktionen (Befragung durch den Interviewer)													
Fehlfunktion		Gesamt %	Geschlecht			KfO-Behandlung				KfO-Gruppe			
			m %	w %	Sig.	laufend %	beendet %	keine %	Sig.	B %	C %	Sig.	
Zungenpressen	13/14 Jahre	19	18	20	n.s.	20	–	–	17	n.s.	17	22	n.s.
	35-54 Jahre	10	10	10	n.s.	–	12	–	9	n.s.	11	6	n.s.
Lippen- oder Wangenbeißen	8/9 Jahre	53	50	56	n.s.	40	–	54	55	n.s.	50	58	n.s.
	13/14 Jahre	38	30	46	***	39	–	–	37	n.s.	37	35	n.s.
	35-54 Jahre	13	12	14	n.s.	–	8	–	13	n.s.	15	10	n.s.
Fingernägelkauen	8/9 Jahre	44	43	46	n.s.	53	–	37	47	*	43	50	n.s.
	13/14 Jahre	39	41	37	n.s.	35	–	–	44	n.s.	40	36	n.s.
	35-54 Jahre	6	7	5	n.s.	–	10	–	6	n.s.	6	6	n.s.
Bleistiftkauen	8/9 Jahre	50	51	48	n.s.	47	–	43	53	n.s.	50	48	n.s.
	13/14 Jahre	37	34	41	n.s.	39	–	–	36	n.s.	36	39	n.s.
	35-54 Jahre	6	5	6	n.s.	–	12	–	5	**	5	6	n.s.
Daumenlutschen – früher	8/9 Jahre	42	40	43	n.s.	38	–	49	39	n.s.	39	51	**
	13/14 Jahre	44	42	46	n.s.	50	–	–	37	*	43	45	n.s.
– heute noch	8/9 Jahre	19	20	17	n.s.	9	–	21	19	n.s.	17	24	n.s.
	13/14 Jahre	4	4	4	n.s.	3	–	–	5	n.s.	3	6	n.s.
Schmerz/Geräusche einseitiges Kauen	35-54 Jahre	9	9	10	n.s.	–	12	–	9	n.s.	9	11	n.s.
	35-54 Jahre	26	24	29	n.s.	–	34	–	25	n.s.	26	28	n.s.

Tabelle A8: Prävalenz von Fehlbildungen im Zahnbogen bzw. von Okklusionsstörungen der Seitenzähne

Symptomen-komplexe	Alter	Gesamt %	Geschlecht			KfO-Behandlung					Karies (DMF-T)					CPITN			
			m %	w %	Sig.	laufend %	beendet %	geplant %	keine %	Sig.	keine/gering %	mittel %	hoch %	Sig.	niedrig %	mittel %	hoch %	Sig.
Engstände in 4 und mehr Bereichen	8/9	10	7	12	n.s.	11	–	15	7	*	10	10	10	n.s.	9	–	9	n.s.
	13/14	10	8	12	n.s.	10	–	–	10	n.s.	8	11	14	n.s.	8	9	19	*
	35–54	7	5	8	n.s.	–	10	–	6	n.s.	11	7	4	n.s.	7	7	6	n.s.
mit Lücken-stellungen	8/9	44	43	44	n.s.	55	–	36	50	*	44	42	49	n.s.	46	–	42	n.s.
	13/14	41	43	37	n.s.	42	–	–	37	n.s.	41	40	41	n.s.	42	42	26	n.s.
	35–54	40	44	37	*	–	30	–	42	*	42	44	30	n.s.	34	41	56	***
keine neutrale Okklusion der 3er/6er	8/9	59	59	60	n.s.	68	–	69	52	**	55	61	65	n.s.	60	–	59	n.s.
	13/14	55	54	56	n.s.	55	–	–	54	n.s.	52	57	56	n.s.	42	56	69	**
	35–54	48	47	48	n.s.	–	49	–	48	n.s.	46	50	44	n.s.	43	49	63	***
mit seitlichem Kreuzbiß	8/9	15	12	18	n.s.	17	–	19	12	n.s.	17	12	15	n.s.	12	–	16	n.s.
	13/14	12	11	13	n.s.	10	–	–	14	n.s.	8	14	14	n.s.	11	11	18	n.s.
	35–54	17	17	17	n.s.	–	18	–	17	n.s.	13	17	18	n.s.	16	16	22	n.s.
mit Non-okklusion	8/9	6	4	8	n.s.	19	–	7	3	***	5	5	10	n.s.	6	–	6	n.s.
	13/14	10	11	9	n.s.	11	–	–	10	n.s.	9	13	7	n.s.	11	10	14	n.s.
	35–54	6	6	6	n.s.	–	8	–	1	n.s.	7	7	3	n.s.	5	7	6	n.s.

Tabelle A9: Prozentuale Häufigkeit behandlungsbedürftiger Fehlbildungen in der Literatur

Untersucher	Publikationsjahr	Land	Alter	Häufigkeit (%)
Ingervall et al.	1972	Schweden	10	75
Foster und Day	1973	Vereinigtes Königreich	11–12	60
Myrberg	1973	Schweden	7–13	74
Hannuksela	1977	Finnland	9	60
Heikinheimo	1978	Finnland	7	58
Bowden	1975	Vereinigtes Königreich	10	67
Koch	1980	Bundesrepublik Deutschland	9–11	65
Harzer et al.	1981	DDR	18	30
Koch	1981	Bundesrepublik Deutschland	15–17	77
Rölling	1982	Dänemark	11–15	75
Ingervall	1987	Schweiz	8–10	62[1]

[1] mäßige bis sehr große Behandlungsbedürftigkeit

10.6 Literaturverzeichnis

Anatolic, I., Pavsic, I., Belic, D.: Epidemiologische und bioanalytische Untersuchung der Engstände und ihre Behandlung, 1. Mitteilung. Dtsch Stomat 35, 1985, S. 279–282
Angle, E. H.: Classification of malocclusion. Dent Cosmos 41, 1899, S. 248–264
Ainamo, J.: Relationship between malalignment of the teeth and periodontal disease. Scand J Dent Res 80, 1972, S. 104–110
Barmes, D. E.: The orthodontic problem: A global perspective. Third International Orthodontic Congress, London, 1973
Baume, L. J., Horowitz, M. S., Summers, C. I., Backer-Dirks, O., Brown, W. A. B., Cohen, L. K., Freer, T. J., Harvold, E. P., Moorees, C. F. A., Salzmann, J. A., Schmuth, G., Solow, B., Taatz, H.: Eine Methode für die meßtechnische Erfassung von Okklusionsmerkmalen. Entwickelt durch COCSTOC Arbeitsgruppen. 2: Dysgnathien, 1969–1972. Int Dent J 23, 1973, S. 546–554
Begg, P. R.: Stone age man's dentition. Amer J Orthod 40, 1954, S. 298–312, S. 373–383, S. 462–475, S. 517–531
Björk, A.: Variability and age changes in overjet and overbite. Amer J Orthod 39, 1953, S. 779–801
Björk, A., Krebs, A., Solow, B.: A method for epidemiological registration of malocclusion. Acta Odontol Scand 22, 1964, S. 27–41
Borutta, A., Waurick, M.: Anomaliehäufigkeit und kieferorthopädischer Betreuungsstand auf der Grundlage von Stichprobenuntersuchungen an 5061 Probanden. Zahn Mund Kieferheilk 74, 1986, S. 457–463
Bowden, D. E. J., Davies, R. M., Holloway, P. J., Lennon, M. A., Rugg-Gunn, A. J.: A treatment need survey of a 15-year-old population. Br Dent J 134, 1973, S. 375–379
Corruccini, R. S., Kaul, S. S., Chopra, S. R. K., Karosas, J., Larsen, M. D., Morrow, C. A.: Epidemiological survey of occlusion in North India. Brit J Orthod 10, 1983, S. 44–47
Corruccini, R. S.: An epidemiologic transition in dental occlusion in world population. Amer J. Orthod 86, 1984, S. 419–426
Eismann, D.: Persönliche Mitteilung, 1990
Erikson, D. M., Graziano, F. W.: Prevalence of malocclusion in seventh grade children in two North Carolina cities. J Amer Dent Assoc 73, 1986, S. 124–127
Farawana, N. W.: Malocclusion in Iraq. Quint Int 18, 1987, S. 153–157
Forsberg, A.: A clinical study of the periodontal tissues of the upper incisors in two age groups. Acta odontol Scand 8, 1951, S. 63–67
Foster, T. D., Day, A. J. W.: A survey of malocclusion and the need for orthodontic treatment in Shropshire school population. Brit J Orthod 1, 1974, S. 73–78
Gardiner, J. H.: A survey of malocclusion and some aetiological factors in 1000 Sheffield school children. Dent Practition 6, 1956, S. 187–200
Geiger, A. M., Wassermann, B. H., Thompson, R. H., Turgeon, L. R.: Relationship of occlusion and periodontal disease. Part V.-relation of classification of occlusion to periodontal status and gingival inflammation. J Periodontol 43, 1972, S. 554–560
Greene, J. C.: Cited in the discussion of the classification variables in periodontal diseases. J Periodontol 38, 1967, S. 767
Grossfeldowa, O.: Klinische Beobachtungen über die Bedeutung des Deckbisses für die Ätiologie und Therapie der Parodontopathien bei Kindern und Erwachsenen. Czas Stomatol 26, 1973, S. 1123

Hannuksela, A.: The prevalence of malocclusion and the need of orthodontic treatment in 9-year-old Finnish schoolchildren. Proc Finn Dent Soc 73, 1977, S. 21–26

Harzer, W., Landmesser, H., Wenzel, J.: Kieferorthopädische Befunderhebung an 500 18jährigen männlichen Jugendlichen. Dtsch Stomatol 31, 1981, S. 491–494

Haynes, S.: The distribution of overjet and overbite in English children aged 11–12 years. Dent Practition 22, 1972, S. 380–383

Haynes, S.: An epidemiological study of the relationship between overbite and overjet in English children aged 11–12 years. Community Dent Oral Epidemiol 2, 1974, S. 193–195

Heikinheimo, K.: Need of orthodontic treatment in 7-year-old Finnish children. Community Dent Oral Epidemiol 6, 1978, S. 129–134

Helkimo, M.: Studies on function and dysfunction of the masticatory system. II. Index for anamnestic and clinical dysfunction and occlusal state. Swed Dent J 67, 1974, S. 101–121

Hellgren, A.: The association between crowding of the teeth and gingivitis. Trans Europ Orthod Soc, 1956, S. 134–140

Helm, S.: Prevalence of malocclusion in relation to development of the dentition. Thesis Copenhagen, 1970

Helm, S., Kreiborg, S., Solow, B.: A 15-year follow-up study of 30-year-old Danes with regard to orthodontic treatment experience and perceived need for treatment in a region without organized orthodontic care. Community Dent Oral Epidemiol 11, 1983, S. 199–204

Hensel, E., Hensel, S.: Erfolgsbewertung einer kieferorthopädischen Behandlung aus allgemeinstomatologischer Sicht. Dtsch Stomatol 28, 1978, S. 102–105

Hixon, E. H., Maschka, P. J., Fleming, P. T.: Occlusal status, caries and mastication. J Dent Res 41, 1962, S. 514–524

Hotz, R.: Versuch einer Klassifizierung von Erfolg und Mißerfolg – Ergebnisse einer Nachuntersuchung von 250 Fällen. Fortschr Kieferorthop 23, 1962, S. 338–344

Ingervall, B., Seemann, L., Thilander, B.: Frequency of malocclusion and need of orthodontic treatment in 10-year-old children in Gothenburg. Swed Dent J 65, 1972, S. 7–21

Ingervall, B., Hedegard, B.: Prevalence of malocclusion in young Finnish Skolt Lapps. Community Dent Oral Epidemiol 3, 1975, S. 294–301

Ingervall, B., Mohlin, B., Thilander, B.: Prevalence of symptoms of functional disturbances of the masticatory system in Swedish men. J Oral Rehab 7, 1980, S. 185–197

Ingervall, B., Ratschiller, U.: Malokklusionsvorkommen und kieferorthopädischer Behandlungsbedarf bei neunjährigen Berner Schulkindern. Schweiz Monatsschr Zahnmed 97, 1987, S. 191–197

Isiekwe, M. C.: Malocclusion in Lagos, Nigeria. Community Dent Oral Epidemiol 11, 1983, S. 59–62

Jackson, D.: Lip position and incisor relationship. Brit Dent J 112, 1962, S. 147–158

Jones, W. B.: Malocclusion and facial types in a group of Saudi Arabian patients referred for orthodontic treatment: a preliminary study. Brit J Orthod 14, 1987, S. 143–146

Johnson, J., Soetomat, A., Winato, N.: A comparison of some features of the Indonesian occlusion with those of two other ethnic groups. Brit J Orthod 5, 1978, S. 183–188

Katz, R. V.: An epidemiologic study of the relationship between various states of occlusion and the pathological conditions of dental caries and periodontal disease. J Dent Res 3, 1977, S. 433–439

Kerosuo, H., Laine, T., Kerosuo, E., Ngassapa, D., Honkala, E.: Occlusion among a group of Tanzanian urban schoolchildren. Community Dent Oral Epidemiol 16, 1988, S. 306–309

Kinaan, B. K.: Overjet and overbite distribution and correlation: a comparative epidemiological English-Iraqi study. Brit J Orthod 13, 1986, S. 79–86

Koch, R.: Epidemiologische Studie an 5400 Kindern und Jugendlichen aus dem Bamberger Raum unter besonderer Berücksichtigung der Behandlungsbedürftigkeit von Fehlbildungen und kieferorthopädischer Behandlungsmaßnahmen. Med Habil Würzburg, 1986

Laine, T., Hausen, H.: Cross-sectional study of orthodontic treatment and missing of permanent teeth in two birth cohorts of Finnish students according to sex. Comm Dent Oral Epidemiol 10, 1982, S. 209–213

Lavelle, C. L. B.: A study of multiracial malocclusions. Community Dent Oral Epidemiol 4, 1976, S. 38–41

Lutterberg, C., Taatz, H.: Epidemiologische Studie über den Gebißzustand Musterungspflichtiger. Zahn Mund Kieferheilk 64, 1976, S. 667–676

Magnusson, I.: An epidemiological study of occlusal anomalies in relation to development of the dentition in Icelandic children. Community Dent Oral Epidemiol 4, 1976, S. 121–128

Massler, M., Frankel, J. M.: Prevalence of malocclusion in children aged 14 to 18 years. Amer J Orthod 37, 1951, S. 751–768

Miller, J., Hobson, P.: The relationship between malocclusion, oral cleanliness, gingival conditions and dental caries in schoolchildren. Brit Dent J 111, 1961, S. 43–52

Mohlin, B.: Need and demand for orthodontic treatment in a group of women in Sweden. Europ J Orthod 4, 1982, S. 231–242

Mohlin, B.: Prevalence of mandibular dysfunction and relation between malocclusion and mandibular dysfunction in a group of women in Sweden. Europ J Orthod 4, 1983, S. 115–123

Muniz, B. R. de: Epidemiology of malocclusion in Argentine children. Community Dent Oral Epidemiol 14, 1986, S. 221–224

Myllärniemi, S.: Malocclusion in Finnisch rural children. Acad Diss Helsinki, 1970

Myrberg, N., Thilander, B.: Orthodontic need for treatment in Swedish schoolchildren from objective and subjective aspects. Scand J Dent Res 81, 1973, S. 81–84

Pedersen, J., Stensgaard, K., Melsen, B.: Prevalence of malocclusion in relation to premature loss of primary teeth. Comm Dent Oral Epidemiol 6, 1978, S. 204–209

Poulton, D. R., Aaronson, S. A.: The relationship between occlusion and periodontal status. Amer J Orthod 47, 1961, S. 690–699

Rateitschak, K. H.: Orthodontics and periodontology. Int Dent J 18, 1968, S. 108–120

Richter, W.: Beziehungen zwischen Gebißanomalien und Karies, Parodontopathien, Mundhygiene und Kiefergelenkbeschwerden bei 401 Stomatologiestudenten. Dtsch Stomatol 28, 1978, S. 227–232

Rölling, S.: Orthodontic treatment and socioeconomic status in Danish children aged 11–15 years. Community Dent Oral Epidemiol 10, 1982, S. 130–132

Sandali, T.: Irregularities of the teeth and their relation to the periodontal condition with particular reference to the lower labial segment. Europ Orthod Soc Trans, 1973, S. 319–333

Scheffler, B., Taatz, H.: Epidemiologische Untersuchungen bei 17–18jährigen männlichen Jugendlichen aus kieferorthopädischer Sicht. Fortschr Kieferorthop 32, 1971, S. 107–129

Schmidlin, A.: Orthodontische Beurteilung von Zürcher Schulkindern – Ergebnisse einer epidemiologischen Untersuchung. Med Diss Zürich, 1972

Schmuth, G. P. F.: Kieferorthopädische Prophylaxe und Therapie parodontaler Erkrankungen. Dtsch Zahnärztl Z 28, 1973, S. 138–141

Schneider, H. G., Mauersberger, I., Bruckmann, M.: Zusammenhänge zwischen Zahnbetterkrankungen und Zahnstellungsanomalien. Dtsch Stomatol 31, 1981, S. 494–500

Schützmansky, G.: Die Gefährdung des kindlichen und jugendlichen Gebisses durch Karies und Parodontopathien. Dtsch Stomatol 19, 1969, S. 701–710

Schwarz, A. M.: Lehrgang der Gebißregelung. Wien–Innsbruck, 1956

Sergl, H. G.: Auswirkungen des Engstandes der unteren Frontzähne – ein Beitrag zur Frage der Behandlungsbedürftigkeit. Fortschr Kieferorthop 31, 1970, S. 141–147

Sergl, H. G., Krause, H.: Untersuchungen über den Einfluß von Kiefer- und Zahnfehlstellungen auf das marginale Parodont. Dtsch Zahnärztl Z 28, 1973, S. 149–154

Sergl, H. G.: Zur Frage eines Zusammenhangs zwischen frontalem Überbiß, incisaler Stufe und dem Zustand des Parodonts. Fortschr Kieferorthop 35, 1974, S. 56–63

Sergl, H. G.: Die Bedeutung der Symptome sagittaler Stufe und frontaler Überbiß in bezug auf Parodontopathien und Arthropathien. Zahn Mund Kiefer 70, 1982, S. 238–249

Sergl, H. G., Furk, E.: Untersuchungen über die persönlichen und familiären Schwierigkeiten der Patienten bei kieferorthopädischen Behandlungen. Teil I. Fortschr Kieferorthop 43, 1982, S. 207–215

Sergl, H. G., Furk, E.: Untersuchungen über die persönlichen und familiären Schwierigkeiten der Patienten bei kieferorthopädischen Behandlungen. Teil II. Fortschr Kieferorthop 43, 1982, S. 319–324

Sergl, H. G., Furk, E.: Untersuchungen über die persönlichen und familiären Schwierigkeiten der Patienten bei kieferorthopädischen Behandlungen. Teil III. Fortschr Kieferorthop 43, 1982, S. 345–351

Skak-Iversen, L., Hassen, E. R.: Bornetandplejeordningernes omfang og struktur iskolearet. Tandlaegebladet 84, 1980, S. 186–192

Steigmann, S., Kawar, M., Zilbermann, Y.: Prevalence and severity of malocclusion in Israeli Arab urban children 13 to 15 years of age. Amer J Orthod 84, 1982, S. 337–343

Sterzik, G., Taatz, H.: Betrachtungen über den Gebißzustand 18jähriger männlicher Personen aus kieferorthopädischer Sicht. Dtsch Stomatol 20, 1970, S. 279–294

Tavares, M., Soparkar, P., Paola, P., Mooress, C.: A rapid index for detecting severe malocclusion in population, I A D R abstract 1066, 1982, S. 297

Thilander, B., Myrberg, N.: The prevalence of malocclusion in Swedish schoolchildren. Scand J Dent Res 81, 1973, S. 12–21

Tipnis, A. S., Slatter, J. M., Alexander, A. G.: The relationship between anterior overbite and overjet and gingival crevice depth. A pilot study of 48 individuals. Parodontol 25, 1971, S. 19–23

Tully, W. H.: Prevention of malocclusion and dentofacial anomalies. Int Dent J 23, 1973, S. 481–488

Walther, D. P.: Some of the causes and effects of malocclusion. Dent Practit 10, 1960, S. 139–153

11 Ergebnisse zum prothetischen Versorgungsstatus

Rudolf Naujoks
Peter Dünninger
Johannes Einwag
Klaus Pieper

11.1 Vorbemerkung

Für den Teilbereich „verlorengegangene und ersetzte Zähne" mußte sich die Befunderhebung aus praktischen Gründen auf wenige, besonders wichtige Kriterien beschränken. Deutlich wird diese Notwendigkeit der Beschränkung allein durch die Vielfalt von Möglichkeiten des herausnehmbaren Teilersatzes – Schaltprothese oder Freiendprothese – und seinen diversen Verankerungselementen wie Klammern, Geschieben, Teleskopen – um nur einige zu nennen.

Der diesbezügliche Befundbogen mit der Anweisung an den Untersucher ist im Kapitel 5 wiedergegeben (vgl. hierzu Kap. 5). Die prothetische Befunderhebung betraf verständlicherweise nur die Altersgruppe der 35–54jährigen.

11.2 Prävalenzen zu „Fehlende Zähne und Versorgung mit Zahnersatz"

Von Bedeutung erschien zunächst die Zahl der a) verlorengegangenen und ersetzten und b) der verlorengegangenen und nicht ersetzten Zähne. Im Mittel sind 5,6 Zähne pro Proband verlorengegangen. Aufgeschlüsselt ergibt sich folgendes Bild (vgl. Tab. 1 und Tab. A1).

Tabelle 1: Fehlende Zähne in den Erwachsenengruppen		
Altersgruppe	Basis (n)	Anzahl fehlender Zähne
35–54 Jahre	868	5,6
(davon Männer)	413	5,3
(davon Frauen)	455	5,9
35–44 Jahre	451	3,8
45–54 Jahre	417	7,5

Tabelle 2: Anzahl fehlender Zähne pro Proband in den Erwachsenengruppen zu unterschiedlichen Zeitpunkten und in verschiedenen Studien

Studie	Altersgruppe	
	35–44 Jahre	45–54 Jahre
WHO[1]) ICS I (1973)	7,8	–
DGZMK/Projekt A0[2]) (1978)	4,8	9,5
DGZMK/Projekt A5[3]) (1983)	3,6	7,3
IDZ[4]) (1989)	3,8	7,5
DGZMK/Projekt A10[5]) (1990)	3,4	5,8

[1]) ICS I: International Collaborative Study on Dental Manpower Systems (vgl. WHO, 1985)
[2]) DGZMK/Projekt A0: Arbeitskreis Epidemiologie der Deutschen Gesellschaft für Zahn-, Mund- und Kieferheilkunde (vgl. Patz und Naujoks, 1985)
[3]) DGZMK/Projekt A5: Arbeitskreis Epidemiologie der Deutschen Gesellschaft für Zahn-, Mund- und Kieferheilkunde (vgl. Naujoks und Hüllebrand, 1985)
[4]) IDZ: Diesem Bericht zugrundeliegende Untersuchung des Instituts der Deutschen Zahnärzte
[5]) DGZMK/Projekt A10: Arbeitskreis Epidemiologie der Deutschen Gesellschaft für Zahn-, Mund- und Kieferheilkunde (in Auswertung)

Ein Vergleich mit den für die Bundesrepublik Deutschland in diesem Zusammenhang während der letzten beiden Jahrzehnte bekannt gewordenen Zahlen macht deutlich, daß Bestrebungen zum Erhalt der Zähne offenbar erfolgreich waren (vgl. Tabelle 2).

In der jüngeren Altersgruppe ging die Zahl der fehlenden Zähne etwa um die Hälfte zurück, bei der älteren um ca. 40 Prozent.

11.3 Prävalenz zu „Zahnlosigkeit"

Auch im Hinblick auf die Zahnlosigkeit ist ein deutlicher Fortschritt erkennbar. Während bei der WHO-Untersuchung 1973 in der Altersgruppe der 35–44jährigen noch 1,6 % der untersuchten Personen (OK + UK/„total edentulousness") keine natürlichen Zähne mehr hatten (WHO, 1985), war dieser Anteil in der gleichen Altersgruppe jetzt auf 0,0 % gesunken (vgl. Tab. 3). Ein Vergleich der Geschlechter läßt erkennen – bezogen auf beide Altersgruppen und auf beide Kiefer –, daß bei Frauen Zahnlosigkeit etwa doppelt so häufig diagnostiziert werden mußte als bei Männern (vgl. Tab. 4 und Tab. A2).

Eine detaillierte Übersicht zur Verteilung des Zahnverlustes von 0–28 Zähnen vermittelt die Tabelle 5 (vgl. Tab. 5).

Tabelle 3: Zahnlosigkeit in den Erwachsenengruppen nach Kiefertopographie			
Kiefer	Altersgruppen		
	35–44 Jahre %	45–54 Jahre %	35–54 Jahre %
OK + UK	0,0	2,4	1,2
nur OK	0,7	6,5	3,5
nur UK	0,0	0,2	0,1

Tabelle 4: Zahnlosigkeit in der Gesamterwachsenengruppe nach Geschlecht und Kiefertopographie		
Kiefer	35–54 Jahre	
	Männer %	Frauen %
OK + UK	0,7	1,5
nur OK	3,9	3,1
nur UK	0,0	0,2

Tabelle 5: Zahnverlust nach Einzelzähnen in der Gesamterwachsenengruppe (35–54 Jahre)		
Fehlende Zähne	n	%
0	173	20,14
1	108	12,44
2	100	11,52
3	69	7,93
4	56	6,45
5	57	6,57
6	41	4,72
7	36	4,15
8	35	4,03
9	29	3,34
10	17	1,96
11	18	2,07
12	19	2,19
13	12	1,38
14	11	1,27
15	11	1,27
16	9	1,04
17	9	1,04
18	9	1,04
19	6	0,69
20	7	0,81
21	6	0,69
22	4	0,46
23	2	0,23
24	4	0,46
25	4	0,46
26	4	0,46
28	10	1,15

11.4 Versorgung mit Zahnersatz

Was die Eingliederung von Zahnersatz – in welcher Form auch immer – anbelangt, kann auf der Grundlage der vorliegenden epidemiologischen Erhebung festgestellt werden, daß in der Gruppe der 35–54jährigen Erwachsenen 62,3 % mit Zahnersatz versorgt sind (Männer = 59,1 %, Frauen = 65,3 %). Im Alter von 35–44 Jahren sind es 54,1 %, bei den 45–54jährigen sind es 71,2 % (vgl. Tab. 6 und Tabellen A3, A4, A5, A6, A7).

Tabelle 6: Mittelwerte zum Ersatz fehlender Zähne in der Erwachsenengruppe (1989) und im Vergleich mit einer früheren Studie (1978)					
Studie	Altersgruppe	Festsitzender Zahnersatz	Herausnehmbarer Zahnersatz	Ersetzte Zähne (gesamt)	Nicht ersetzte Zähne
IDZ (1989)	**35–54 Jahre**	**1,2**	**2,8**	**4,0**	**1,6**
	(Männer)	(1,0)	(2,6)	(3,6)	(1,6)
	(Frauen)	(1,4)	(2,9)	(4,3)	(1,6)
	35–44 Jahre	1,2	1,2	2,3	1,5
	45–54 Jahre	1,3	4,5	5,8	1,7
DGZMK Projekt A0 (1978)	**35–54 Jahre**	**0,7**	**4,1**	**4,8**	**2,4**
	35–44 Jahre	0,6	2,1	2,7	2,1
	45–54 Jahre	0,8	6,1	6,9	2,6

Die altersspezifischen Befunddaten (also 35–44 Jahre versus 45–54 Jahre) lassen erkennen, daß unabhängig vom Umfang des Zahnersatzes die Anzahl der durch Brücken ersetzten Zähne etwa gleich groß ist. Ein Unterschied ist allerdings zwischen männlichen (1,0 Zähne im Mittel) und weiblichen (1,4 Zähne im Mittel) Probanden zu finden. Außerdem fällt die weitgehend gleiche Anzahl verlorengegangener nicht ersetzter Zähne (1,5–1,7) im Altersvergleich (35–44 versus 45–54 Jahre) auf. Künftige Detailanalysen des vorliegenden Datenmaterials werden darüber Aufschluß zu geben haben, ob es sich bei diesen nicht versorgten Zahnlücken weitgehend um fehlende Zähne am Ende einer Zahnreihe (z. B. die 7er) bzw. um Einzelzahnlücken in einer sonst geschlossenen Zahnreihe handelt. Eine solche Annahme liegt zumindest nahe.

In jedem Falle ist eine deutliche Verbesserung der Versorgung mit Zahnersatz gegenüber den Zahlen aus der Patientenstudie im Projekt

A0 (1978) erkennbar. Hier waren im Durchschnitt bei den 35- bis 54jährigen 2,4 Zahnlücken nicht versorgt (vgl. Tab. 6).

Bezogen auf die Altersgruppe der 35–44jährigen in der WHO-Untersuchung 1973 (WHO, 1985) läßt sich eine deutliche Verringerung der Notwendigkeit zur Eingliederung von totalen Prothesen im Ober- oder Unterkiefer während der beiden letzten Jahrzehnte ableiten (vgl. Tab. 7).

Tabelle 7: Prävalenz von Totalprothesen (Oberkiefer oder Unterkiefer) in der Altersgruppe der 35–44jährigen im Vergleich mit einer früheren Studie (1973)				
Kiefer	**IDZ** (1989)			**ICS I** (1973)
	Männer %	Frauen %	Gesamt %	Gesamt %
OK	0,0	2,2	1,3	6,6
UK	0,0	0,0	0,0	1,8

11.5 Selbstangaben zum eigenen oralen Prothetikstatus

Erfahrungen von Zahnärzten ließen darauf schließen, daß Patienten häufig nur ungenaue Vorstellungen über ihr Kauorgan im allgemeinen sowie über den speziellen Gesundheitszustand ihrer Zähne und deren Halteapparat haben. Diese Annahme konnte durch die Erhebungen im Rahmen dieser Studie nur teilweise bestätigt werden.

So erbrachte die Frage der Interviewer nach der Vollständigkeit der eigenen Zahnreihen praktisch das gleiche Ergebnis wie die zahnärztliche Untersuchung (20,1% versus 20,0 %). Nur 0,3 % der Befragten konnten sich nicht zu einer Angabe entschließen (vgl. Tab. 8, auch Tab. 5 und A8).

Ein bemerkenswertes Resultat erbrachte auch die Frage nach der Anzahl der fehlenden Zähne im mündlichen Interview (vgl. auch Kap. 6). Hier lagen die Zahlen aus der Selbsteinschätzung um 1,7 Zähne höher als bei der zahnärztlichen Untersuchung: durchschnittliche Angaben der Probanden = 7,3 Zähne versus durchschnittliche Befundangabe der Zahnärzte = 5,6 Zähne. Dabei mag aber das Mitzählen der Weisheitszähne im subjektiven Bezugssystem (obwohl in der Frage darauf hingewiesen wurde) eine Rolle gespielt haben (vgl. Tab. 8 und Tab. A9, A10).

Tabelle 8: Zahnverlust nach Selbstangaben					
Altersgruppen	Alle natürlichen Zähne vorhanden	Anzahl verlorener Zähne			
		1–2	3–6	7–12	>13
	%	%	%	%	%
35–44 Jahre	22,8	36,0	32,4	18,4	10,6
45–54 Jahre	17,1	19,8	34,3	19,8	24,5
35–54 Jahre	20,0	27,9	33,3	19,1	17,6
Männer	(22,2)	30,1	32,3	19,2	16,2
Frauen	(18,0)	25,9	34,2	19,1	18,8

Die gleiche Tendenz ließ sich bei der Frage nach dem Aspekt der „verlorengegangenen und nicht ersetzten Zähne" feststellen: durchschnittliche Angabe der Probanden = 2,5 Zähne versus durchschnittliche Befundangabe der Zahnärzte = 1,6 Zähne (vgl. Tab. 9 und Tab. A11).

Tabelle 9: Nicht versorgte Zahnlücken nach Selbstangaben					
Altersgruppe	35–54 Jahre			35–44 Jahre	45–54 Jahre
	Gesamt %	Männer %	Frauen %	%	%
Ja	43,9	50,7	37,9	47,2	40,7
Nein	54,8	48,2	60,6	51,6	58,0
Anzahl Lücken	%	%	%	%	%
1	41,2	41,1	41,3	40,7	41,8
2–4	46,8	47,6	45,8	46,2	47,5
> 5	11,2	10,8	11,6	12,1	10,1

11.6 Art des Zahnersatzes nach Selbstangabe

Bei einem altersbezogenen Vergleich der Zahlen über die Art des eingegliederten Zahnersatzes zeigt sich, daß festsitzender Zahnersatz (Einzelkronen/Brücken)[1] sowohl insgesamt gesehen als auch bei der älteren Gruppe (abgerundet) nach Angaben der Befragten im mündlichen Interview etwa doppelt so häufig eingegliedert wurde, wie herausnehmbarer Teilersatz. Bei der jüngeren Altersgruppe ist dieses Verhältnis sogar 4:1 (vgl. Tab. 10 und Tab. A 12).

Tabelle 10: Eingegliederter Zahnersatz nach Art der Versorgung (Selbstangaben der Befragten)				
Alter	Voll-prothese %	Teil-prothese %	Einzelkrone/ Brücke %	Kein Zahnersatz %
35–54 Jahre	3,4	25,5	61,5	19,1
(Männer)	(2,2)	(24,1)	(57,0)	(24,7)
(Frauen)	(4,4)	(26,7)	(65,5)	(14,2)
nur 35–44 Jahre	1,6	15,0	63,7	23,8
nur 45–54 Jahre	5,2	35,8	59,3	14,4

Eine Gegenüberstellung der klinisch-zahnärztlichen Angaben zu „Zahnlosigkeit" und „Versorgung mit Vollprothesen" zeigt, daß in der Gruppe der 45–54jährigen bei vollständiger Zahnlosigkeit in allen Fällen auch Totalprothesen eingegliedert wurden (vgl. Tab. 11).

Tabelle 11: Status zur Zahnlosigkeit und Versorgung mit Totalprothesen (Oberkiefer und Unterkiefer)			
Altersgruppe: 45–54 Jahre*	Männer %	Frauen %	Gesamt %
A) Zahnlos	0,7	1,5	2,4
B) Totalprothesen	0,7	1,5	2,4

* In der Altersgruppe der 35–44jährigen (n = 451) wurde völlige Zahnlosigkeit nicht beobachtet.

Die Gegenüberstellung der ermittelten Anteile von Personen mit völliger Zahnlosigkeit (OK + UK) aus klinisch-zahnärztlicher Befundung und Selbstangaben der Befragten im mündlichen Interview ergibt einen erheblichen Unterschied (1,2 % versus 3,4 %). Diese Diskrepanz zwischen „subjektiver Morbidität" und „objektiver Morbidität" (vgl. hier auch Kapitel 4.5.2) macht aus sozialmedizinischer Sicht deutlich, daß die subjektive Wahrnehmung der Menschen hinsichtlich ihres eigenen Zahnverlustes offenbar stark funktionsbezogen ausgerichtet ist: Ist eine große Zahl von Zähnen verlorengegangen, wird dies im subjektiven Erleben mit Zahnlosigkeit gleichgesetzt, obwohl in diesen Fällen tatsächlich noch eine Restbezahnung gegeben ist (vgl. Tab. 12).

Tabelle 12: Anzahl fehlender Zähne laut zahnärztlicher Befundung für „Vollprothesenträger" (OK + UK) laut Interview	
	absolut
Vollprothesenträger insgesamt (laut Interview)	26
davon an Befundung teilgenommen	21
davon haben (laut zahnärztlichem Befund):	
–13 fehlende Zähne	1
–14 fehlende Zähne	1
–20 fehlende Zähne	1
–21 fehlende Zähne	2
–24 fehlende Zähne	2
–25 fehlende Zähne	1
–26 fehlende Zähne	3
–28 fehlende Zähne	10

11.7 Zusammenhänge zwischen Zahnverlust/Zahnersatz und Sozialschicht

Der Zielvorgabe für die Gesamtstudie entsprechend (vgl. auch Kap. 3 und Kap. 6), waren auch für den Teilbereich „Prothetischer Versorgungsstatus" die Auswirkungen der Zugehörigkeit zu den verschiedenen Sozialschichten auf den diesbezüglichen Mundgesundheitszustand zu überprüfen.

Die Anzahl fehlender Zähne (im Durchschnitt = 5,6) verteilt sich auf die Sozialschichten wie folgt: Oberschicht = 2,7; Mittelschicht = 5,1; Unterschicht = 7,4.

Der Anteil der Zahnersatzträger beträgt (Gesamt = 62,3 %) in der Oberschicht = 54,5 %, in der Mittelschicht = 61,5 % und in der Unterschicht = 66,6 %.

Die durchschnittliche Anzahl der ersetzten Zähne nach Art und Umfang der Versorgung und nach Sozialschichtstatus zeigt folgendes Bild (vgl. Tab. 13).

Tabelle 13: Mittlere Anzahl ersetzter Zähne nach Sozialschichtzugehörigkeit (35–54 Jahre)				
	Gesamt	**Oberschicht**	**Mittelschicht**	**Unterschicht**
Ersetzte Zähne:				
Festsitzend	1,2	1,3	1,4	1,0
Herausnehmbar	2,8	0,4	2,2	4,5
Total	4,0	1,7	3,6	5,5
Nicht ersetzt:	1,6	1,0	1,5	2,0

Für die Zahnlosigkeit ergibt sich nach Sozialschichtzugehörigkeit folgende Auszählung (vgl. Tab. 14):

Tabelle 14: Zahnlosigkeit nach Sozialschichtzugehörigkeit (35–54 Jahre)

Kiefer	Gesamt %	Oberschicht %	Mittelschicht %	Unterschicht %
OK + UK	1,2	0,0	0,2	3,0
nur OK	3,5	0,9	2,3	6,2
nur UK	0,1	0,0	0,0	0,3
OK und/oder UK	4,7	0,9	2,5	9,5

Abgesehen von der Frage des Versorgungsniveaus mit Zahnersatz ganz generell oder hinsichtlich der Eingliederung mit festsitzendem Zahnersatz (s. oben), bei denen die Unterschiede zwischen den Sozialschichten nicht so deutlich hervortreten, ist davon auszugehen, daß in den unteren Sozialschichten auf den Erhalt der natürlichen Zähne weit weniger Wert gelegt wurde. Die Anzahl der in Verlust geratenen Zähne (mit den Folgen für ihren Ersatz) ist entscheidend größer als in den beiden anderen Sozialschichten. Offenbar ist in den unteren Sozialschichten auch das Bedürfnis, verlorengegangene Zähne zu ersetzen, geringer ausgeprägt (vgl. Tab. 13).

Die vorstehend aufgeführten zahnmedizinischen Befunddaten finden eine prinzipielle Bestätigung bei dem Abgleich mit den Selbsteinschätzungen im Rahmen der mündlichen Interviews seitens der Probanden (Einzelheiten können den Anhangstabellen A1–A12 entnommen werden).

11.8 Prävalenzen zur Versorgung mit Teleskopen/Implantaten/Klebebrücken

Die Befundungen zu unterschiedlichen Arten des Ersatzes verlorengegangener Zähne im Rahmen dieser oralepidemiologischen Prävalenzstudie erbrachten den erwarteten geringen Anteil einer Versorgung mit Teleskopen, Implantaten oder Klebebrücken an der Gesamtversorgung auf dem Gebiet der zahnärztlichen Prothetik (vgl. Tab. 15).

Danach waren bei der Erwachsenengruppe insgesamt (Alter 35–54) bei einer Basis von n = 541 überhaupt keine Implantate registriert worden. Teleskopversorgungen zeigten sich nur in der Frauengruppe (2,7 %) und Klebebrücken nur bei den Männern (0,8 %).

11.9 Zusammenfassung

Wenn die orale Epidemiologie in der Bundesrepublik Deutschland bisher ohnehin nur sehr lückenhafte Ergebnisse aufweist, so gilt dieses in besonderem Maße für den Bereich der zahnärztlichen Prothetik. Überhaupt verfügbare Zahlen beziehen sich in der Regel auf Angaben der gesetzlichen oder privaten Krankenversicherungen und können somit nur mit der gebotenen Einschränkung zitiert werden. Bleibt die Untersuchung der WHO im Rahmen von ICS I (1973), die als Hinweis auf die Entwicklung während der letzten beiden Jahrzehnte gelten kann (WHO, 1985).

Tabelle 15: Prävalenzen zur Versorgung mit Teleskopen und Klebebrücken nach Altersgruppen und Geschlecht

		35–54 Jahre %	35–44 Jahre %	45–54 Jahre %
Teleskope	gesamt	1,5	1,3	1,6
	Männer	–	–	–
	Frauen	2,7	2,2	3,1
Klebebrücken	gesamt	0,4	0,4	0,3
	Männer	0,8	1,0	0,7
	Frauen	–	–	–

Die Versorgung mit Zahnersatz kann ganz allgemein als zufriedenstellend angesehen werden. Im Mittel wurde immer dann Zahnersatz eingegliedert, wenn mehr als ein Zahn (> 1,6 Zähne) verlorengegangen ist.

Zum Status der Versorgung mit Zahnersatz im internationalen Vergleich ist auf Kapitel 13 (zahnmedizinischer Teil) dieser Publikation zu verweisen.

11.10 Schlußfolgerungen und Ausblick

Die Versorgung mit Zahnersatz spielt für den Mundgesundheitszustand der Bevölkerung – speziell der industrialisierten Länder – in der heutigen Zeit eine herausragende Rolle.

Nachdem bisher bevölkerungsrepräsentative Erhebungen zu diesem Aspekt oraler Gesundheit in der Bundesrepublik nicht durchgeführt worden waren, sollte mit der vorliegenden Studie eine Grundlage für die Beurteilung des Versorgungsgrades sowie ggf. der Behandlungsnotwendigkeit erarbeitet werden. Für die vorliegende oralepidemiologische Querschnittsstudie mußte die prothetische Versorgungsproblematik allerdings auf eine beschränkte Zahl von Fragestellungen eingeengt werden.

Schließlich stehen derzeit die Felder Kariologie, Parodontologie und Kieferorthopädie weit stärker im Vordergrund des epidemiologischen Interesses. Hinzu kommt das besondere Gewicht einer ausführlichen Beschreibung der Erhebungskriterien sowie der sozialwissenschaftlichen Aspekte der Studie (vgl. auch Kap. 3, 4, 5, 6 und 12). Dieses zusammengenommen und ein letztendlich nicht beliebig zu vergrößernder finanzieller Rahmen führten zu einer Eingrenzung der Grundauswertung für das spezielle Gebiet der Versorgung mit Zahnersatz. Die statistische Auswertung betraf damit im wesentlichen
a) die Anzahl fehlender Zähne
b) die Häufigkeit und Art des Zahnersatzes
jeweils bezogen auf die Altersgruppe 35–54 Jahre, wobei zusätzlich Differenzierungen zwischen männlichen und weiblichen Probanden sowie nach Sozialschichtzugehörigkeit vorgenommen wurden.

Dieser Hinweis macht deutlich, daß die vorgelegten Ergebnisse lediglich die Bemühungen des zahnärztlichen Versorgungssystems um die Erhaltung der natürlichen Zähne oder – falls in Verlust geraten – deren Ersatz oder Nicht-Ersatz widerspiegeln können.

11.11 Tabellenanhang

Tabelle A1: Mittlere Anzahl fehlender Zähne nach Geschlecht, Alter und Sozialschicht

	Ge-samt	Geschlecht		Alter		Sozialschicht		
		männ-lich	weib-lich	35–44 Jahre	45–54 Jahre	Ober-schicht	Mittel-schicht	Unter-schicht
Basis	868	413	455	451	417	114	441	305
Mittelwert **Fehlende Zähne**	5,6	5,3	5,9	3,8	7,5	2,7	5,1	7,4

Tabelle A2: Zahnlosigkeit nach Geschlecht, Alter und Sozialschicht

	Ge-samt	Geschlecht		Alter		Sozialschicht		
		männ-lich	weib-lich	35–44 Jahre	45–54 Jahre	Ober-schicht	Mittel-schicht	Unter-schicht
Basis	868	413	455	451	417	114	441	305
Zahnlose	%	%	%	%	%	%	%	%
nur OK	3,5	3,9	3,1	0,7	6,5	0,9	2,3	6,2
nur UK	0,1	–	0,2	–	0,2	–	–	0,3
OK und UK	1,2	0,7	1,5	–	2,4	–	0,2	3,0
OK und/ oder UK	4,7	4,6	4,8	0,7	9,1	0,9	2,5	9,5

Tabelle A3: Zahnersatz nach Geschlecht, Alter und Sozialschicht

	Ge-samt	Geschlecht		Alter		Sozialschicht		
		männ-lich	weib-lich	35–44 Jahre	45–54 Jahre	Ober-schicht	Mittel-schicht	Unter-schicht
Basis	868	413	455	451	417	114	441	305
Zahnersatz	%	%	%	%	%	%	%	%
ja	62,3	59,1	65,3	54,1	71,2	54,4	61,5	66,6
nein	37,7	40,9	34,7	45,9	28,8	45,6	38,5	33,4

Tabelle A4: Mittlere Anzahl ersetzter Zähne nach Geschlecht, Alter und Sozialschicht

	Ge-samt	Geschlecht		Alter		Sozialschicht		
		männ-lich	weib-lich	35–44 Jahre	45–54 Jahre	Ober-schicht	Mittel-schicht	Unter-schicht
Basis	868	413	455	451	417	114	441	305
Mittelwert Anzahl ersetzter Zähne/ **Gesamt**	4,0	3,6	4,3	2,3	5,8	1,7	3,6	5,5

Tabelle A5: Mittlere Anzahl ersetzter Zähne (festsitzend) nach Geschlecht, Alter und Sozialschicht

	Ge-samt	Geschlecht		Alter		Sozialschicht		
		männ-lich	weib-lich	35–44 Jahre	45–54 Jahre	Ober-schicht	Mittel-schicht	Unter-schicht
Basis	868	413	455	451	417	114	441	305
Mittelwert ersetzte Zähne/ **festsitzend**	1,2	1,0	1,4	1,2	1,3	1,3	1,4	1,0

Tabelle A6: Mittlere Anzahl ersetzter Zähne (herausnehmbar) nach Geschlecht, Alter und Sozialschicht

	Ge-samt	Geschlecht		Alter		Sozialschicht		
		männ-lich	weib-lich	35–44 Jahre	45–54 Jahre	Ober-schicht	Mittel-schicht	Unter-schicht
Basis	868	413	455	451	417	114	441	305
Mittelwert ersetzte Zähne, **heraus-nehmbar**	2,8	2,6	2,9	1,2	4,5	0,4	2,2	4,5

Tabelle A7: Mittlere Anzahl fehlender nicht ersetzter Zähne nach Geschlecht, Alter und Sozialschicht

	Ge-samt	Geschlecht		Alter		Sozialschicht		
		männ-lich	weib-lich	35–44 Jahre	45–54 Jahre	Ober-schicht	Mittel-schicht	Unter-schicht
Basis	868	413	455	451	417	114	441	305
Mittelwert Anzahl fehlender **nicht ersetz-ter Zähne**	1,6	1,6	1,6	1,5	1,7	1,0	1,5	2,0

Tabelle A8: Selbstangabe „natürliche Zähne" nach Geschlecht, Alter und Sozialschicht

	Ge-samt	Geschlecht		Alter		Sozialschicht		
		männ-lich	weib-lich	35–44 Jahre	45–54 Jahre	Ober-schicht	Mittel-schicht	Unter-schicht
Basis	968	469	499	500	468	128	486	341
Natürliche Zähne	%	%	%	%	%	%	%	%
ja	20,0	22,2	18,0	22,8	17,1	23,4	23,0	15,0
nein	79,6	77,4	81,8	76,8	82,7	76,6	76,5	85,0
keine Angabe	0,3	0,4	0,2	0,4	0,2	–	0,4	–

Tabelle A9: Angaben über Anzahl fehlender Zähne nach Geschlecht, Alter und Sozialschicht

a) **Selbstangaben der Befragten**

Anzahl fehlender Zähne	Gesamt	Geschlecht		Alter		Sozialschicht		
		männlich	weiblich	35–44 Jahre	45–54 Jahre	Oberschicht	Mittelschicht	Unterschicht
Basis	774	365	409	386	388	98	374	290
	%	%	%	%	%	%	%	%
1–2	27,9	30,1	25,9	36,0	19,8	46,9	28,6	20,0
3–6	33,3	32,3	34,2	32,4	34,3	35,7	34,5	31,0
7–12	19,1	19,2	19,1	18,4	19,8	11,2	19,8	21,4
≥ 13	17,6	16,2	18,8	10,6	24,5	4,1	14,7	26,6
keine Angabe	2,1	2,2	2,0	2,6	1,5	2,0	2,4	1,0
Mittelwert	7,30	7,00	7,57	5,74	8,83	4,06	6,77	9,19

b) **Befundergebnisse der Zahnärzte**

Fehlende Zähne	Gesamt	Geschlecht		Alter		Sozialschicht		
		männlich	weiblich	35–44 Jahre	45–54 Jahre	Oberschicht	Mittelschicht	Unterschicht
Basis	868	413	455	451	417	114	441	305
Mittelwert	5,6	5,3	5,9	3,8	7,5	2,7	5,1	7,4

Tabelle A10: Selbstangabe zu „Zahnlücken" nach Geschlecht, Alter und Sozialschicht

	Gesamt	Geschlecht		Alter		Sozialschicht		
		männlich	weiblich	35–44 Jahre	45–54 Jahre	Oberschicht	Mittelschicht	Unterschicht
Basis	774	365	409	386	388	98	374	290
	%	%	%	%	%	%	%	%
ja	43,9	50,7	37,9	47,2	40,7	39,8	43,0	46,2
nein	54,8	48,2	60,6	51,6	58,0	60,2	55,9	53,1
keine Angabe	1,3	1,1	1,5	1,3	1,3	–	1,1	0,7

Tabelle A11: Angaben zur Anzahl fehlender und nicht durch Zahnersatz ersetzter Zähne nach Geschlecht, Alter und Sozialschicht

a) Selbstangaben

Anzahl fehlender nicht ersetzter Zähne	Gesamt	Geschlecht		Alter		Sozialschicht		
		männlich	weiblich	35–44 Jahre	45–54 Jahre	Oberschicht	Mittelschicht	Unterschicht
Basis	340	185	155	182	158	39	161	134
	%	%	%	%	%	%	%	%
1	41,2	41,1	41,3	40,7	41,8	53,8	44,1	35,1
2–4	46,8	47,6	45,8	46,2	47,5	35,9	46,0	50,0
≥ 5	11,2	10,8	11,6	12,1	10,1	10,3	9,9	12,7
keine Angabe	0,9	0,5	1,3	1,1	0,6	–	–	2,2
Mittelwert	2,54	2,55	2,52	2,51	2,58	2,10	2,39	2,83

b) Befundergebnisse der Zahnärzte

Anzahl fehlender nicht ersetzter Zähne	Gesamt	Geschlecht		Alter		Sozialschicht		
		männlich	weiblich	35–44 Jahre	45–54 Jahre	Oberschicht	Mittelschicht	Unterschicht
Basis	868	413	455	451	417	114	441	305
Mittelwert	1,6	1,6	1,6	1,5	1,7	1,0	1,5	2,0

Tabelle A12: Selbstangabe zu Zahnersatz und Art des Zahnersatzes nach Geschlecht, Alter und Sozialschicht

	Gesamt	Geschlecht		Alter		Sozialschicht		
		männlich	weiblich	35–44 Jahre	45–54 Jahre	Oberschicht	Mittelschicht	Unterschicht
Basis	774	365	409	386	388	98	374	290
	%	%	%	%	%	%	%	%
festsitzender Zahnersatz	61,5	57,0	65,5	63,7	59,3	78,6	63,6	53,8
Teilprothese	25,5	24,1	26,7	15,0	35,8	8,2	24,1	34,1
Vollprothese	3,4	2,2	4,4	1,6	5,2	1,0	1,9	6,2
kein Zahnersatz	19,1	24,7	14,2	23,8	14,4	19,4	20,3	16,6
keine Angabe	1,0	1,4	0,7	1,6	0,5	–	0,8	0,7

11.12 Literaturverzeichnis

Hüllebrand, G.: Kariesbefall und Gebißzustand zahnärztlicher Patienten in der Bundesrepublik Deutschland. Zahnmed. Diss., Würzburg 1986
Naujoks, R., Hüllebrand, G.: Mundgesundheit in der Bundesrepublik Deutschland. Zahnärztl. Mitt. 75, 1985, S. 417–419
Patz, J., Naujoks, R.: Morbidität und Versorgung der Zähne in der Bevölkerung der Bundesrepublik Deutschland. Dtsch Zahnärztl Z 35, 1980, S. 259–264
WHO, World Health Organisation: Oral Health Care Systems. International Collaborative Study on Dental Manpower Systems, Genf 1985

12 Ausgewählte Ergebnisse zum Zusammenhang sozialwissenschaftlicher und zahnmedizinischer Variablen

Jost Bauch
Rosemary Eder-Debye
Wolfgang Micheelis

12.1 Vorbemerkung

Sollen epidemiologische Studien nicht nur die Gesamtprävalenz einer Erkrankung dokumentieren, bedürfen sie der analytischen Ergänzung nach Maßgabe sozialwissenschaftlicher Erhebungsdaten. Erst das Zusammenspiel von zahnmedizinisch epidemiologischen Befunddaten und sozialwissenschaftlichen Erhebungsdaten erlaubt eine sinnvolle Interpretation und Ausdeutung des vorhandenen Datenmaterials. Erst die Kombination epidemiologischer Befund- und sozialwissenschaftlicher Erhebungswerte erlaubt sinnvolle Aussagen über Teilpopulationen, man kann somit Prävalenzschwerpunkte identifizieren, die wertvolle Hinweise für die Ätiologie einer Erkrankungsart abgeben.

Im folgenden Kapitel soll systematisch dieser Beziehung von epidemiologischen Befund- und sozialwissenschaftlichen Erhebungsdaten nachgegangen werden. Dabei ist zwischen soziodemographischen, soziostrukturellen Faktoren und Verhaltensfaktoren zu unterscheiden. Zu den soziodemographischen und soziostrukturellen Faktoren gehören Variablen wie Altersverteilung, Geschlechtsverteilung und Sozialschichtverteilung, zu den Verhaltensfaktoren gehört das Inanspruchnahmeverhalten, das Mundhygieneverhalten sowie das Ernährungsverhalten der untersuchten Population. Diese Variablen wurden ausgewählt, weil sie – wie bekannt aus vielen epidemiologischen Untersuchungen – ganz erheblich die Mundgesundheit einer gegebenen Population beeinflussen.

12.2 Soziodemographische und soziostrukturelle Variablen

In den Kapiteln 8, 9, 10 und 11 sind die zahnmedizinischen Befundergebnisse im Zusammenhang mit soziodemographischen (Alter, Geschlecht) und soziostrukturellen (Sozialschicht) Variablen dargestellt. Diese Ergebnisse brauchen an dieser Stelle nicht ausführlich wiederholt zu werden. Wie in diesen Kapiteln ausgeführt, konnte insbesondere bei der Vorkommenshäufigkeit von Karies und Parodontopathien ein deutlicher Zusammenhang zwischen sozialer Schichtzugehörigkeit und Verbreitung/Schwere dieser Erkrankungen festgestellt werden. Bei den unteren sozialen Schichten sind diese Erkrankungen deutlich häufiger verbreitet als bei den Mittel- und Oberschichten. Es stellt sich die Frage nach den sozioätiologischen Gründen.

Oralepidemiologische Studien bestätigen immer wieder, daß die Vorkommenshäufigkeit von Munderkrankungen schichtspezifisch variiert (z. B. Nikolitsch, 1978; Krüger und Mausberg, 1978; Dietz, 1979; Gülzow und Geritzen, 1980; Thelen, 1981; Milen, 1981; Geritzen, 1982; Gülzow und Schiffner, 1985; Gülzow und Schiffner, 1987; Bauch, 1987). Ober- und Mittelschichtangehörige haben in der Regel den besseren Mundgesundheitszustand als Unterschichtangehörige. Diese Tendenz konnte auch in dieser bevölkerungsrepräsentativen Studie eindeutig bestätigt werden.

Der DMF-T-Index weist für die Oberschicht-Angehörigen in allen Altersgruppen die besseren Werte auf. Unterschicht-Angehörige haben im Durchschnitt je nach Altersgruppe zwischen zwei- und dreimal soviel kariöse, unversorgte Zähne wie Oberschicht-Angehörige. Bei den Kindern und Jugendlichen haben Oberschicht-Angehörige auch vergleichsweise weniger gefüllte Zähne. Erwachsene in der Oberschicht haben dagegen durchschnittlich mehr gefüllte Zähne, was aber ein Indiz für den besseren Versorgungsgrad der Zähne in den sozialen Oberschichten ist. Erwachsenen in der Unterschicht fehlen im Durchschnitt dreimal soviel Zähne wie oberschichtangehörigen Erwachsenen (M-T 7,2 zu 2,5). Der bessere Versorgungsstandard der sozialen Oberschichten macht sich auch bei der Anzahl fehlender, nicht ersetzter Zähne bemerkbar. In den sozialen Unterschichten ist der Anteil fehlender, nicht ersetzter Zähne doppelt so hoch, wie in den oberen Sozialschichten (1,0 in Oberschicht, 1,5 in Mittelschicht, 2,0 in Unterschicht). Hinsichtlich der Kariesprävalenz läßt sich also feststellen, daß die Kariesmorbidität erheblich sozialschichtspezifisch variiert und daß die sozialen Unterschichten bezüglich des Kariessanierungsgrades im Vergleich zu den sozialen Ober- und Mittelschichten Defizite aufweisen.

Ähnlich ungleich ist die Prävalenz von Parodontopathien über die Sozialschichten verteilt. Auch hier weisen die unteren Sozialschichten eindeutig über alle Altersgruppen die schlechteren Werte auf.

Die Frage stellt sich, aus welchen Gründen die Morbidität von Karies und Parodontopathien mit der Sozialschichtzugehörigkeit in einem solchen engen Zusammenhang steht. Schließlich könnte man ja der Auffassung sein, daß mit dem engmaschigen Netz sozialer und gesundheitlicher Versorgung Morbidität und Inanspruchnahme und Versorgung relativ gleich über alle Bevölkerungsgruppen verteilt sind. Dies ist, wie anhand des epidemiologischen Material ersichtlich, offensichtlich nicht der Fall. Die Differenzen sind erheblich. Bei Kindern und Jugendlichen sind doppelt so hohe DMF-T-Werte in den sozialen Unterschichten im Vergleich zu den sozialen Oberschichten auffindbar (Kinder 2,0 zu 1,0

Jugendliche 2,9 zu 6,0) und erhebliche Differenzen im Kariessanierungsgrad sowie erhebliche Unterschiede in der Vorkommenshäufigkeit von Parodontopathien festzustellen. Da diese Differenzen nicht mit Versorgungslücken im System der Gesundheitssicherung erklärt werden können, erscheint es plausibel, diese Differenzen über die sozialschichtspezifisch variierenden Lebensstile zu erklären.

Aus der Sozialepidemiologie und Medizinsoziologie ist bekannt, daß das Gesundheitsverhalten schichtspezifischen Einflüssen unterliegt (Blohmke, v. Ferber, 1977; Geissler und Thoma, 1979). Gesundheit spielt dort eine große Rolle, wo die Menschen über ein längerfristiges Konzept der Lebensplanung verfügen, sie also „über den Tag hinaus" leben. In den sozialen Mittel- und Oberschichten, vermittelt durch lange Ausbildung und „deferred gratification pattern" – also dem Ansatz, auf schnell erreichbare, aber kurzlebige Bedürfnisbefriedigung zugunsten späterer aber anhaltendeer zu verzichten – spielt ein solcher längerfristig angelegter Lebensentwurf eine größere Rolle als bei den sozialen Unterschichten. Die sozialen Unterschichten dagegen leben mehr in aktuellen „Jetzt-Zeit-Bezügen", sie führen zum Großteil repetitive Teilarbeitsprozesse durch, wodurch die Zukunft sich lediglich als Verlängerung der Gegenwart darstellt, sie folgen weniger einem eigenen individualistisch ausgeprägten „Lebensentwurf", sie tun häufiger, was ihnen gesagt wird. Zusätzlich sind sie mit der Bewältigung der Widrigkeiten der Gegenwart so beschäftigt, daß sie weniger Energien zu zukünftiger Steuerung potentieller Gestaltungsprozesse aufbringen (Oevermann, 1984; Voigt, 1978).

Dies bleibt nicht ohne Auswirkung auf das Körper- und Gesundheitsverständnis. Soziale Unterschichten neigen zu einem stärker instrumentellen Körper- und Gesundheitsverständnis. Sie setzen Körper und Gesundheit im Arbeitsprozeß mehr als Instrumente, als „Werkzeug" ein, eine gewisse Ausbeutung des Körpers erscheint als normal, wodurch sich eine geringer ausgeprägte „Symptomsensibilität" erklären läßt. Die Eigenvorsorge bei Zahn- und Mundkrankheiten setzt, wie bei vielen potentiellen Erkrankungsarten, eine Langzeitperspektive voraus: Ich muß heute Mund- und Zahnhygiene betreiben, damit sich der Erfolg dieser Bemühungen langfristig einstellt. Dieses Muster erfolgreicher Prävention ist kompatibel mit Mittel- und Oberschichtverhaltensstandards und paßt schlechter in den Lebensalltag der sozialen Unterschichten (Bauch, 1982; Schicke, 1984). Diese „life-style" Differenzen haben große Bedeutung für die Prävalenz von Mundkrankheiten und nehmen Einfluß auf das Inanspruchnahmeverhalten zahnmedizinischer Dienstleistungen, auf das Mundhygiene- und Ernährungsverhalten.

12.3 Das Inanspruchnahmeverhalten

Eine wichtige verhaltenswissenschaftliche Variable ist das Inanspruchnahmeverhalten. Dabei ist unter Inanspruchnahmeverhalten die Art und Weise der Nutzung von medizinischen Dienstleistungen durch die „Endverbraucher" (also die Bevölkerung) zu verstehen. In vielen sozialwissenschaftlichen Studien konnte nachgewiesen werden, daß die Bevölkerung in ihrer sozialen Aufgliederung nicht mit einem gleichförmigen Nutzungs- und Inanspruchnahmeverhalten auf die gesellschaftliche Bereitstellung von Gesundheitsdienstleistungen reagiert. Unterschiedliche soziale Gruppierungen beanspruchen die angebotenen Dienstleistungen sowohl in quantitativer wie in qualitativer Hinsicht unterschiedlich (Huppmann, Wilker, 1988).

Für epidemiologische Untersuchungen ist es interessant, unterschiedliche Inanspruchnahmegruppen zu identifizieren, erklären diese doch einen nicht unerheblichen Teil der morbiditätsspezifischen Vorkommenshäufigkeit und Verteilung. Mittlerweile gibt es in den Sozialwissenschaften ein breites Literaturspektrum zum Inanspruchnahmeverhalten und vielfältige Untersuchungen zur Inanspruchnahme medizinischer Dienste und Vorsorgeangebote (Hauß, Naschold, Rosenbrock, o.J.). Dabei konnten im wesentlichen geschlechts- und sozialschichtspezifische Differenzen im Inanspruchnahmeverhalten identifiziert werden (Thiel, o.J.). Viele Untersuchungen zeigen in diesem Zusammenhang, daß es oftmals keine lineare Beziehung zwischen Erkrankungshäufigkeit und Inanspruchnahme gibt, d. h., das Vorliegen einer bestimmten Erkrankung löst nicht automatisch die probate Inanspruchnahme aus. Oft ist es so, daß geringe Inanspruchnahme mit einer großen Krankheitslast verbunden ist, daß die Menschen, die in besonderem Maße von Krankheit betroffen sind oder besonders gefährdet sind, weniger medizinische Dienste in Anspruch nehmen, als die Gruppe mit den „guten Risiken" (Horn, Beier, Kraft-Krumm, 1984).

In den Sozialwissenschaften wird dieses nicht der Krankheitslast entsprechende Inanspruchnahmeverhalten entweder über schichtspezifisches Krankheitsverhalten erklärt, wobei entweder davon ausgegangen wird, daß fehlende Zukunftorientierung in sozial niedrigen Schichten ein geringes Interesse an Präventivorientierung und Gesundheitsverschleiß auslöst (Siegrist, Bertram, 1971), oder aber man geht von unterschiedlichen Symptomtoleranzen aus, die je nach Krankheitstyp ein erweitertes oder reduziertes Inanspruchnahmeverhalten zur Folge haben (Koos, 1967). Geissler stellt dazu fest, „daß sich die Bevölkerungsgruppen, die einen allgemein schlechteren Gesundheitszustand aufweisen, tendenziell arztavers verhalten, das heißt, sie nehmen ärztliche Leistungen weniger und später, d. h. bei fortgeschrittener Krankheit in Anspruch" (Geissler, Thoma, 1979). Andere Untersuchungen (Infratest, 1981) kommen hingegen zu dem Schluß, daß insbesondere die Nutzung von Vorsorgeuntersuchungen einem schichtspezifisch variierenden Inanspruchnahmeverhalten unterliegt (soziale Oberschichten nutzen diese mehr), daß aber die generelle Inanspruchnahme ärztlicher Dienstleistungen bei den unteren Sozialschichten höher ist. „Die Häufigkeit der Inanspruchnahme des Arztes ist bei Frauen größer als bei Männern und nimmt bei beiden Geschlechtern mit dem Alter und mit abnehmender sozialer Schicht zu" (Blohmke, 1976).

12.3.1 Inanspruchnahme zahnärztlicher Dienste nach Alter

Um das Inanspruchnahmeverhalten in der vorliegenden Studie erfassen zu können, wurde ein Index aus den dichotomisierten Variablen: „Zahnarztbesuch in den letzten 12 Monaten", „allgemeine Regelmäßigkeit von Kontrollbesuchen" und „Häufigkeit der zahnärztlichen Kontrollbesuche" gebildet und die Gesamtvariable dichotomisiert in „regelmäßige" und „unregelmäßige" Inanspruchnahme.

Tabelle 1 zeigt, daß bei den Jugendlichen und Erwachsenen ca. 30% zu den regelmäßigen Inanspruchnehmern zu rechnen sind. Die Erfassung des Inanspruchnahmeverhaltens über ein Indexsystem erlaubt dabei zuverlässigere Aussagen als die Erfassung der Inanspruchnahme z. B. nur über eine Frage. Für die Altersgruppe der Kinder mußte ein fragetechnisch anderer – altersgemäßer – Weg zur Erhebung gefunden werden. Hier wurde „weicher" abgefragt, so daß der Anteilswert von ca. 64% regelmäßiger Inanspruchnahme sehr vorsichtig interpretiert werden muß.

Tabelle 1: Inanspruchnahme zahnärztlicher Dienste nach Altersgruppen		
	regelmäßige Inanspruchnahme %	unregelmäßige Inanspruchnahme %
8/9jährige	63,2	36,8
13/14jährige	29,0	71,0
35–54jährige	29,8	70,1

12.3.2 Inanspruchnahmeverhalten und Karies

Korreliert man nun das Inanspruchnahmeverhalten mit der Zahngesundheit (spezifiziert am DMF-T-Index), so zeigt sich, daß die Gruppe der regelmäßigen Inanspruchnehmer die schlechteren DMF-T-Werte aufweist. Dies gilt für alle Altersgruppen (vgl. Tab. 2).

Tabelle 2: Mittlere DMF-T-Werte in Abhängigkeit von der Inanspruchnahme zahnärztlicher Dienste nach Altersgruppen		
	regelmäßige Inanspruchnahme	unregelmäßige Inanspruchnahme
35–54jährige	18,2	17,2
13/14jährige	5,6	5,0
8/9jährige	1,7	1,2
35–54jährige $p < 0,05$/t-Test 13/14jährige $p < 0,05$/t-Test 8/9jährige $p < 0,01$/t-Test		

Über alle Altersgruppen hinweg zeigt sich ein signifikant höherer DMF-T-Wert bei regelmäßiger Inanspruchnahme. Hier wird bestätigt, daß die Inanspruchnahme zahnärztlicher Dienste im wesentlichen schmerz- und symptomgesteuert ist. Diejenigen, die besonders von Zahn- und Mundkrankheiten betroffen sind, suchen auch in erhöhtem Ausmaß zahnärztliche Hilfe nach. Die vorliegende Studie zeigt also, daß es den Widerspruch zwischen Krankheitslast und inadäquatem Inanspruchnahmeverhalten im Gegensatz zu vielen anderen Krankheiten auf dem Feld der Zahn- und Mundkrankheiten so nicht gibt. Vielmehr ist das Inanspruchnahmeverhalten in Bezug auf zahnmedizinische Dienste schmerz- und symptomgesteuert, d. h. eine erhöhte Anfälligkeit für Zahn- und Mundkrankheiten führt auch zu einer erhöhten Inanspruchnahme.

Dieses Ergebnis hat auch weitreichende Konsequenzen für die Anlage oralepidemiologischer Studien. Wenn die „regelmäßigen Inanspruchnehmer" die höhere Morbidität aufweisen, so neigen sog. Patientenstichproben in der Oralepidemiologie (Untersuchungen bei Patienten in Zahnarztpraxen) dazu, die Kariesprävalenz systematisch zu überschätzen. Mit diesem Befund wird insofern die Wissenslücke bezüglich der Reichweitenproblematik oralepidemiologischer Studien geschlossen (vgl. Kap. 3). Es läßt sich feststellen, daß Patientenstichproben im Vergleich zu bevölkerungsrepräsentativen Studien die wahre Vorkommenshäufigkeit der Kariesprävalenz überschätzen, wenn sie bruchlos die oralepidemiologischen Ergebnisse von Patientenkollektiven auf die Gesamtbevölkerung übertragen. Das Ausmaß der Kariesprävalenzüberschätzung wird beispielsweise deutlich, wenn man die sog. A10-Studie (Patientenstichprobe) mit den Ergebnissen der IDZ-Studie (bevölkerungsrepräsentativ) vergleicht. Für die Altersgruppe der 35–54jährigen weist die A10-Studie (Naujoks, in Vorbereitung) einen DMF-T-Wert von 17,9 (IDZ: 16,7) auf, für die 13/14jährigen 6,4 (IDZ: 5,1) und für die 8/9jährigen 2,6 (IDZ: 1,5). Die Unterschiede sind beträchtlich. Insbeson-

Tabelle 3: DMF-T-Komponenten nach Inanspruchnahme (Mittelwerte)						
	Erwachsene (35–54 Jahre)		Jugendliche (13/14 Jahre)		Kinder (8/9 Jahre)	
	Inanspruchnahme		Inanspruchnahme		Inanspruchnahme	
	regelmäßig	unregelmäßig	regelmäßig	unregelmäßig	regelmäßig	unregelmäßig
D-T	1,6	2,0	2,0	2,2	0,9	0,8
M-T	4,3	5,8	0,1	0,0	0,0	0,0
F-T	12,3	9,4	3,5	2,7	0,8	0,4

dere bei den 8/9jährigen ist eine sehr starke Erhöhung des DMF-T-Wertes bei der Patientenstichprobe zu konstatieren.

Die Ergebnisse verdeutlichen, daß zur Erfassung der „true pevalence" oraler Erkrankungen das Design bevölkerungsrepräsentativer Studien unverzichtbar ist, will man nicht die erhöhte Kariesmorbidität der Inanspruchnehmer als pars pro toto nehmen.

Betrachtet man die DMF-T-Komponenten bei regelmäßiger und unregelmäßiger Inanspruchnahme im einzelnen, so ergeben sich interessante Differenzen (vgl. Tab. 3).

Bei den Erwachsenen zeigt sich, daß die unregelmäßigen Inanspruchnehmer deutlich mehr unversorgt kariöse Läsionen aufweisen (D-T) und auch der Anteil fehlender Zähne deutlich höher liegt (M-T). Die größten Differenzen sind in allen Altersgruppen bei der F-Komponente zu konstatieren. Die regelmäßigen Inanspruchnehmer weisen einen deutlich höheren Anteil gefüllter Zähne auf. Dieser bessere Versorgungsgrad (dokumentiert durch den F-Anteil) ist bei allen Altersgruppen festzustellen. Dieser Trend zeigt sich auch bei den Milchzähnen der Kinder. Der insgesamt höhere dmf-t-Wert der Kinder mit regelmäßiger Inanspruchnahme erklärt sich zum Großteil aus dem erhöhten f-t-Anteil bei regelmäßiger Inanspruchnahme (vgl. Tab. 4).

Folgerichtig ist der Kariessanierungsgrad, der sich aus der Relation der gefüllten mit den unversorgten Zähnen ergibt (F/(D + F)x100) bei allen Altersgruppen bei regelmäßiger Inanspruchnahme größer (vgl. Tab. 5).

Zum Teil sind hier große Differenzen erkennbar. So ist bei der Altersgruppe der 8/9jährigen der Kariessanierungsgrad bei regelmäßiger In-

Tabelle 4: Milchzahnkaries 8/9jähriger nach Inanspruchnahmeverhalten

	regelmäßige Inanspruchnahme	unregelmäßige Inanspruchnahme
dmf-t	4,1	3,2
d-t	1,7	1,7
m-t	0,8	0,7
f-t	1,6	0,7

Tabelle 5: Kariessanierungsgrad (F/(D + F)x100) nach Inanspruchnahme

	regelmäßige Inanspruchnahme %	unregelmäßige Inanspruchnahme %
35–54jährige	87,7	79,8
13/14jährige	67,9	57,8
8/9jährige	53,3	31,0

anspruchnahme fast doppelt so hoch wie bei unregelmäßiger Inanspruchnahme.

Bei den Erwachsenen wurden über die klassischen DMF-Werte hinaus die fehlenden Zähne sowie Art und Ausmaß der prothetischen Versorgung erfaßt. Wie aus Kapitel 11 ersichtlich, zeigt sich durchgängig, daß die häufigen Inanspruchnehmer weniger fehlende Zähne und Zahnlosigkeit ausweisen und besser prothetisch versorgt sind (totale Zahnlosigkeit bei regelmäßiger Inanspruchnahme 0,4%, bei unregelmäßiger Inanspruchnahme 1,4%).

12.3.3 Inanspruchnahmeverhalten und Parodontalgesundheit

ve1Erwachsene mit regelmäßiger Inanspruchnahme des Zahnarztes haben eine signifikant bessere Parodontalgesundheit, dies ergibt sich bei einem Mittelwertvergleich sowohl hinsichtlich der ermittelten PBI- als auch der CPITN-Werte. Ein ähnliches Vergleichsbild – zumindest im Sinne einer statistischen Tendenz – ergibt sich auch für die Kindergruppe (vgl. Tab. 6). Bei der Jugendlichengruppe ist eine Ergebnistendenz – erstaunlicherweise – in umgekehrter Richtung zu verzeichnen (vgl. hierzu Kap. 9).

Tabelle 6: PBI- und CPITN-Mittelwert nach Inanspruchnahmetypus		
	PBI-Mittelwert Inanspruchnahme regelmäßig/unregelmäßig	CPITN-Mittelwert Inanspruchnahme regelmäßig/unregelmäßig
Erwachsene	1,0/1,2*	1,7/1,9*
Jugendliche	0,8/0,7	0,8/0,7
Kinder	0,5/0,6	0,4/0,5
* $p < 0.001$/t-Test		

Das Inanspruchnahmeverhalten hat deutliche Auswirkungen auf den Versorgungsgrad von Zahnfleischbehandlungen: So gaben 32,5% der Erwachsenen, die zu den regelmäßigen Inanspruchnehmern zu zählen sind, an, daß bei ihnen schon einmal eine Zahnfleischbehandlung durchgeführt worden ist. Bei den unregelmäßigen Inanspruchnehmern waren dies lediglich 20,6%.

12.3.4 Inanspruchnahmeverhalten und Mundhygiene

Interessant ist ohne Frage die Beziehung zwischen Inanspruchnahme- und Mundhygieneverhalten. Gibt es einen Zusammenhang zwischen regelmäßiger Inanspruchnahme und besserer Mundhygiene? Zu diesem Zweck wurde der Inanspruchnahmeindex mit dem Mundhygieneindex (bestehend aus den Variablen: „Häufigkeit des Zähneputzens", „Zeitpunkt des Zähneputzens" und „Dauer des Zähneputzens") kreuztabelliert (vgl. Tab. 7).

Tabelle 7: Mundhygiene nach Inanspruchnahmetypus		
	regelmäßige Inanspruchnahme %	unregelmäßige Inanspruchnahme %
Erwachsene		
Mundhygiene eher gut	34,3	17,2
Mundhygiene eher schlecht	64,3	77,1
Jugendliche		
Mundhygiene eher gut	27,8	25,6
Mundhygiene eher schlecht	69,8	70,5
Kinder		
Mundhygiene eher gut	32,2	24,5
Mundhygiene eher schlecht	65,2	72,3

Deutlich wird, daß bei den Erwachsenen und den Kindern der Anteil der Gruppe mit eher guter Mundhygiene bei der regelmäßigen Inanspruchnahme zum Teil deutlich höher ist. Diese Tendenz ist bei allen Segmenten des Mundhygieneverhaltens nachweisbar. Die regelmäßigen Inanspruchnehmer putzen sich häufiger und länger und mit der richtigeren Zahnputztechnik die Zähne.

Vermutlich handelt es sich hier zumindest zum Teil um einen kompensatorischen Effekt. Denn die regelmäßigen Inanspruchnehmer sind – neben ihren höheren DMF-T-Werten – auch subjektiv von Zahnkrankheiten betroffener, sie geben an, häufiger unter Zahnschmerzen zu leiden als unregelmäßige Inanspruchnehmer und leiden auch stärker unter Parafunktionen wie Zungenpressen etc. (Summenscore Parafunktionen: 3,30 regelmäßige versus 3,02 unregelmäßige Inanspruchnehmer). Gerade diese größere Betroffenheit dürfte wichtiger Auslöser sowohl für das regelmäßige Inanspruchnahmeverhalten sowie für die bessere Mundhygiene sein. Hier wird die These vom „symptomgesteuerten" Inanspruchnahmeverhalten bestätigt, wobei die subjektive Betroffenheitserfahrung Auswirkung auf das Inanspruchnahme- und gleichzeitig Mundhygieneverhalten zeigt.

12.3.5 Zahnarztbindung und Zahnarztangst

Regelmäßige Inanspruchnehmer haben auch eine größere Zahnarzttreue, sie haben **ihren** Zahnarzt, zu dem sie über Jahre hin gehen, gleichwohl ist der Anteil der unregelmäßigen Inanspruchnehmer mit fester Zahnarztbindung auch erstaunlich hoch (95,2 der regelmäßigen Inanspruchnehmer haben ihren Zahnarzt, 89,4 der unregelmäßigen Inanspruchnehmer haben ihren Zahnarzt). Regelmäßige Inanspruchnehmer haben auch weniger Angst vor dem Zahnarzt. Wie in Kapitel 13/ sozialwissenschaftlicher Teil im einzelnen dargelegt, weisen die regelmäßigen Inanspruchnehmer einen DAS-Summenscore (DAS = Dental-Anxiety-Scale) von 7,72 auf, die nichtregelmäßigen Inanspruchnehmer einen Wert von 8,65 (vgl. Kap. 13).

12.3.6 Inanspruchnahmeverhalten nach Geschlecht

Das Inanspruchnahmeverhalten bezüglich zahnmedizinischer Dienstleistungen ist geschlechtspezifisch unterschiedlich ausgeprägt. Frauen nehmen häufiger zahnärztliche Dienstleistungen in Anspruch, allerdings ist dieser Trend bei den Kindern gebrochen. Hier weisen die Jungen die besseren Werte auf (vgl. Tab. 8).

Tabelle 8: Inanspruchnahme zahnärztlicher Dienste nach Altersgruppen und Geschlecht		
	regelmäßige Inanspruchnahme %	unregelmäßige Inanspruchnahme %
Erwachsene		
männlich	43,3	50,2
weiblich	56,7	49,8
Jugendliche		
männlich	46,8	55,8
weiblich	53,2	44,2
Kinder		
männlich	53,1	48,4
weiblich	46,9	51,6

Die Frage, warum Frauen eher als Männer zur regelmäßigen Inanspruchnahme neigen, läßt sich einmal aus der Tatsache erklären, daß sie, wie im Kapitel 8 dargelegt, stärker von Karies betroffen sind und diese stärkere Betroffenheit sich in dem für Zahn- und Mundkrankheiten typischen symptomgesteuerten Inanspruchnahmeverhalten äußert. Zum zweiten ist aus der soziologischen Literatur bekannt, daß Frauen bedingt durch Mutterschaft und geschlechtsspezifische Sozialisationsdeterminanten generell über eine größere Körper- und damit Symptomsensibilität verfügen, die sich u. a. in einer häufigen Inanspruchnahme z. B. von Vorsorge- und Früherkennungsuntersuchungen äußert (Geissler, 1979). Die soziokulturelle Geschlechtsrolle der Frau verfügt auch über eine größere soziale Akzeptanz, auf körperliche Beeinträchtigungen einzugehen und Hilfe zu suchen.

12.3.7 Inanspruchnahmeverhalten nach Sozialschichtzugehörigkeit

Ebenso variiert das Inanspruchnahmeverhalten nach Sozialschichtzugehörigkeit, dies allerdings nur in der Erwachsenen-Gruppe aufzeigbar (vgl. Tab. 9). In dieser Altersgruppe ist in den gehobenen Sozialschichten das Inanspruchnahmeverhalten regelmäßiger. Eine präventiv orientierte Inanspruchnahme steht, wie eingangs erläutert wurde, eher im Einklang mit einem Lebensstil, der nach dem deferred-grafication-Muster ausgerichtet ist.

Tabelle 9: Inanspruchnahmeverhalten nach Sozialschichtzugehörigkeit			
	Oberschicht %	Mittelschicht %	Unterschicht %
Erwachsene			
regelmäßig	32,0	31,5	24,0
unregelmäßig	64,8	65,0	72,4
Jugendliche			
regelmäßig	25,4	28,0	28,1
unregelmäßig	67,6	65,4	68,4
Kinder			
regelmäßig	57,4	60,9	58,5
unregelmäßig	38,2	33,2	35,1

12.4 Das Mundhygieneverhalten

Zur Ermittlung des Mundhygieneverhaltens wurde ein Index gebildet, der die Klassifikation in „schlechte" und „gute" Mundhygiene ermöglichen sollte. Als „gute Mundhygiene" wurde klassifiziert, wenn nach subjektiver Angabe mindestens „2 x täglich die Zähne geputzt" wurden, wenn mindestens 2 x angegeben wird, daß „nach einer Mahlzeit" bzw. „vor dem ins-Bett-gehen" geputzt wird und wenn die Putzdauer „mindestens 1 1/2 Minuten" beträgt. Alle, die diese drei Kriterien in der genannten Ausprägung nicht erfüllten, wurden unter „schlechte Mundhygiene" klassifiziert.

Wie bei der Indexbildung für das Inanspruchnahmeverhalten wurde der Mundhygieneindex für die Kindergruppe etwas anders gebildet. Bei den Kindern (Problem: Zeitgefühl bei Kindern!) konnte das Kriterium „Putzdauer" nicht erhoben werden; der Index basiert auf Angaben der Kinder zum Thema „Zähne putzen gestern". Bezogen auf die verschiedenen Altersgruppen ergibt sich somit folgendes Bild (vgl. Tab. 10).

Tabelle 10: Klassifikation der Mundhygiene			
	Kinder %	Jugendliche %	Erwachsene %
Mundhygiene gut	29,3	27,1	23,5
Mundhygiene schlecht	70,7	72,9	76,5

12.4.1 Mundhygiene und Kariesbefall

Der Anteil guter Mundhygiene schwankt je nach Altersgruppe von ca. 23 bis ca. 30 %, dabei erscheint dieser Anteil nicht sonderlich hoch. Eine Indexbildung, die verschiedene Aspekte des Zähneputzens berücksichtigt, erscheint jedoch angemessener als beispielsweise eine Klassifikation ausschließlich aufgrund der Häufigkeit des Zähneputzens. Um die Auswirkung der Mundhygiene auf das Kariesgeschehen zu ermitteln, ist die Kreuztabellierung mit den DMF-T-Werten von Interesse.

Tabelle 11 fördert ein überraschendes Ergebnis zutage. Die DMF-T-Werte sind außer bei der Altersgruppe der 8/9jährigen bei guter Mundhygiene leicht schlechter als bei schlechter Mundhygiene; der Unterschied ist bei den Erwachsenen sogar statistisch signifikant. Sollte die Mundhygiene negative Auswirkungen auf die Mundgesundheit haben? Eine genauere Betrachtung der DMF-T-Komponenten zeigt, daß dem nicht so ist. Tabelle 12 zeigt, daß insbesondere bei der D- und F-Komponente Unterschiede zwischen guter und schlechter Mundhygiene zu konstatieren sind. Grundsätzlich sind bei allen Altersgruppen (außer bei den Milchzähnen der Kinder) die F-Werte bei guter Mundhygiene höher als bei schlechter Mundhygiene. Dies ist weniger überraschend, wenn man bedenkt, daß die Probanden mit guter Mundhygiene auch die „besseren Inanspruchnehmer" zahnärztlicher Dienstleistungen sind.

Tabelle 11: DMF-T-Werte nach Mundhygiene			
	Kinder	Jugendliche	Erwachsene
Mundhygiene gut	1,3	5,8	17,9
Mundhygiene schlecht	1,6	5,0	17,0

So sind es auch diese F-Werte, die insgesamt in allen Altersgruppen den DMF-T-Wert bei den Probanden mit guter Mundhygiene „in die Höhe treiben". Der Zusammenhang zwischen hohen F-Werten und guter Mundhygiene ist möglicherweise ein Hinweis auf die „motivierende" Wirkung von schlechter Mundgesundheit: erst wenn der Schaden bereits eingetreten ist, ist man bereit, die Mühen einer besseren Mundhygiene auf sich zu nehmen. Bei den D-T-Werten wird der positive Einfluß der Probanden mit guter Mundhygiene deutlich: Bis auf die Gruppe der Jugendlichen haben durchweg die Probanden mit guter Mundhygiene die besseren D-T-Werte.

Tabelle 12: DMF-T/dmf-t-Komponenten nach Mundhygieneindex		
	Mundhygiene gut	Mundhygiene schlecht
Kinder		
D-T	0,6	1,0
M-T	0,0	0,0
F-T	0,8	0,6
d-t	1,3	1,9
m-t	0,7	0,8
f-t	1,2	1,4
Jugendliche		
D-T	2,1	2,1
M-T	0,1	0,0
F-T	3,6	2,8
Erwachsene		
D-T	1,5	2,0
M-T	4,3	5,1
F-T	12,1	10,0

Dieser gleiche D-T-Wert unabhängig von der Mundhygiene bei den Jugendlichen muß zunächst stutzig machen. Zieht man das sensiblere Instrument der DMF-S-Analyse (Analyse der einzelnen Zahnflächen) bei den Jugendlichen zu Rate, so zeigt sich, daß die Probanden mit guter Mundhygiene sogar einen höheren DMF-S-Wert als die Probanden mit schlechter Mundhygiene aufweisen. Bei ihnen sind 11,0 Zahnflächen kariös, fehlend oder gefüllt. Bei den Probanden mit schlechter Mundhygiene sind es dagegen nur 8,9 Zahnflächen. Auch hier sind es die F-Werte, die das Gesamtergebnis nach oben tragen (F-S bei guter Mundhygiene: 7,9; bei schlechter: 6,1).

Allerdings zeigt sich hier, daß in Übereinstimmung mit dem D-T-Wert der anderen Altersgruppen die Probanden mit guter Mundhygiene die besseren D-S-Werte haben: 2,1 bei guter Mundhygiene zu 2,4 bei schlechter Mundhygiene. Die Analyse mit dem sensibleren Instrument des DMF-S-Indexes zeigt also auch bei der Altersgruppe der Jugendlichen die Wirksamkeit guter Mundhygiene.

Tabelle 13: Prozentanteile der DMF-Komponenten nach Mundhygieneindex						
	8/9jährige Mundhygiene		13/14jährige Mundhygiene		35–54jährige Mundhygiene	
	gut %	schlecht %	gut %	schlecht %	gut %	schlecht %
D	42,9	62,5	36,2	42,9	8,4	11,7
M	0,0	0,0	1,8	0,0	24,0	29,8
F	57,2	37,5	62,0	57,1	67,6	58,5

Dieses Ergebnis wird noch anschaulicher, wenn man das jeweilige Gesamtkariesaufkommen (DMF-T) auf 100 setzt und die einzelnen Komponenten prozentuiert (vgl. Tab. 13).

Hier zeigt sich deutlich, wie der D-Anteil am Gesamtkariesvorkommen in allen Altersgruppen (also auch bei den Jugendlichen) bei den Probanden mit guter Mundhygiene doch erheblich geringer, der F-Anteil hingegen erheblich höher ist.

Die relative Gleichverteilung des DMF-T-Summenwertes bei Jugendlichen unabhängig von der Ausprägung des Mundhygieneverhaltens war Veranlassung, zu versuchen, mit Verfahren der analytischen Statistik die Gruppe der Jugendlichen genau zu analysieren.

Anscheinend ist in vielen Fällen die Betrachtung nach DMF-T (kreuztabelliert nach Kopfaufrißgruppe) nicht fein genug, um Unterschiede in der Probandengruppe zu identifizieren. Insbesondere war von Interesse, welche soziodemographischen und verhaltensmäßigen Merkmale mit einer hohen Kariesprävalenz bei den Jugendlichen einhergehen. Aus diesem Grunde wurde eine sogenannte „Segmentationsanalyse", auch CHAID (Magidson, 1989) genannt, durchgeführt. Die Segmentationsanalyse untersucht die Variation eines als abhängige Variable definierten Merkmals und prüft, wie sich dieses Merkmal durch andere Merkmale (unabhängige Variablen) am besten „erklären" läßt. Zu diesem Zweck wird die Untersuchungsgesamtheit derart in einzelne Gruppen (Segmente) anhand der unabhängigen Variablen aufgeteilt, daß sich die entstehenden Teilgruppen durch möglichst große Unterschiede in den abhängigen Variablen auszeichnen. Diese Teilung wird sukzessive für jedes entstandene Segment fortgesetzt.

Im hier vorliegenden Fall überprüfte die Sementationsanalyse, in welchen Untergruppen der Jugendlichen der Anteil mit D-S-Indexwerten (also zerstörte **Zahnflächen**) größer/gleich 2 besonders hoch bzw. niedrig ausgeprägt ist (vgl. Abb. 1).

Abb. 1 zeigt, daß 452 Jugendliche in die Analyse einbezogen wurden, von diesen weisen 47,8 % den Wert D-S gleich/größer 2 auf. Segmentiert man diese Gruppe nach Häufigkeit des zahnärztlichen Kontrollbesuches, so zeigt sich, daß bei 62,3 % der 130 Probanden, die keinen Kontrollbesuch durchführen, D-S größer/gleich 2 ist, bei der Gruppe mit

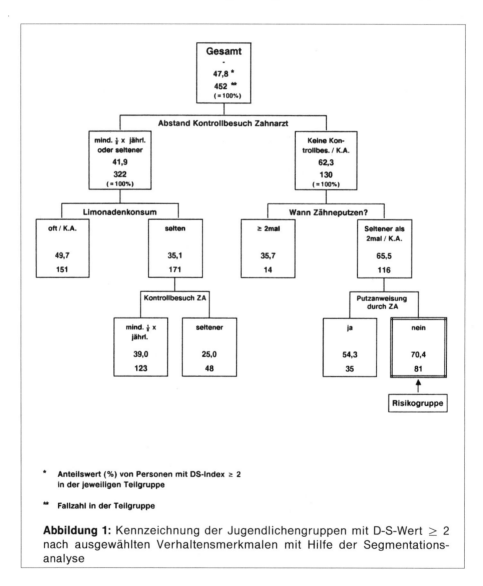

* Anteilswert (%) von Personen mit DS-Index ≥ 2 in der jeweiligen Teilgruppe

** Fallzahl in der Teilgruppe

Abbildung 1: Kennzeichnung der Jugendlichengruppen mit D-S-Wert ≥ 2 nach ausgewählten Verhaltensmerkmalen mit Hilfe der Segmentationsanalyse

mindestens 1/2jährlichen oder selteneren Kontrollbesuchen beträgt dieser Anteil nur 41,9 %. Hier zeigt sich eindeutig, daß die Prävalenz der D-S-Werte mit der Häufigkeit des Zahnarztbesuches in Zusammenhang steht. Segmentiert man diese Gruppe weiter nach Häufigkeit bzw. Zeitpunkt des Zähneputzens und nach Putzanweisung durch den Zahnarzt, so stößt man auf eine „Risikogruppe" von 81 Probanden (= 17,9 % der Jugendlichenstichprobe) uter denen 70,4 % (n = 57) einen D-S-Wert gleich/größer 2 aufweisen. Die Segmentationsanalyse zeigt, daß diese Risikogruppe sich dadurch im negativen Sinne „auszeichnet", daß sie
– keine Kontrollbesuche beim Zahnarzt durchführt,
– sich seltener als 2 mal nach dem Essen die Zähne putzt,
– vom Zahnarzt noch nicht gezeigt bekam, wie man die Zähne putzt.

Betrachtet man diese Risikogruppe ferner nach soziodemographischen und soziobehavioralen Gesichtspunkten, so zeigt sich, daß diese Gruppe einen überdurchschnittlich hohen Anteil von Hauptschülern aufweist, wobei auch die Väter dieser Gruppe eine tendenziell schlechtere Ausbildung genossen haben (vgl. Tab. 14). Auch zeigt sich, daß diese Gruppe überproportional aus der sozialen Unterschicht kommt und daß sie sich durch eine höhere Zahnarztangst gegenüber der Gesamtpopulation auszeichnet.

Was die gröbere Analyse des DMF-T-Wertes nach Aufrißgruppen nicht aufzeigen konnte, wird also durch das feinere Instrument der Segmentationsanalyse deutlich: Die Kariesfrequenz ist bei der Teilgruppe der Jugendlichen besonders groß,
– die keine Kontrollbesuche beim Zahnarzt durchführen,
– die sich seltener als 2 mal nach dem Essen die Zähne putzen,
– denen noch nie vom Zahnarzt gezeigt wurde, wie man Zähne putzt.

Diese Gruppe besteht zu einem Großteil aus Hauptschülern aus der unteren sozialen Schicht mit hoch ausgeprägter Zahnarztangst. Diese inhaltliche Qualifizierung der Risikogruppe mittels Segmentationsanalyse gibt wertvolle Hinweise für eine spezielle Präventivstrategie für „caries-high-risk"-Jugendliche. Sie zeigt auch auf inhaltlicher Ebene, welche Zielgruppen- und Verhaltenssegmente besonderer Beachtung bedürfen, wenn man gezielt die Präventivorientierung dieser Gruppierung verbessern will.

Die Segmentationsanalyse untermauert darüber hinaus durch das Auffinden einer weiteren Gruppe – diesmal mit geringerem Kariesrisiko – die Rolle der Mundhygiene für die Kariesprophylaxe. In der Untergruppe ohne Kontrollbesuch beim Zahnarzt befindet sich eine weitere Teilgruppe von n = 14 Jugendlichen, die durch regelmäßiges Zähneputzen nach dem Essen – trotz ihrer fehlenden Kontrollbesuche beim Zahnarzt – ihr Kariesrisiko deutlich senken konnte (nur 35,7 % dieser Teilgruppe weist einen D-S-Wert von 2 oder größer auf).

Tabelle 14: Psychosoziale Charakteristika der Risikogruppe im Vergleich zur Restgruppe der 13/14jährigen			
	Risikogruppe (n = 81) %	Restgruppe (n = 471) %	p*
Geschlecht			
männlich	51,9	53,4	.90
weiblich	48,1	46,6	
Schulbildung Jugendliche			
Hauptschule	36,5	26,8	.02
Realschule	28,6	27,9	
Gymnasium	22,2	38,3	
Sonstiges	12,7	7,0	
Schichtindex			
Oberschicht	10,5	16,7	.25
Mittelschicht	44,7	46,9	
Unterschicht	44,7	36,4	
Schulabschluß Vater			
Volksschule	55,6	50,9	.06
Mittelschule oder höher	32,1	42,9	
Sonstiges	12,3	6,2	
Zahnarztangst**			
Mittelwert	8,16	6,34	.00
SD	2,84	2,03	

* chi^2-Test bzw. t-Test
** Summenscore Fragen 56, 58, 59 im Jugendlichen-Fragebogen (vgl. Kap. 6)

12.4.2 Mundhygiene und Zahnlosigkeit

Das Mundhygieneverhalten bleibt in der langfristigen Perspektive nicht ohne Einfluß auf die Zahnlosigkeit und Anzahl fehlender Zähne. Wie aus Tabelle 15 ersichtlich, weisen die Probanden mit guter Mundhygiene in der Erwachsenengruppe sowohl bei den fehlenden Zähnen insgesamt, bei den ersetzten fehlenden Zähnen und bei den nicht ersetzten Zähnen die besseren Werte auf.

Bezüglich totaler Zahnlosigkeit (Ober- **und** Unterkiefer) in der Erwachsenengruppe ist festzustellen, daß bei schlechter Mundhygiene eine Verdoppelung der Zahnlosigkeit zu konstatieren ist (totale Zahnlosigkeit bei guter Mundhygiene: 1,6 % bei schlechter Mundhygiene 3,0 %).

Tabelle 15: Fehlende Zähne nach Mundhygieneindex in der Erwachsenengruppe

	Fehlende Zähne		
	gesamt	ersetzt	nicht ersetzt
Mundhygiene gut	4,4	3,2	1,2
Mundhygiene schlecht	5,3	3,5	1,8

12.4.3 Mundhygiene und Parodontalgesundheit

Bei den Parodontalerkrankungen wirkt sich aus epidemiologischer Sicht die Mundhygiene ebenfalls positiv auf die Vorkommenshäufigkeit und Schwere dieser Erkrankung aus (vgl. hierzu Kapitel 9). Da Differenzen bei der PBI- und CPITN-Mittelwert-Betrachtung nach dem Mundhygieneindex wegen des Aggregationsniveaus der Daten kaum zu tage traten, ist ein Extremgruppenvergleich (CPITN 0 vs. 4 und PBI 0 vs. 4) bei den Maximalwerten angezeigt (vgl. Tab. 16). Hier zeigt sich, daß bei guter Mundhygiene ein höherer Prozentsatz von PBI/CPITN = 0 und ein geringerer Prozentsatz PBI/CPITN = 4 zu verzeichnen ist, als bei den Probanden mit schlechter Mundhygiene.

Tabelle 16: Verteilung von PBI/CPITN Maximalwert 0 versus PBI/CPITN Maximalwert 4 (für Kinder: 2) nach Mundhygieneindex

	Mundhygiene gut %	Mundhygiene schlecht %
8/9jährige		
PBI 0	31,2	26,5
PBI 4	0,8	1,0
CPITN 0	36,0	30,4
CPITN 2	8,8	11,8
13/14jährige		
PBI 0	19,3	11,9
PBI 4	1,8	3,9
CPITN 0	21,1	17,0
CPITN 4	0,9	0,6
35–54jährige		
PBI 0	11,9	9,3
PBI 4	15,5	17,3
CPITN 0	5,7	3,5
CPITN 4	15,0	18,3

Lediglich bei den Jugendlichen gibt es beim CPITN-Wert 4 eine leichte Abweichung. Bei den Kindern wurde beim CPITN-Index der Wert 2 als Extremwert herangezogen, da bei der Altersgruppe der 8/9jährigen höhere CPITN-Werte in der Regel nicht aufzufinden sind.

12.4.4 Mundhygiene und Sozialschichtzugehörigkeit

Schon seit sehr langer Zeit ist in der Literatur bekannt, daß das Mundhygieneverhalten stark sozialschichtabhängig ist (Willinger, 1913). Neuere Studien bestätigen immer wieder diesen Sachverhalt (Krüger und Mausberg, 1978; Koch und Witt, 1984). Ein eindeutiger Zusammenhang zwischen Mundhygieneverhalten und Sozialschichtabhängigkeit wird auch in der vorliegenden Studie dokumentiert (vgl. Tab. 17).

Die Tendenz ist dabei eindeutig: Mit sinkender Sozialschichtzugehörigkeit nimmt der Anteil „gute Mundhygiene" ab und der Anteil „schlechte Mundhygiene" wächst. Deutlich ist diese Tendenz bei Kindern und Erwachsenen, bei den Jugendlichen wird erstaunlicherweise die schlechteste Mundhygiene in der mittleren und unteren Mittelschicht gefunden. Soziologische Erklärungsansätze für das Phänomen des

Tabelle 17: Mundhygiene nach Sozialschicht

	Oberschicht %	Mittelschicht %	Unterschicht %
Erwachsene			
Mundhygiene gut	32,0	25,3	15,2
Mundhygiene schlecht	65,6	71,4	78,3
Jugendliche			
Mundhygiene gut	29,6	22,9	28,1
Mundhygiene schlecht	59,2	72,4	69,6
Kinder			
Mundhygiene gut	42,6	30,9	19,9
Mundhygiene schlecht	54,4	66,8	77,2

schichtspezifisch variierenden Mundhygieneverhaltens wurden ansatzweise oben schon genannt: Soziale Ober- und Mittelschichten sind in ihrer grundlegenden Werthaltung zukunftsorientierter eingestellt. Bedingt durch Ausbildung und Sozialisation entwickeln Angehörige der Mittel- und Oberschichten eher eine Vorstellung der zukünftigen Lebensplanung. Es ist klar, daß in solche Vorstellungen präventive Orientierungen besser eingebaut werden können, als in die Vorstellungen von Unterschichtangehörige, die mehr einen aktualen Jetzt-Zeit-Bezug aufweisen (Voigt, 1978). Auch die Frage der Zurechnung („locus of control") von gesundheitlichen Ereignissen spielt dabei eine entscheidende Rolle. Mittel- und Oberschichtangehörige neigen stärker zur „Selbstzuschreibung", sie erleben Krankheit und Gesundheit weniger als Schicksal, mehr als Herausforderung und glauben an die Fähigkeit, die Gesundheit positiv beeinflussen zu können (Bauch, 1987).

Insgesamt gesehen passen präventive Orientierungen besser in den Lebensstil der Mittel- und Oberschichten, der eher durch Autonomie, Selbstverantwortung, Zukunftsperspektive und Selbstzuschreibung zu kennzeichnen ist: „Aufgrund der restriktiven Arbeitssituation und fehlende berufliche Aufstiegschancen, besitzt die Unterschicht einen sozialen Erfahrungshorizont, der die Entwicklung einer aktiv manipulativen Umweltorientierung ebenso wie eine weitgespannte Zukunftsperspektive verwehrt" (Geissler, Thoma, 1979, S. 235).

12.4.5 Mundhygiene und Geschlecht

Neben Sozialschichtdifferenzen im Mundhygieneverhalten sind auch ausgeprägte Geschlechtsdifferenzen zu konstatieren. Wie oben (vgl. Kapitel 8) dargelegt, weisen die Frauen und Mädchen den schlechteren Mundgesundheitszustand auf. Die schlechten DMF-T-Werte der weiblichen Probanden können insbesondere in der Gruppe der 8/9jährigen mit dem früheren Durchbruch der bleibenden Zähne erklärt werden. Bei den anderen Altersgruppen muß diesbezüglich mehr oder weniger spekuliert werden, welche Ursachen für den schlechten Zahngesundheitszustand verantwortlich zu machen sind. Der schlechtere Zahngesundheitszustand der Mädchen und Frauen muß insbesondere verwundern, da die Frauen über alle Altersgruppen hinweg im Vergleich zu ihren männlichen Altersgenossen das bessere Mundhygieneverhalten aufweisen (vgl. Tab. 18).

Aufgrund des schlechteren Zahngesundheitszustandes der Frauen und Mädchen trotz zum Teil erheblich besserem Mundhygieneverhalten drängt sich nun die Hypothese auf, daß für den schlechten Zahngesundheitszustand biologisch-immunologische und biologisch-endokrinologische Ursachen verantwortlich zu machen sind. Hier entfaltet sich ein großer klinischer und epidemiologisch-analytischer Forschungsbedarf,

Tabelle 18: Mundhygiene nach Geschlecht		
	Mundhygiene gut %	Mundhygiene schlecht %
Erwachsene		
männlich	36,1	52,6
weiblich	63,9	47,4
Jugendliche		
männlich	44,1	54,3
weibich	55,9	45,7
Kinder		
männlich	47,3	52,8
weiblich	52,7	47,2

der im Rahmen einer epidemiologischen Querschnittsstudie nicht gedeckt werden kann.

Die Frage, warum Frauen und Mädchen das bessere Mundhygieneverhalten aufweisen, hängt mit ihrer speziellen Körper- und Symptomsensibilität zusammen. Insbesondere bei der Analyse der Inanspruchnahme von Vorsorge- und Früherkennungsuntersuchungen kam man der geschlechtsspezifisch unterschiedlich ausgeprägten Symptomsensibilität auf die Spur (Reichel, 1970).

Allein schon aus Gründen der Mutterschaft reagieren Frauen auf körperliche Symptome sensibler. Diese anthropologisch-biologischen Komponenten werden verstärkt durch geschlechtsspezifische Sozialisationsmuster. Frauen „dürfen" eher auf Gefühle, Schmerzen, entstandene Belastungen eingehen. Zusätzlich werden Frauen stärker als Männer auf die Berücksichtigung ästhetischer und hygienischer Normen hin erzogen, alles Faktoren, die nicht ohne Einfluß auf das Mundhygieneverhalten bleiben.

12.5 Das Ernährungsverhalten

Das Ernährungsverhalten nimmt gegenüber dem Mundhygiene- und Inanspruchnahmeverhalten eine Sonderstellung ein. In besonderem Maße ist es mit Mühe verbunden, das Ernährungsverhalten im Sinne von Gesundheit allgemein und Mundgesundheit im speziellen umzustellen. Entsprechend haben die Ernährungsgewohnheiten eine starke Beharrungskraft, die sich nur äußerst schwer gesundheitserzieherischen Verhaltensmaximen fügen. Wenn es auch schwer genug ist, das Mundhygiene- und Inanspruchnahmeverhalten an gesundheitserzieherische

Sollvorstellungen anzugleichen, so ist dies im Vergleich zu den Ernährungsgewohnheiten ein relativ leichtes Unterfangen. So zeigt denn auch der Ernährungsbericht der Deutschen Gesellschaft für Ernährung relativ ungünstige Werte in bezug auf Zucker und Süßigkeitenkonsum (Ernährungsbericht, 1988). Für die männliche Bevölkerung beispielsweise wird ausgewiesen, daß der durchschnittliche Verbrauch von Süßwaren 43 Gramm je Tag und Person beträgt (der gleiche Wert gilt auch für Frauen). Speziell der Zuckerkonsum beträgt bei Männern 24,3 Gramm je Tag und Person, bei Frauen 24,5 Gramm.

12.5.1 Ernährungsverhalten nach Geschlecht und Sozialschicht

Auch in der vorliegenden Studie zeigt sich, daß der Süßigkeiten- und Zuckerkonsum der bundesdeutschen Bevölkerung nach wie vor relativ hoch ist. Von 459 befragten Kindern antworteten 353 spontan, daß sie gestern „süße Sachen" gegessen hätten (= 76,9 %). Bei der Erwachsenengruppe gaben 21,2 % an, zwischendurch gerne Bonbons, Schokolade etc. und 28,8 % gaben an, zwischendurch gerne Kuchen, Kekse oder Brot mit Marmelade zu verzehren.

Um das Ernährungsverhalten zu beschreiben, wurde ein Summenscore gebildet, der die Häufigkeit der Verzehr-Nennung von mundgesunden und mundungesunden Nahrungsmitteln erfaßt (vgl. Tab. 19).

Tabelle 19 zeigt die durchschnittliche Verzehrsnennung von mundungesunden Nahrungsmitteln, wobei solche Nahrungsmittel als „mundungesund" eingestuft wurden, die zuckerhaltig sind. Die Betrachtung dieser Summenscore-Mittelwerte zeigt ein Bild der ungefähren Gleichverteilung in den verschiedenen Altersgruppen nach Geschlecht und Sozialschicht.

Tabelle 19: Durchschnittlicher Summenscore zur Verzehrshäufigkeit „mundungesunder" Nahrungsmittel nach Geschlecht und Sozialschicht					
	Geschlecht		Ober-schicht	Mittel-schicht	Unter-schicht
	männl.	weibl.			
Erwachsene eher mundungesund	2,58	2,60	2,77	2,46	2,74
Jugendliche eher mundungesund	3,14	2,79	2,78	3,09	2,90
Kinder[1] eher mundungesund	0,8	0,8	0,7	0,8	0,8
[1] Summenscore Ernährungsverhalten/Schule					

Zentriert man die Ernährungsfrage aber speziell auf den direkten Zuckerkonsum, dann zeigt sich, daß Frauen und Angehörige der sozialen Oberschichten weniger Zucker verzehren als Männer und Angehörige der sozialen Unterschichten (vgl. Tab. 20 und 21). Die geschlechtsspezi-

Tabelle 20: Intensität des Zuckerkonsums nach Geschlecht			
	Zuckerkonsum		
	niedrig %	mittel %	hoch %
Erwachsene			
männlich	49,3	46,6	53,3
weiblich	50,7	53,4	46,7
Jugendliche			
männlich	44,6	56,1	48,5
weiblich	55,4	43,9	51,5
Kinder[1)]			
männlich	48,4	–	49,8
weiblich	51,6	–	50,2
[1)] in der Kindergruppe nur bipolar klassifiziert			

Tabelle 21: Intensität des Zuckerkonsums nach Sozialschicht			
	Zuckerkonsum		
	niedrig %	mittel %	hoch %
Erwachsene			
Oberschicht	14,0	13,2	12,7
Mittelschicht	49,3	52,7	41,3
Unterschicht	34,9	32,9	46,0
Jugendliche			
Oberschicht	22,8	13,7	9,3
Mittelschicht	42,4	49,6	46,4
Unterschicht	33,7	36,6	44,3
Kinder[1)]			
Oberschicht	16,4	–	15,5
Mittelschicht	51,6	–	45,1
Unterschicht	32,0	–	39,4
[1)] in der Kindergruppe nur bipolar klassifiziert			

fischen Unterschiede im Zuckerkonsum haben statistisch gesehen allerdings eher einen Trendcharakter, während die Differenzen im Hinblick auf den Sozialstatus von großer Ausprägung sind.

Auffallend ist der starke Zusammenhang zwischen der Intensität des Zuckerkonsums und der Sozialschichtzugehörigkeit über alle drei Altersgruppen hinweg: Hoher Zuckerkonsum ist durchgängig mit niedrigem Sozialstatus verknüpft. Insgesamt sind diese Ergebnisse in Übereinstimmung mit internationalen Untersuchungen zu sehen, die einen Zusammenhang zwischen Ernährungsverhalten und Sozialschichtzugehörigkeit konstatieren. Studien aus den USA und England zeigen, daß bereits 6jährige Kinder aus der sozialen Unterschicht in deutlich höherem Maße an Übergewicht leiden, als Kinder und Jugendliche aus den sozialen Oberschichten (Weber, et al., 1990). Nach Voigt ist gesichert: „Je höher die soziale Lage, um so bewußter, kritischer, vielseitiger und insgesamt optimaler wird die Ernährung gestaltet" (Voigt, 1978).

Schicke 1984 zitiert eine US-Studie (NCHS 11/210, 1979), wonach 35 % der männlichen und 29 % der weiblichen Personen einmal täglich und öfter Süßigkeiten verzehren. Die gefundenen Werte der US-Studie dürften denen der Bundesrepublik ähneln, berücksichtigt man, daß 76,9 % der Kinder am Vortag Süßigkeiten gegessen haben. 62,5 % der Kinder haben am Vortag etwas Süßes zum Frühstück gegessen. 8,9 % haben am Vortag eine süße Hauptspeise, weitere 20,9 % einen süßen Nachtisch zum Mittagessen und 23,7 % haben eine süße Haupt- oder Nachspeise zum Abendbrot verzehrt.

12.5.2 Zuckerkonsum und Zahngesundheit

Die Beziehung zwischen Zuckerkonsum und Zahngesundheitszustand ist statistisch eindeutig. Mit steigendem Zuckerkonsum steigt der DMF-T-Wert für alle Altersgruppen an (vgl. Tab. 22). Für alle Altersgruppen ist dieser Zusammenhang signifikant.

Der eindeutige Zusammenhang zwischen Zuckerkonsum und Kariesbefall wird auch deutlich, wenn man prozentual die Anteile der niedrigen, mittleren und hohen Kariesausprägungen betrachtet (vgl. Tab. 23).

So zeigt sich, daß rund 50 % der 8/9jährigen mit einem sehr niedrigen Zuckerkonsum (inkl. verstecktem Zucker) ein naturgesundes Gebiß (DMF-T = 0) aufwiesen, während nur noch 39 % dieser Altersgruppe mit hohem Zuckerverbrauch kariesfreie Zähne hatten. Umgekehrt zeigte sich folgendes Bild: Nur 10,6 % der „Nicht-Süßen" wiesen einen DMF-T von 4 und mehr auf, während hingegen 16,7 % der „Süßen" 8/9jährigen dieselben DMF-T-Werte zeigten.

Tabelle 22: DMF-T Erwachsene, Jugendliche und Kinder nach Zuckerkonsum

	Zuckerkonsum		
	niedrig	mittel	hoch
Erwachsene DMF-T	16,4	17,6	19,2
Jugendliche DMF-T	4,6	5,0	6,1
Kinder[1]) DMF-T	1,2	–	1,6

[1]) In der Kindergruppe nur bipolar klassifiziert
Erwachsene $p < 0.001$
Jugendliche $p < 0.05$
Kinder $p < 0.05$

Tabelle 23: Zusammenhang zwischen Zuckerkonsum und Kariesbefall (DMF-T) bei Kindern und Jugendlichen

	Zuckerkonsum	
	niedrig %	hoch %
Kinder[1])		
naturgesund (0)	50,4	39,0
mittlerer Kariesbefall (1–3)	39,0	44,3
hoher Kariesbefall (4 +)	10,6	16,7

	Zuckerkonsum		
	niedrig %	mittel %	hoch %
Jugendliche			
niedriger Kariesbefall (0–3)	45,0	39,2	28,3
mittlerer Kariesbefall (4–8)	42,9	46,1	50,0
hoher Kariesbefall (9 +)	12,1	14,7	21,7

[1]) In der Kindergruppe nur bipolar klassifiziert

Bei der Gruppe der 13/14jährigen wird die Abhängigkeit (Zucker/Karies) noch deutlicher. Immerhin noch 45 % der Jugendlichen mit niedrigem Zuckerkonsum hatten ein weitgehend naturgesundes Gebiß (DMF-T 0–

Tabelle 24: Durchschnittliche Anzahl fehlender Zähne bei Erwachsenen in Abhängigkeit vom Zuckerkonsum			
	fehlende Zähne gesamt	ersetzt	nicht ersetzt
Zuckerkonsum			
niedrig	4,9	3,2	1,7
mittel	5,4	4,0	1,5
hoch	7,4	5,3	2,1

3), während nur noch 28 % der Kinder mit hohem Süßigkeitenkonsum diesen Gebißzustand zeigen.

Ganz deutlich wird die Abhängigkeit zwischen Zucker und Karies schließlich bei der Betrachtung auch vom anderen Extrem her: Hier liegt die „wenig süße Gruppe" mit einem Anteil von 12,1 % weit unter der Anzahl der viel Zucker konsumierenden Probanden (21,7 %), die einen DMF-T von 9 und mehr aufweisen. Die Abhängigkeit des Kariesbefalls von Zuckerkonsum ist in der Gruppe der Jugendlichen stärker zu beobachten, da hier die bleibenden Zähne bereits eine längere Zeit den kariogenen Einflüssen ausgesetzt sind.

Bei den Erwachsenen gibt es eine eindeutige Beziehung zwischen der Höhe des Zuckerkonsums und der Anzahl fehlender Zähne (vgl. Tab. 24).

Bei hohem Zuckerkonsum weisen die Erwachsenen die höchste Zahl an fehlenden Zähnen (insgesamt, an ersetzten und nicht ersetzten Zähnen) auf.

12.5.3 Zuckerkonsum und Parodontalgesundheit

Bezüglich der Parodontalgesundheit konnte keine Beziehung zwischen Zuckerkonsum und Erkrankungsprävalenz festgestellt werden (vgl. Tab. 25). Dies ist wesentlich auf die stärkere Abhängigkeit der Parodontalerkrankungen von der Mundhygiene zurückzuführen (vgl. hierzu auch Kapitel 9).

Tabelle 25: PBI-Mittelwert und CPITN-Mittelwert in Abhängigkeit vom Zuckerkonsum bei Erwachsenen, Jugendlichen und Kindern			
	Zuckerkonsum		
	niedrig	mittel	hoch
Erwachsene			
PBI	1,1	1,1	1,3
CPITN	1,9	1,9	1,8
Jugendliche			
PBI	0,8	0,7	0,8
CPITN	0,8	0,7	0,7
Kinder[1]			
PBI	0,6	–	0,6
CPITN	0,4	–	0,5

[1] in der Kindergruppe nur bipolar klassifiziert

12.5.4 Ernährungsverhalten und Mundhygiene

Interessant ist es, der Beziehung zwischen Ernährungsverhalten und Mundhygieneverhalten nachzugehen. Zu diesem Zweck wurde der Summenscore für eher „mundgesunde" Ernährung mit dem Mundhygieneverhalten kreuzgezählt (vgl. Tab. 26).

Hier zeigt sich, daß es nur bei den Erwachsenen eine statistisch signifikante Beziehung zwischen mundgesunder Ernährung und guter Mundhygiene gibt ($p < 0.001$), bei den Kindern und Jugendlichen läßt sich

Tabelle 26: Mittlerer Summenscore „mundgesunde" Ernährung nach Mundhygieneindex		
	Mundhygiene gut	Mundhygiene schlecht
Erwachsene eher mundgesunde Ernährung	7,01	5,99
Jugendliche eher mundgesunde Ernährung	0,54	0,49
Kinder eher mundgesunde Ernährung	0,69	0,67

Tabelle 27: Mittlerer Summenscore des Verzehrs von gesüßten Zwischenmahlzeiten nach Mundhygieneindex		
	Mundhygiene gut	Mundhygiene schlecht
Erwachsene gesüßte Zwischenmahlzeiten	1,00	0,78
Jugendliche gesüßte Zwischenmahlzeiten	1,72	1,75
Kinder gesüßte Zwischenmahlzeiten	2,84	3,23

ein solcher Zusammenhang statistisch nicht sichern. Setzt man das Mundhygieneverhalten mit der Häufigkeit des Verzehrs gesüßter Zwischenmahlzeiten in Beziehung, so macht man eine überraschende Entdeckung: Die Erwachsenen mit guter Mundhygiene verzehren **mehr** gesüßte Zwischenmahlzeiten ($p < 0.05$), bei den Kindern und Jugendlichen ist kein signifikanter Zusammenhang identifizierbar (vgl. Tab. 27).

Was sich hinter „häufiger Verzehr von gesüßten Zwischenmahlzeiten" verbirgt, wird offenbar, wenn man beispielsweise den Verzehr von zuckerhaltigen Bonbons (im Gegensatz zu Bonbons mit Zuckeraustauschstoffen) bei den Erwachsenen betrachtet. Die Erwachsenen mit niedrigem Zuckerkonsum geben zu 1,7 % an, mehrmals die Woche oder häufiger zuckerhaltige Bonbons zu sich zu nehmen. Dieser Wert steigt auf 13,9 % bei mittlerem Zuckerkonsum und auf 30 % (!) bei hohem Zuckerkonsum. Bei den Jugendlichen steigt der Prozentsatz des häufigen Bonbonverzehrs von 3,3 % bei niedrigem Zuckerkonsum sogar auf 52,6 % (!) bei hohem Zuckerkonsum.

Offenbar ist in dieser Studie kein linearer Zusammehang zwischen Mundhygiene und Ernährungsverhalten zu konstatieren. Auch die Personen, die von Zahn- und Mundkrankheiten betroffen sind und ihr Inanspruchnahme- und Mundhygieneverhalten verbessert haben, schrecken vor einer Veränderung des Ernährungsverhaltens zurück. Wenn aber das Ernährungsverhalten nicht mit dem Mundhygiene- und Inanspruchnahmeverhalten „an einem Strang zieht", läßt sich das damit erklären, daß es im Vergleich zur Mundhygiene und zur Inanspruchnahmeumstellung zahnärztlicher Dienste besonders schwierig ist, das Ernährungsverhalten zu verändern. „Die Ernährungsumstellung hat dagegen die denkbar ungünstigsten Voraussetzungen. Zumindest bezüglich auf

Zahnerkrankungen ist die Ernährungsumstellung Ich-fern und gleichzeitig mit erheblicher Mühe verbunden .... Aus diesen Überlegungen kann schon abgeleitet werden, was die Praxis auch immer wieder bestätigt, daß es leichter ist, die Mundhygiene in großen Bevölkerungskreisen einzuüben, als eine Ernährungsumstellung zu erwirken" (Bauch, 1984).

Warum es so schwierig ist, das Ernährungsverhalten umzustellen, hängt damit zusammen, daß Ernährung nicht nur das biologische Hunger- und Durstgefühl abdeckt, sondern von vielen psychologischen und sozialen „Zusatzbedürfnissen" überlagert ist. Das Eßverhalten ist affektiv und sozial überformt, das Sättigungsgefühl substituiert nicht selten Bedürfnisse nach Zuneigung, Sicherheit und affektiver Selbstkontrolle (Ernährungsbericht, 1988; Pudel, 1985; Micheelis, Schneller, 1991). Solchermaßen unterliegt das Ernährungsverhalten nur partiell kognitiver Verfügbarkeit, selbst die Einsicht, ein gesundes Ernährungsverhalten praktizieren zu müssen, führt oft nicht zu einer Ernährungsumstellung, weil eine solche Umstellung leicht in Konflikt gerät mit psychoaffektiv überlagerten Zusatzbedürfnissen.

12.6 Die vier Säulen der Oralprävention

Solchermaßen ist es nicht verwunderlich, daß von den zahnmedizinischen Präventionssegmenten: „Inanspruchnahme", „Mundhygiene" und „Ernährung" – die Ernährung das Stiefkind darstellt, auch bei solchen Personen, die ansonsten die Präventionsnormen internalisiert haben. Dazu paßt auch ins Bild, daß der Ernährung auch nicht der subjektive Stellenwert für die Zahn-und Mundgesundheit beigemessen wird, der ihr der Sache nach zukommt. Bei der Frage nach der relativen Wichtigkeit der 4 Säulen der Zahn-und Mundgesundheit werden eindeutig das Zähneputzen und der regelmäßige Kontrollbesuch beim Zahnarzt als oralpräventive Maßnahme favorisiert, gesunde Ernährung (wenig Süßigkeiten) folgt lediglich auf Platz 3, Fluoridierungsmaßnahmen abgeschlagen auf Platz 4 (vgl. Tab. 28).

Dies bedeutet, daß dem Ernährungsverhalten auch nicht der Stellenwert von seiten der Bevölkerung, wie beispielsweise der Mundhygiene, zuerkannt wird. So ist es nicht verwunderlich, daß das Ernährungsverhalten nicht mit dem Mundhygiene- und Inanspruchnahmeverhalten an einem „Strang zieht", auch bei der Perzeption von Mundproblemen bleibt es relativ unverändert schlecht, weil es a) mit besonderer Mühe und Askesearbeit verbunden ist, die Ernährung auf „mundgesund" umzustellen und b) weil der Ernährung wissensmäßig immer noch nicht die oralpräventive Bedeutung zuerkannt wird, der ihr der Sache nach zukommen müßte.

Wenn man die Verhaltenskomponenten von Mundhygiene, Inanspruchnahme und Ernährung betrachtet, läßt sich insgesamt feststellen, daß

Tabelle 28: Rangplätze (mittlerer Rang 1–4) zur Einschätzung der Wichtigkeit der 4 Säulen oralpräventiver Maßnahmen bei Erwachsenen und Jugendlichen

	Erwachsene	Jugendliche
richtiges Zähneputzen	1,62	1,59
regelmäßiger Zahnarztbesuch	2,27	2,42
keine, wenig Süßigkeiten	2,61	2,53
Härtung der Zähne mit Fluorid	3,49	3,43

es keine einheitliche Bevölkerungsgruppierung gibt, der man eine durchgängige Präventiv-Orientierung zuschreiben kann. Selbst bei Mundgesundheitsbewußten ist die oralpräventive Orientierung nicht konsistent. Bei ihnen ist beispielsweise die Akzeptanz von Mundhygienemaßnahmen und regelmäßiger Inanspruchnahme groß, dies bleibt aber relativ folgenlos für das Ernährungsverhalten. Auf den Punkt gebracht: Erst bei den Folgen des Zuckerkonsums setzt in der Bevölkerung eine umfassende Präventivorientierung ein. Doch eine konsistente Senkung der Kariesprävalenz im breiten Maßstab scheint nur möglich zu sein – solange etwa populationsprophylaktische Maßnahmen zur Trinkwasserfluoridierung in der Bundesrepublik nicht möglich sind – wenn auch das Ernährungsverhalten gleichgewichtig in das Reservoir präventiver Praktiken der Bevölkerung aufgenommen wird (Micheelis und Müller, 1990).

Die epidemiologischen Analysen belegen klar den Stellenwert des Ernährungsverhaltens auf die Kariesentwicklung. Der Stellenwert der Ernährung ist zumindest dem der Mundhygiene gleichgewichtig, wenn nicht sogar gewichtiger (zumindest bezogen auf die Zielkrankheit der Karies). Diese Erkenntnis steht im Widerspruch zu den Verhaltensweisen der Bevölkerung, die eindeutig Mundhygiene und Inanspruchnahme (zahnärztlicher Dienste) als Oralprävention präferieren. Erst wenn die 4 Säulen der Oralprävention sich „im Gleichschritt verbessern", werden weitere Fortschritte in der Oralgesundheit möglich sein.

12.7 Literaturverzeichnis

Bauch, J.: Zahngesundheitserziehung für Kleinkinder, Köln 1987
Bauch, J.: Die Mittelschicht spricht besser auf Prophylaxe an, ZM 6, 1982, S. 641–645
Bauch, J.: Soziologische Aspekte der Zahngesundheitserziehung, Oralprophylaxe 6, 1984, S. 57–62
Blohmke, M.: Wie ändern sich Inanspruchnahme und Bedarf an ärztlichen Leistungen durch den Patienten bei steigendem Angebot? Der praktische Arzt 1976, S. 4281–4283
Blohmke, M., v. Ferber, Chr., Kisker, K. P., Schäfer, H. (Hrsg.): Handbuch der Sozialmedizin, Bd. 2, Stuttgart 1977
Dietz, G., Tiedenl, F., Gerold, J., Bröckel, G.: Bestandsaufnahme des Gebißzustandes 3–10jähriger Kinder im Raum München, DZZ 34, 1979, S. 140–145
Deutsche Gesellschaft für Ernährung: Ernährungsbericht, Frankfurt 1988
Geissler, B., Thoma, P. (Hrsg.): Medizinsoziologie, Frankfurt, New York, 2. Aufl. 1979
Geritzen, Th.: Über die Karies der Milchzähne Hamburger Kleinkinder, Diss. Hamburg 1982
Gülzow, H. J., Schiffner, U., Bauch, J.: Milchzahnkaries bei Kindern aus Stormaner Kindergärten, DZZ 40, 1985, S. 1044–1048
Gülzow, H. J., Schiffner, U., Bauch, J.: Milchzahnkaries bei Kindern aus Stormaner Kindergärten 2 Jahre nach Einführung gruppenprophylaktischer Maßnahmen, DZZ 42, 1987, S. 44–50
Gülzow, H. J., Geritzen, Th., Ritter, H. J.: Milchzahnkaries bei Großstadtkindern, DZZ 35, 1980, S. 297–300
Hauß, F., Naschold, F., Rosenbrock, R.: Schichtenspezifische Versorgungsprobleme und leistungssteuernde Strukturpolitik im Gesundheitswesen, in: Schichtenspezifische Versorgungsprobleme im Gesundheitswesen, Forschungsbericht des Bundesminister für Arbeit und Sozialordnung, o.J., S. 176–243
Hausen, H., Milen, A., Heinonen, O. P., Paulio, I.: Caries in primary dentition and social class in high and low fluorid aereas: Comm. Dent. Oral Epidemiol. 9, 1981, S. 33–36
Horn, K., Beier, Chr., Kraft-Krumm, D.: Gesundheitsverhalten und Krankheitsgewinn, Opladen 1984
Huppmann, G., Wilker, F. W. (Hrsg.): Medizinische Psychologie, Medizinische Soziologie, München, Wien, Baltimore, 1988
Infratest: Der Einfluß von Sozialfaktoren auf das Gesundheitsverhalten der Bevölkerung, München, 1981
Koch, R., Witt, E.: Was wissen 16jährige Berufs- und Oberschüler über Zahnerkrankung, Mundhygiene und Ernährung? DZZ 39, 1984, S. 82–84
Koos, L.: Krankheit in Regionville in: A. Mitscherlich (Hrsg.): Der Kranke in der modernen Gesellschaft, Köln, Berlin 1967, S. 304–310
Krüger, O., Mausberg, R., Kowielski, P. M.: Kariesfrequenz, Kariesbefall und soziale Milieubedingungen bei Kindern im Vorschulalter, DZZ 33, 1978, S. 164–166
Magidson, J.: Chaid, Logit, and Log-Linear Modeling, Marketing Information Systems, Report 11–130, Delran NJ: Datapro Research Corporation, 1989
Micheelis, W., Müller, P. J.: Dringliche Mundgesundheitsprobleme der Bevölkerung in der Bundesrepublik Deutschland, Köln 1990
Micheelis, W., Schneller, Th.: Oralprävention. In: Allhoff, P., Flatten, G., Laaser, U. (Hrsg.): Handbuch der Präventivmedizin, Berlin 1991 (in Druck)

Milen, A., Hausen, H., Heinonen, O. P., Paulio, I.: Caries in primary dentition related to age, sex, social-status and country of residence in Finnland, Comm. Dent. Oral Epidemiol. 9, 1981, S. 83–86
Naujoks, R.: Ergebnisse der A10-Studie, in Vorbereitung
Nikolitsch, J. M.: Zwischen sozialer Herkunft und Gebißgesundheit besteht ein enger Zusammenhang, ZM 16, 1978, S. 881–889
Oevermann, U.: Schichtenspezifische Formen des Sprachverhaltens und ihr Einfluß auf kognitive Prozesse: In Gutachten und Studie zur Bildungskommission (Bd. 4, 9. Aufl.) Stuttgart 1984, S. 297–356
Pudel, V.: Praxis der Ernährungsberatung, Berlin, Heidelberg, New York, Tokio 1985
Reichel, D.: Zur geringen Inanspruchnahme der von den Krankenkassen angebotenen Krebsvorsorgeuntersuchungen in: Die Krankenversicherung, 12/1970, S. 298–302
Schicke, R. K.: Zahnmedizinische Aspekte der Zahnheilkunde, Stuttgart, New York 1984
Schiffner, U., Gülzow, H. J.: Kariesfrequenz und Kariesbefall bei Hamburger Kindergarten und Tagesheimkindern im Jahre 1987, DZZ 43, 1988, S. 1166–1171
Siegrist, J., Bertram, H.: Schichtenspezifische Variationen des Krankheitsverhaltens, in: Soziale Welt, 21/22, 1970, S. 206–230
Thelen, H.: Zahn- und Parodontalverhältnisse bei 3–9jährigen Kindern im Rhein-Hunsrück-Kreis, Diss. Bonn 1981
Thiel, W.: Schichtenspezifische Inanspruchnahme medizinischer Leistungen in der Bundesrepublik Deutschland, ein Literaturüberblick in: Hauß, F., Naschold, F., Rosenbrock, R.: Schichtenspezifische Versorgungsprobleme im Gesundheitswesen, Forschungsbericht des Bundesminister für Arbeit und Sozialordnung o.J., S. 133–173
Voigt, D.: Gesundheitsverhalten, Stuttgart, Berlin, Köln, Mainz 1978
Weber, I., Abel, M., Altenhofen, L., Bächer, K., Berghof, B., Bergmann, K. E., Flatten, G., Klein, D., Micheelis, W., Müller, P. J.: Dringliche Gesundheitsprobleme der Bevölkerung in der Bundesrepublik Deutschland. Zahlen – Fakten – Perspektiven, Baden-Baden 1990
Willinger, F.: Der Einfluß der sozialen Lage auf Zahnkrankheiten, in: Mosse, M., Tugendreich, D. (Hrsg.): Krankheit und soziale Lage, München 1913, S. 623–636

Teil D
Internationaler Vergleich

13 Einordnung der Ergebnisse in den internationalen Forschungsstand – Zahnmedizinischer und Sozialwissenschaftlicher Teil

13.1 Zahnmedizinischer Teil: Zur Kariesprävalenz

Johannes Einwag

13.1.1 Globale Entwicklungen

Die Weltgesundheitsorganisation veröffentlicht in jährlichen Abständen Daten über die weltweite Entwicklung des Kariesbefalls. Quelle dieser Daten sind die Ergebnisse kariesepidemiologischer Erhebungen aus mittlerweile 150 Ländern, die allerdings aufgrund von Unterschieden bei der Stichprobenziehung, der Stichprobenumfänge, der Untersucherkalibrierung, der verwendeten Diagnosekriterien und Diagnoseinstrumentarien nicht direkt miteinander verglichen werden können. Aus den über die Jahre hindurch gesammelten Daten lassen sich jedoch weltweite Trends ableiten, die dann eine Aussage über die Entwicklung des Kariesbefalls gestatten. Eine derartige Zusammenstellung findet sich beispielsweise in Tabelle 1 (vgl. Tab. 1).

Aus ihr geht eindeutig hervor, daß – weltweit betrachtet – von einer allgemeinen Reduktion des Kariesbefalls überhaupt nicht gesprochen werden kann, da sich offensichtlich zwei gegenläufige Strömungen überlagern: eine Verbesserung des Mundgesundheitszustandes in den Industrieländern, sowie ein gegenläufiger Trend in den Entwicklungslän-

Tabelle 1: Entwicklung des durchschnittlichen DMF-T-Wertes bei 12jährigen nach Werten der Weltgesundheitsdatenbank (Barmes, 1989)			
Jahr	Weltweiter Trend (DMF-T)	Entwicklungs- länder (DMF-T)	Industrie- länder (DMF-T)
1980	2,43	1,63	4,53
1982	2,42	1,83	3,92
1983	2,41	1,86	3,84
1984	2,87	2,53	3,88
1985	2,78	2,43	3,82
1986	2,58	2,16	3,82
1987	2,52	2,16	3,59
1988	2,64	2,36	3,49

dern. Wann und ob der Schnittpunkt beider Entwicklungen erreicht wird, ist zum gegenwärtigen Zeitpunkt nicht vorauszusehen.

Als Grund für den Anstieg in den Entwicklungsländern wird hierbei im wesentlichen der zwischenzeitlich gestiegene Zuckerkonsum angeführt. Als wesentliche Ursachen für die Verbesserung in den Industrieländern kommt ein ganzes Bündel von Faktoren in Frage (Renson et al., 1985):

a) Die weite Verbreitung der Fluoridanwendung in jeder Form, insbesondere die regelmäßige Anwendung fluoridhaltiger Zahnpasten
b) der Einsatz flächendeckend wirksamer Prophylaxeprogramme
c) das wachsende Zahngesundheitsbewußtsein
d) ein leichterer Zugang zu zahnärztlicher Versorgung.

Als weniger bedeutend aber ebenfalls als erwähnenswert diskutiert werden der vermehrte Einsatz von Antibiotika (Verminderung von Streptococcus mutans) sowie Änderungen im Ernährungsverhalten.

13.1.2 Aktuelle Situation in Europa

Die oben ausgesprochenen Vorbehalte bezüglich eines direkten Vergleiches der in den verschiedenen Ländern erhobenen Daten gelten prinzipiell auch für die von der WHO veröffentlichten „Country profiles in Europe" (WHO, 1986) sowie die im Rahmen einer 1990 von der European Organization for Caries Research zusammengestellten Übersicht (Marthaler, 1990) für die Altersgruppe der 12jährigen bzw. der 35–44jährigen. Obwohl in den Tabellen 2 und 3 nur diejenigen Länder erfaßt sind, die von der Stichprobe her den Anspruch nationaler Repräsentativität erfüllen können, ist zu berücksichtigen, daß die Erhebung der Daten in den einzelnen Ländern zu höchst unterschiedlichen Zeiten (zwischen 1983 und 1989) erfolgte und somit auch von daher nur begrenzte Rückschlüsse auf die tatsächliche aktuelle Situation ermöglicht.

Auf keinen Fall können die Absolutwerte der verschiedenen Länder direkt miteinander verglichen und daraus eine Rangfolge (im Sinne einer Bewertung) über den jeweiligen Gesundheitszustand konstruiert werden. Begrenzt möglich ist allenfalls die Einordnung in ein von der WHO vorgegebenes Schema (vgl. Tab. 4) zur Klassifizierung des Kariesbefalls (WHO, 1984):

Tabelle 2: Kariesbefall bei 12jährigen in Europa (Untersuchungszeitraum 1983–1989; nur repräsentative Studien (r) bzw. nationaler Durchschnitt (n))

Land	Jahr	DMF-T-Wert
Dänemark (n)	1988	1,6+
Niederlande (n)	1985	1,7+
Finnland (n)	1988	2,0+
Schottland (r)	1988/89	2,2+
Schweiz (r)	1988	2,3+
Norwegen (n)	1988	2,7+
England und Wales (r)	1983	2,9+
Republik Irland (r)	1984	2,9+
Italien (r)	1985	3,0
Nordirland (r)	1989	3,1+
Liechtenstein (r)	1987	3,4+
Bulgarien (r)	1983	3,4
Tschechoslowakei (r)	1987	3,6
DDR (r)	1989	3,8
Bundesrepublik Deutschland (r)	1989	4,1*+
Frankreich (r)	1987	4,2+

* interpoliert; untersucht wurden 13/14jährige
+ als verläßliche nationale Stichprobe eingestuft (Marthaler, 1990)

Tabelle 3: Kariesbefall bei 35–44jährigen in Europa
(Untersuchungszeit 1983–1989; nur repräsentative Studien (r)
bzw. nationaler Durchschnitt (n))

Land	Jahr	DMF-T-Wert
Italien (r)	1985	13,8
DDR (r)	1989	16,0
Bulgarien (r)	1983	16,5
Bundesrepublik Deutschland (r)	1989	16,7+
Finnland (n)	1988	16,7+ b
Niederlande (n)	1985	17,4+
Dänemark (n)	1988	17,8+ a
England und Wales (r)	1988	18,7+
Republik Irland (r)	1989	19,0+
Schottland (r)	1988	20,8+
Nordirland (r)	1988	21,3+
Schweiz (r)	1988	22,3+

+ als verläßliche nationale Stichprobe eingestuft (Marthaler, 1990)
a) 30–39jährige
b) 28jährige

Tabelle 4: Klassifizierung des Kariesbefalls bei 12jährigen

Klassifizierung	Kariesbefall (DMF-T)
sehr niedrig	0,0 – 1,1
niedrig	1,2 – 2,6
mäßig	2,7 – 4,4
hoch	4,5 – 6,5
sehr hoch	> 6,5

Entsprechend dieser Klassifizierung wäre die Bundesrepublik Deutschland nach den aktuellen Ergebnissen der bevölkerungsrepräsentativen Studie (der DMF-T-Wert für die 12jährigen wurde interpoliert und mit 4,1 festgelegt) bei den Jugendlichen in der Gruppe der Länder mit „mäßigem Kariesbefall" einzuordnen. Mit „niedrigem Kariesbefall" besser eingestuft sind z. B. Dänemark, Finnland, Schweden, die Niederlande, Schottland und die Schweiz. Ein „sehr niedriges" Niveau des Kariesbefalls wird noch in keinem Land erreicht.

Hinsichtlich der zahnärztlichen Versorgung der einzelnen Altersgruppen gelten nach wie vor die bereits im Rahmen der ICS-I-Studie (WHO, 1985) gewonnenen Erfahrungen. Bei den jüngeren Altersgruppen existiert im Bereich der Bundesrepublik ein Nachholbedarf (vgl. Tab. 5), der im wesentlichen auf die in anderen Ländern teilweise deutlich effektiveren jugendzahnärztlichen Betreuungssysteme zurückgeführt werden kann (Naujoks, 1987).

Tabelle 5: Einzelkomponenten des DMF-T-Wertes und Versorgungsgrad bei 12jährigen in Europa (Untersuchungszeitraum 1983–1989; nur repräsentative Studien (r) bzw. nationaler Durchschnitt (n))

Land	Jahr	D	M	F	F/DMF (%)
Dänemark (n)	1988+	0,3	0,0	1,4	82,4
Schweiz (r)	1988+	0,5	0,0	1,6	76,2
Schottland (r)	1988/89+	0,4	0,2	1,6	72,7
Tschechoslowakei (r)	1987	1,0	0,0	2,6	72,2
England und Wales (r)	1983+	0,6	0,3	2,1	70
Norwegen (n)	1988+	0,8	0,0	1,8	69,2
Nordirland (r)	1989+	0,6	0,4	2,1	67,7
Liechtenstein (r)	1987+	0,8	0,3	2,3	67,6
DDR (r)	1986	1,1	0,2	2,7	67,5
Republik Irland (r)	1984+	0,7	0,5	1,8	60
Bundesrepublik Deutschland (r)	1989*+	2,1	0,1	3,0	57,7
Frankreich (r)	1987+	2,5	0,1	1,6	38,1

* Untersucht wurden 13/14jährige; die Werte für die 12jährigen dürften niedriger liegen
+ als verläßliche nationale Stichprobe eingestuft (Marthaler, 1990)

Bei den höheren Altersgruppen liegt die Bundesrepublik nach wie vor im Vorderfeld (vgl. Tab. 6).

Dies gilt sowohl bezüglich des Versorgungsgrades kariöser Läsionen allgemein, als auch insbesondere bei einem Vergleich der Missing-Werte, d. h. der M-Komponenten des DMF-Indexes. Hier liegt die Bundesrepublik im europäischen Vergleich mit ihren sehr günstigen Werten mit Abstand an der Spitze (vgl. hierzu auch Abschnitt 13.4 zum prothetischen Versorgungsstatus im internationalen Vergleich).

Tabelle 6: Einzelkomponenten des DMF-T-Wertes und Versorgungsgrad bei 35–44jährigen in Europa (Untersuchungszeitraum 1983–1989; nur repräsentative Studien (r) bzw. nationaler Durchschnitt (n))

Land	Jahr	D	M	F	F/DMF (%)
Schweiz (r)	1988	0,7	6,2	15,4	69,1
Bundesrepublik Deutschland (r)	1989+	2	3,6	11,1	66,5
DDR (r)	1989	1,6	4,7	9,8	60,9
England und Wales (r)	1988+	1,0	6,6	11,1	59,4
Schottland (r)	1988+	1,0	9,1	10,7	51,4
Nordirland (r)	1988+	0,9	9,8	10,6	49,8
Republik Irland (r)	1989+	1,1	10,1	7,8	41,1

+ als verläßliche nationale Stichprobe eingestuft (Marthaler, 1990)

13.1.3 Zusammenfassung

In Abhängigkeit vom jeweiligen zahnärztlichen Versorgungssystem sowie der Entwicklungsstufe der einzelnen Länder/Regionen ergeben sich bei der konkreten Umsetzung der Forderungen der Weltgesundheitsorganisation naturgemäß länderspezifische Unterschiede:

Weltweit im Vordergrund steht dabei die Aufgabe, einer weiteren Verschlechterung des Mundgesundheitszustandes in den Entwicklungsländern entgegenzuwirken. Gleichzeitig müssen in den Industrieländern Maßnahmen ergriffen werden, um
a) die in den letzten Jahren bei den meisten Kindern und Jugendlichen erreichten Erfolge fortzuführen und durch geeignete präventive Programme für die höheren Altersgruppen zu ergänzen und
b) die Gruppe der Patienten mit erhöhtem Kariesrisiko möglichst frühzeitig zu erfassen und bedarfsgerecht zu betreuen.

Für die Bundesrepublik Deutschland scheint mittelfristig insbesondere eine weitere Verbesserung des Mundgesundheitszustandes der Kinder und Jugendlichen vordringlich. Nur durch eine effiziente, bedarfsgerechte und flächendeckende präventive Betreuung spätestens ab dem Kindergarten- und Schulalter kann bis zum Jahre 2000 eine 50 %ige Kariesfreiheit bei den 5–6jährigen sowie ein durchschnittlicher DMF-T < 3 bei den 12jährigen (WHO, 1979, 1984; FDI, 1982) erreicht werden.

13.1.4 Literaturverzeichnis

Barmes, D. E.: International perspectives for the first quarter of the twenty-first century. Swed Dent J 13, 1989, S. 1–6

Fédération Dentaire Internationale: Global goals for oral health in the year 2000. Int Dent J 32, 1982, S. 74–77

Marthaler, T. M. et al.: Caries status in Europe and Prediction of future trends. Caries Res 24, 1990, S. 381–396

Naujoks, R.: Epidemiologie der Karies, in Ketterl, W.: Zahnerhaltung I, S. 27–45, München 1987

Renson, C. E., Crielars, P. J. A., Ibikunle, S. A. J., Pinto, V. G., Ross, C. B., Sardo-Infirri, J., Takazoe, I., Tala, H.: Changing patterns of oral health and implications for oral health manpower: Part I. Inter Dent J 35, 1985, S. 235–251

WHO, World Health Organisation: Formulating strategies for health for all by the year 2000. World Health Organisation, Genf 1979

WHO, World Health Organisation: Oral health care systems (International Collaborative Study on Dental Manpower Systems) Genf 1985

WHO, World Health Organisation: Country profiles on oral health in Europe 1986. Regional Office for Europe, Copenhagen 1986

WHO, World Health Organisation: Oral health global indicator for 2000. World Health Organisation, Genf 1984

13.2 Zahnmedizinischer Teil: Zur Prävalenz von Parodontopathien

Elmar Reich

13.2.1 Vorbemerkung

Parodontalerkrankungen treten bei allen Rassen auf, allerdings mit teilweise unterschiedlichen Verteilungsmustern (Löe et al., 1986; Baelum et al., 1986; Lind et al., 1987; Pilot und Barmes, 1987). Zur Feststellung der Prävalenz und des Schweregrades von Parodontalerkrankungen werden neben unterschiedlichen Indizes auch metrische Angaben der Taschentiefe oder des Attachmentniveaus gemacht (Pilot und Miyazaki, 1991; Schürch et al., 1988; Hansen et al., 1990). Die Vergleichbarkeit der Ergebnisse ist selbst bei Verwendung gleicher Indizes oder Meßvorschriften aufgrund des Fehlens einer einheitlichen Kalibrierung, unterschiedlicher Anwendung der Kriterien sowie der Meßtechnik eingeschränkt (Reich et al., 1986; Schürch et al., 1989; Holmgren et al., 1991).

Neben den unterschiedlichen Untersuchungsmethoden beeinflussen äußere Bedingungen das Ausmaß der Parodontalbefunde und -erkrankungen. So hat in den Industrienationen die gesamte Bevölkerung Zugang zu einer umfassenden zahnärztlichen Versorgung, während in anderen Gesellschaften keine oder nur eine auf Schmerzbeseitigung abzielende zahnärztliche Therapie zur Verfügung steht (Baelum et al., 1986 und 1988 a, b; Hansen et al., 1990).

13.2.2 Einordnung der Ergebnisse

Prinzipiell bestätigen die vorliegenden Ergebnisse, daß parodontale Destruktionen vor dem 15. Lebensjahr sehr selten auftreten. Mit zunehmendem Alter steigen aber auch Prävalenz und Schweregrad solcher Destruktionen an. Allerdings sind nicht alle Personen einer Altersgruppe von diesen Erkrankungen betroffen, sondern in jeder Altersgruppe gibt es neben parodontal-gesunden Personen andere, bei denen unterschiedlich viele Zähne und mit unterschiedlichem Schweregrad erkrankt sind (Löe et al., 1986, Baelum et al., 1986; NIH, 1987; Papanou et al., 1989 und die vorliegenden Studie).

Klinisch gesunde gingivale Verhältnisse sind nach dem CPITN (Cutress et al., 1987) bei knapp 30 % der 8/9jährigen vorhanden. Bei den 13/14jährigen nehmen sie auf ca. 15 % ab, während bei den Erwachsenen die entsprechenden Werte unter 10 % liegen. Dieses bestätigen andere Studien (Pilot und Miyazaki, 1991), wohingegen Burt et al. (1985) bei Erwachsenen (35–54jährige) in fast 50 % der Fälle keine Symptome parodontaler Erkrankungen feststellen konnten. Allerdings wurde dabei nicht der CPITN, sondern andere Indizes verwendet, wodurch manche festgestellten Unterschiede erklärbar sind.

Während bei den Jugendlichen (13/14jährige) in 14,2 % Zahnstein oder Füllungsüberhänge (CPITN-Grad 2) festgestellt wurden, was weniger ist als in manchen europäischen Ländern (Pilot und Miyazaki, 1991), wurden bei der chinesischen Bevölkerung Hongkongs für die 15–19jährigen ein Wert von 70 % festgestellt (Lind et al., 1987).

Taschentiefen über 6 mm – entspricht beim CPITN dem Grad 4 – treten in der Altersgruppe der 13/14jährigen nur bei knapp 1 % auf, was ebenfalls mit den Ergebnissen in anderen Ländern vergleichbar ist. Die Prävalenz tiefer Taschen nimmt mit dem Alter zu. Nach den vorliegenden Ergebnissen beträgt der CPITN-Grad 4 bei den 35–44jährigen 15,1 % und steigt bei den 45–54jährigen auf 19,2 % an. Dies stimmt mit weltweit erhobenen Daten überein (Pilot und Barmes, 1987; Lind et al., 1987; Pilot und Miyazaki, 1991).

Dennoch wurden z. T. in denselben Ländern beim CPITN-Grad 4 ausgeprägte Abweichungen festgestellt, welche aber nicht nur auf die unterschiedliche therapeutische Versorgung, sondern auch auf untersucherspezifische Unterschiede zurückzuführen sind (Flores-de-Jacoby et al., 1989; Nossek et al., 1989, Künzel und Moder, 1989). Vergleichbare Unterschiede sind auch bei den anderen CPITN-Graden vorhanden.

Die Aufnahme des CPITN (Cutress et al., 1987) an Index-Zähnen, wie für epidemiologische Untersuchungen üblich, führt zu einer Unterschätzung der tatsächlichen parodontalen Destruktionen. Selbst bei einer Erhebung der Attachmentverluste an nur zwei Zahnflächen wurden relativ häufiger parodontal erkrankte Zähne festgestellt, was andere Untersuchungen bestätigt (Schürch et al., 1988).

Auch die Attachmentverluste nehmen mit dem Alter zu. Der durchschnittliche Attachmentverlust für die 35–44jährigen betrug in der vorliegenden Untersuchung 2,4 mm und erhöhte sich bei den 45–54jährigen auf 3 mm. Diese Werte sind mit Daten aus den USA (NIH, 1987) und der Schweiz vergleichbar (Schürch et al., 1988).

Ein höherer Prozentsatz der untersuchten Personen in Tansania (Baelum et al., 1986) und Kenia (Baelum et al., 1988) zeigte ausgeprägte Attachmentverluste von mehr als 4 mm respektive 7 mm als in der vorliegenden Untersuchung. Ursache dafür ist aber nicht nur eine unterschiedliche Anfälligkeit, sondern auch die völlig verschiedene zahnärztliche Versorgung und Therapie, insbesondere was die Extraktion erkrankter Zähne betrifft.

Auffällig ist weiter, daß in den Studien aus Afrika (Baelum et al., 1986 und 1988) häufiger Plaque und mehr Zahnstein festgestellt wurde als in Industrienationen (NIH, 1987; Schürch et al., 1988 und die vorliegende

Studie), was für eine bessere zahnärztliche Versorgung und effektivere Mundhygienemaßnahmen in Industrienationen spricht.

Hingegen treten in den untersuchten afrikanischen und chinesischen Bevölkerungen (Baelum et al., 1986 und 1988 a, b) Zahnlosigkeit und auch fehlende Zähne seltener auf als in den Industrienationen (Hugoson und Koch, 1979; Croxson et al., 1983; NIH, 1987; Schürch et al., 1988 und die vorliegende Studie). Vermutlich sind dafür die höhere Kariesrate in Industrienationen, aber auch die zahnärztliche Therapie verantwortlich. Bis zum Alter von 40 Jahren sind in allen Bevölkerungen parodontale Gründe nicht die Hauptursache für Zahnextraktionen (Johansen und Johansen, 1977; Baelum et al., 1986; Reich, 1991).

13.2.3 Literaturverzeichnis

Baelum, V., Fejerskov, O., Karring, T.: Oral hygiene, gingivitis and periodontal breakdown in adult Tanzanians. J Periodontol Res 21, 1986, S. 221–232

Baelum, V., Fejerskov, O., Manji, F.: Periodontal diseases in adult Kenyans. J Clin Periodontol 15, 1988 a, S. 445–452

Baelum, V., Luan, W. M., Fejerskov, O., Chen, X.: Tooth mortality and periodontal conditions in 60–80-year-old Chinese. Scand J Dent Res 96, 1988 b, S. 99–107

Burt, B. A., Ismail, A. I., Eklund, S. A.: Periodontal disease, tooth loss, and oral hygiene among older Americans. Community Dent Oral Epidemiol 13, 1985, S. 93–96

Croxson, L. J., McKegg, R. N., Hunter, P. B. V.: The prevalence and severity of periodontal disease. New Zealand Dent J 79, 1983, S. 43

Cutress, T. W., Ainamo, J., Sardo-Infirri, J.: The community periodontal index of treatment needs (CPITN) procedure for population groups and individuals. Int Dent J 37, 1987, S. 222–233

Flores-de-Jacoby, L., Schoop, S., Weichsler, C., Zafiropoulos, G. G.: Periodontal conditions in Hesse, Federal Republic of Germany, measured by CPITN. Community Dent Oral Epidemiol 17, 1989, S. 307–309

Hansen, B. F., Bjertness, E., Gjermo, P.: Changes in periodontal disease indicators in 35-year-old Oslo citizens from 1973 to 1984. J Clin Periodontol 17, 1990, S. 249–254

Holmgren, C. J., Corbet, E. F.: Relationship between periodontal parameters and CPITN scores. Community Dent Oral Epidemiol 18, 1990, S. 322–323

Hugoson, A., Koch, G.: Oral health in 1000 individuals aged 3–17 years in the community of Jönköping, Sweden. Swedish Dent J 3, 1979, S. 69–87

Johansen, S. B., Johansen, J. R.: A survey of causes of permanent tooth extractions in South Australia. Australian Dent J 22, 1977, S. 238–242

Künzel, W., Moder, A.: Periodontale Erkrankungsverbreitung (CPITN) bei Erwachsenen eines F-optimierten Trinkwassergebietes. Zahn-Mund-Kieferheilkd Bd. 77, 1989, S. 17–19

Lind, O. P., Holmgren, C. J., Evans, R. W., Cobet, E. F., Lim, L. P., Davies W. I. R.: Hong Kong survey of adult oral health. Community Dental Health 4, 1987, S. 351–366

Löe, H., Anerud, A., Boysen, H., Morrison, E.: Natural history of periodontal disease in man. J Clin Periodontol 13, 1986, S. 431–440

NIH: Oral health of United States adults/National findings. NIH Publication No. 87, 1987, S. 2868

Nossek, H., Gäbler, K., Augst, U., Riedel, D.: Zur Vergleichbarkeit epidemiologischer Untersuchungen mit Hilfe des CPITN. Stomatol DDR 39, 1989, S. 217–220

Papapanou, P. N., Wennström, J. L., Gröndahl, K.: A 10-year retrospective study of periodontal disease progression. J Clin Periodontol 16, 1989, S. 403–411

Pilot, T., Barmes, D. E.: An update on periodontal conditions in adults, measured by CPITN. Int Dent J 37, 1987, S. 169–172

Pilot, T., Miyazaki, H.: Periodontal conditions in Europe. J Clin Periodontol, 18, 1991, S. 353–357

Reich, E., Schmalz, G., Reith, A.: Vergleich des CPITN mit gebräuchlichen Parodontaindizes. Dtsch Zahnärztl Z 41, 1986, S. 610–612

Reich, E.: Ursachen des Zahnverlustes – eine Umfrage bei Zahnärzten. 23. Jahrestagung AfG, Mainz 1991

Schürch, E., Minder, C. E., Lang, N. P., Geering, A. H.: Periodontal conditions in a randomly selected population in Switzerland. Community Dent Oral Epidemiol 16, 1988, S. 181–186

Schürch, E., Minder, C. E., Lang, N. P., Geering, A. H.: Comparison of periodontal clinical parameters with the Community Periodontal Index of Treatment Needs (CPITN). J Dent Res 68, 1989, S. 954 (Abstract Nr. 700)

13.3 Zahnmedizinischer Teil:
Zur Prävalenz von Zahnfehlstellungen bzw. Okklusionsstörungen

Klaus Keß

13.3.1 Vorbemerkung

Im Rahmen der vorliegenden Studie wurden 8/9jährige Kinder, 13/14jährige Jugendliche und 35–44jährige bzw. 45–54jährige Erwachsene untersucht.

Bei 8/9jährigen Kindern ist der Wechsel der Frontzähne im Gange oder bereits abgeschlossen. Zu diesem Zeitpunkt kann zwar das Ausmaß der dentalen Fehlbildungen noch nicht überblickt werden, die skelettale Fehlbildung ist in der Regel aber bereits deutlich erkennbar und abschätzbar. Es kann auch davon ausgegangen werden, daß in dieser Altersgruppe trotz eindeutiger Behandlungsbedürftigkeit eine kieferorthopädische Behandlung in der Regel noch nicht eingeleitet wurde bzw. erst seit kurzem im Gange ist, so daß die Fehlbildung unverändert vorliegt.

Bei den 13/14jährigen Jugendlichen sind normalerweise alle bleibenden Zähne (Ausnahme: Weisheitszähne) durchgebrochen, so daß das Ausmaß der dentalen Fehlbildung sichtbar ist. In dieser Altersgruppe kann eine kieferorthopädische Behandlung vorgesehen, im Gange oder bereits abgeschlossen sein. Dieses Faktum ist bei der Interpretation der Ergebnisse zu berücksichtigen.

In der Gruppe der 35–44jährigen findet sich eine Vielzahl von Gebissen, bei denen prothetische Restaurationen einzelner oder mehrerer Zähne erfolgt sind. So umfangreiche Restaurationen, die die ursprüngliche Gebißsituation gravierend verändert hätten, sind in dieser Altersgruppe nur selten zu beobachten. Kieferorthopädische Behandlungen sind in nur einem geringen Prozentsatz erfolgt. Bei Interpretation der Ergebnisse kann deswegen davon ausgegangen werden, daß die Gebisse dieser Altersgruppe hinsichtlich kieferorthopädischer Fehlbildungen weitgehend unverändert und durch zahnärztliche Maßnahmen wenig beeinflußt sind.

In der Gruppe der 45–54jährigen dagegen nimmt die Anzahl von Gebissen mit umfangreichen prothetischen Restaurationen deutlich zu. In vielen Fällen wird deshalb die ehemals bestandene Fehlbildung nach der prothetischen Versorgung nicht mehr im ursprünglichen Ausmaß vorliegen. Andererseits können durch zahnärztliche Maßnahmen (z. B. Extraktionen, Restaurationen) ungünstige Anpassungsvorgänge und dadurch auch eine Verschlechterung des Gebißzustandes bzw. neue Fehlbildungen eingetreten sein.

13.3.2 Ergebnisse im internationalen Vergleich

Wie in der Literatur bereits angegeben (Hotz, 1962; Koch, 1986), stellen eugnathe Gebisse die große Ausnahme dar. Im Rahmen der vorliegenden Studie wurde Eugnathie lediglich bei 1 % der Kinder, bei 3 % der Jugendlichen und bei 2 % der Erwachsenen festgestellt.

Der Befund „Engstand" konnte in allen Altersgruppen bei etwa 60 % der untersuchten Probanden in mindestens einem Zahnbogensegment des Ober- oder Unterkiefers festgestellt werden. Dies deckt sich weitgehend mit Untersuchungen aus anderen europäischen Ländern (England: Foster und Day, 1973; DDR: Lutterberg und Taatz, 1976; Schweiz: Ingervall und Ratschiller, 1987).

Im Rahmen der vorliegenden Studie wurden „Lückenstellungen" in mindestens einem Zahnbogensegment mit etwa 40 % deutlich häufiger als in anderen Studien vorgefunden (z. B. Koch, 1986). Dies überrascht nicht, da einerseits bei 8/9jährigen Kindern Lückenstellungen bzw. Platzüberschuß physiologisch sein können (z. B. Primatenlücken, Lee-Way-Space, lückiger Durchbruch der OK-Frontzähne). Andererseits wurden in der vorliegenden Studie bei den Erwachsenen fehlende Zähne als Lücken festgehalten, auch wenn eine prothetische Versorgung erfolgt war.

Der „Frontale Kreuzbiß" als Leitsymptom des „Progenen Formenkreises" (nach Bimler: s. Klink-Heckmann und Bredy, 1977) wurde lediglich bei etwa 2 % der Probanden beobachtet. Dies deckt sich mit den Ergebnissen epidemiologischer Studien aus anderen Ländern Europas, aber nicht mit den Ergebnissen von Koch (1986), der im Bamberger Raum diesen Befund bei 11 % der 9–11jährigen und bei 7 % der 16–18jährigen fand.

Eine „Große Frontzahnstufe" (FZS > 5 mm), die auf das Vorliegen eines Distalbisses schließen läßt, wurde bei 17 % der Kinder, jedoch nur mehr bei 8 % der Jugendlichen und bei 11 % der Erwachsenen festgestellt. Die niedrigeren Werte bei den Jugendlichen sind sicherlich Folge der durchgeführten kieferorthopädischen Maßnahmen. Die gefundene Prävalenz der „Großen Frontzahnstufe" deckt sich in etwa mit den Untersuchungen Gleichaltriger in anderen Ländern Europas (Dänemark: Helm, 1970; Schweiz: Schmidlin, 1972). Gleiches gilt für die Prävalenz des „Tiefen Bisses".

In der vorliegenden Studie konnte gezeigt werden, daß die Häufigkeit durchgeführter kieferorthopädischer Behandlungen in der Bundesrepublik Deutschland bei Kindern, Jugendlichen und Erwachsenen stark differiert. 43 % der Kinder hatten bereits Kontakt mit kieferorthopädisch behandelnden Zahnärzten bzw. Kieferorthopäden. 57 % der Jugendlichen gaben an, daß eine Behandlung im Gange oder bereits beendet sei. In dieser Prozentzahl sind auch solche Probanden enthalten, bei denen nur kleine kieferorthopädische Maßnahmen durchgeführt werden bzw. wurden. 13 % der 35–44jährigen hatten Kontakt mit kieferorthopädischen Behandlern, aber nur 5 % der 45–54jährigen.

Im Rahmen der vorliegenden Studie kann keine endgültige Aussage über den Grad der kieferorthopädischen Behandlungsbedürftigkeit einer Altersgruppe gemacht werden, da zur Beurteilung der Behandlungsbedürftigkeit neben den in dieser Studie erhobenen Befunden weitere Unterlagen notwendig sind (z. B. Röntgenbilder, Funktionsbefund usw.). Darüber hinaus spielen dabei auch psychosoziale Faktoren eine Rolle.

Aus der Literatur geht hervor, daß in hoch zivilisierten Ländern (Coruccini, 1984) die kieferorthopädische Behandlungsbedürftigkeit von Kindern eines Jahrganges etwa 60–80 % (Foster und Day, 1973; Koch, 1986) beträgt. Es kann demnach davon ausgegangen werden, daß in der Bundesrepublik Deutschland insbesondere in Großstädten und großstadtnahen Regionen der überwiegende Teil der kieferorthopädisch behandlungsbedürftigen und -willigen Individuen auch einer Behandlung zugeführt wird. In ländlichen Regionen dagegen wird dies nicht immer der Fall sein.

Aktuelle, insbesondere bevölkerungsrepräsentative Vergleichszahlen über die Häufigkeit kieferorthopädischer Behandlungen liegen aus Ländern mit ähnlichem Zivilisationsgrad noch nicht vor. Es finden sich jedoch Hinweise, daß auch in anderen Ländern Europas (z. B. Dänemark) die Anzahl der durchgeführten kieferorthopädischen Behandlungen in den letzten Jahrzehnten (Helm, 1970; Rölling, 1982) deutlich zunahm.

13.3.3 Zusammenfassung

Die vorliegende Studie bestätigt die Angabe in der nationalen und internationalen Literatur, daß Fehlbildungen des Gebisses sehr häufig auftreten und Eugnathie eine sehr seltene Variante der Gebißmorphologie darstellt. Dieser hohen Zahl von Trägern mit Gebißfehlbildungen steht eine große Anzahl durchgeführter kieferorthopädischer Behandlungen in den jüngeren Altersgruppen gegenüber.

13.3.4 Literaturverzeichnis

Corruccini, R. S.: An epidemiologic transition in dental occlusion in world population. Amer J Orthod 86, 1984, S. 419–426

Foster, T. D., Day, A. J. W.: A survey of malocclusion and the need for orthodontic treatment in Shropshire school population. Brit J Orthod 1, 1974, S. 73–74

Helm, S.: Prevalence of malocclusion in the relation to development of the dentition: an epidemiological study of danish school children. Acta Odontol Scand 58, 1970 (Supplement)

Hotz, R.: Versuch einer Klassifizierung von Erfolg und Mißerfolg – Ergebnisse einer Nachuntersuchung von 250 Fällen. Fortschr Kieferorthop 23, 1962, S. 338–344

Ingervall, B., Ratschiller, U.: Malokklusionsvorkommen und kieferorthopädischer Behandlungsbedarf bei neunjährigen Berner Schulkindern. Schweiz Monatsschr Zahnmed 97, 1987, S. 191–197

Klink-Heckmann, U., Bredy, E.: Orthopädische Stomatologie. Stuttgart, 1977

Koch, R.: Epidemiologische Studie an 5400 Kindern und Jugendlichen aus dem Bamberger Raum unter besonderer Berücksichtigung der Behandlungsbedürftigkeit von Fehlbildungen und kieferorthopädischer Behandlungsmaßnahmen. Med Habil Würzburg, 1986

Lutterberg, C., Taatz, H.: Epidemiologische Studie über den Gebißzustand Musterungspflichtiger. Zahn Mund Kieferheilk 64, 1976, S. 667–676

Rölling, S.: Orthodontic treatment and socioeconomic status in Danish children aged 11–15 years. Community Dent Oral Epidemiol 10, 1982, S. 130–132

Schmidlin, A.: Orthodontische Beurteilung von Zürcher Schulkindern – Ergebnisse einer epidemiologischen Untersuchung. Med Diss Zürich, 1972

13.4 Zahnmedizinischer Teil: Zum prothetischen Versorgungsstatus

Rudolf Naujoks

13.4.1 Vorbemerkung

Epidemiologische Daten zum Zahnverlust und zur Versorgung mit Zahnersatz, die einen internationalen Vergleich erlauben, sind nur in geringer Zahl verfügbar. Ihre Brauchbarkeit wird außerdem durch den Umstand eingeschränkt, daß sie häufig weder einheitliche Studienansätze noch vergleichbare Fragestellungen aufweisen.

13.4.2 Ergebnisse

Was den Verlust von Zähnen anbelangt, läßt sich nach Marthaler (1990) für einen Vergleich in der Altersgruppe der 35–44jährigen die nachstehende Reihenfolge auflisten (vgl. Tabelle 1).

Tabelle 1: Zahnverlust nach Einzelzähnen in der Altersgruppe 35–44 Jahre im internationalen Vergleich		
Land	Jahr	M-T
Bundesrepublik Deutschland	1989	3,8
DDR	1989	4,7
Griechenland	1986	5,6
Spanien	1984	5,6
Schweiz	1987/88	6,2
England und Wales	1988	6,6
Portugal	1984	6,7
Malta	1985	6,9
Rumänien	1986	7,1
Türkei	1988	8,1
Schottland	1988	9,1
Nordirland	1988	9,8
Irland	1989	10,1
Ungarn	1985	10,2
Jugoslawien	1986	10,2
Polen	1987	10,5

Die zweite Möglichkeit, einen internationalen Vergleich in größerem Umfang anzustellen, betrifft die Betrachtung völliger Zahnlosigkeit („total edentulousness"). Von Ausnahmen abgesehen, basiert diese vergleichende Betrachtung auf einer Veröffentlichung des Regionalen Büros der Weltgesundheitsorganisation für Europa (WHO, 1986). Hier stellt sich die Liste wie folgt dar (vgl. Tabelle 2 und Tabelle 3):

Tabelle 2: Völlige Zahnlosigkeit in der Altersgruppe der 35–44jährigen im internationalen Vergleich

	%	
Bundesrepublik Deutschland	0,0	(WHO/ICS I = 1,6 %)[4]
Malta	0,0	
Schweden	1,0	
Portugal	2,0	
Marokko	2,8	
USA[1]	2,8	
Norwegen	2,9	(WHO/ICS I = 4,9 %)[4]
Dänemark	8,0	
Irland	12,0	(WHO/ICS I = 7,7 %)[4]
Ver. Königreich	13,0	
Polen	13,5	(WHO/ICS I = 1,0 %)[4]
Finnland	15,0	
Niederlande	18,0	(9,0 %)[3]

Tabelle 3: Völlige Zahnlosigkeit in der Altersgruppe der 45–54jährigen im internationalen Vergleich

	%
Bundesrepublik Deutschland	2,4
USA[1]	9,1
Norwegen (Region Trondelag)[2]	14,6
Niederlande[3]	35,0

[1] US Dept. of Health, 1987
[2] Baerum et al., 1985
[3] Truin et al., 1986
[4] WHO, 1985 (betr. die Regionen: Hannover, Trondelag, Dublin und Lodz)

Tabelle 4: Prävalenz von Zahnersatz in der Altersgruppe der 35–44jährigen im internationalen Vergleich						
Region	Totalprothesen		(Zahnlos)	Partielle prothesen		Brücken	
	OK %	UK %	OK + UK %	OK %	UK %	OK %	UK %
Baltimore	18,3	10,6	(10,6)	15,0	22,3	4,4	2,5
Ontario	22,4	10,0	(10,6)	10,1	4,2	7,0	4,7
Sydney	32,7	13,5	(13,1)	14,8	7,0	3,3	1,1
Hannover	6,6	1,8	(1,6)	14,4	10,4	20,4	8,4
Yamanashi	0,6	0,3	(0,0)	8,7	8,9	19,2	21,7
Canterbury	46,9	36,0	(35,7)	6,8	1,6	0,4	0,3
Dublin	20,2	7,8	(7,7)	24,3	8,1	1,5	0,3
Trondelag	21,5	5,8	(4,9)	5,0	1,4	4,7	0,7
Leipzig	1,2	0,4	(0,4)	11,5	7,7	13,5	4,0
Lodz	4,6	1,1	(1,0)	18,0	11,5	30,2	7,8

Für einen internationalen Vergleich zur Versorgung mit Zahnersatz ganz generell muß auf die WHO-Studie im Rahmen von ICS I (vgl. WHO, 1985) zurückgegriffen werden (vgl. Tabelle 4).

In der Versorgung mit Totalprothesen spiegelt sich der Anteil von Zahnlosen innerhalb der untersuchten Bevölkerungsgruppen wieder. So fallen insbesondere Sydney und Canterbury weit aus dem Rahmen. Bei Versorgungen mit herausnehmbarem Teilersatz wurden solche erheblichen Unterschiede nicht gefunden. Für Versorgungsformen mit herausnehmbarem Zahnersatz erwiesen sich Lodz, Yamanashi, Hannover und Leipzig als deutlich abgesetztes Vorderfeld.

Jede Aussage über die zahlenmäßige Entwicklung der Versorgung mit Zahnersatz in den seinerzeit für die Studie ICS I ausgewählten Regionen – also seit 1973/1979 – muß bei der augenblicklichen Datenlage in den Bereich der Spekulation verwiesen werden. Eine Ausnahme bildet hier lediglich die Bundesrepublik Deutschland, für die durch die vorliegende Studie (vgl. hierzu auch Kapitel 11) aktuelle Werte zur Verfügung stehen.

13.4.3 Zusammenfassung

Insgesamt gesehen läßt sich feststellen, daß die zahnmedizinische Versorgung der Erwachsenen in der Bundesrepublik Deutschland im internationalen Vergleich einen guten Standard aufweist (Micheelis und Müller, 1990). Dieses gilt im europäischen Rahmen insbesondere für erhaltene, also noch vorhandene Zähne. Hier liegt die Bundesrepublik deutlich an der Spitze.

13.4.4 Literaturverzeichnis

Baerum, P., Holst, D., Rise, J.: Persönliche Mitt., 1985
Marthaler, T. M., O'Mullane, D., Vrbic, V.: Caries status in Europe and prediction of future trends, Caries Res 24, 1990, S. 381–396
Micheelis, W., Müller, P. J.: Dringliche Mundgesundheitsprobleme der Bevölkerung in der Bundesrepublik Deutschland, Köln 1990
Truin, G. J., Burgersdijk, R. C. W., Kalsbeek, H., van't Hof, M. A.: Report über orale Gesundheit in den Niederlanden, Protokoll LEOT Project, 1986
U.S. Department of Health and Human Services: Oral Health of United States Adults, 1987
WHO, World Health Organization: Oral Health Care Systems (ICS I), Genf, 1985
WHO, World Health Organization, Regional Office in Europe: Country Profiles on Oral Health in Europe 1986, Copenhagen, 1986

13.5 Sozialwissenschaftlicher Teil: Am Beispiel der Dentalangst

Wolfgang Micheelis
Rosemary Eder-Debye
Jost Bauch

13.5.1 Vorbemerkung

Das Phänomen der sogenannten „Dentalangst", derjenigen Angstgefühle also, die sich auf den Zahnarzt bzw. auf zahnärztliche Behandlungsmaßnahmen beziehen, ist von außerordentlich großer praktischer Bedeutung für die zahnmedizinische Versorgung (Battegay, 1982; Milgrom und Mitarbeiter, 1985; Raith und Ebenbeck, 1986; Ingersoll, 1987; Sergl und Müller-Fahlbusch, 1989). Die Bedeutung der Dentalangst bezieht sich auf mehrere Bereiche:

a) Die Dentalangst steuert in erheblichem Maße die Motive und die Frequenz der Inanspruchnahme zahnärztlicher Dienste (z. B. Freidson und Feldman, 1958; Stöcker und Klewitt, 1972).
b) Die Dentalangst hat Einfluß auf die Compliance des Patienten während einer zahnärztlichen Behandlung (z. B. Wetzel, 1978; Micheelis, 1989a).
c) Die Dentalangst prägt das persönliche Mundgesundheitsverhalten und das subjektive Präventionsverständnis (z. B. Becker, 1988; Kunzelmann und Dünninger, 1990).
d) Die Dentalangst strukturiert in einem erheblichen Maße das Zahnarztbild in der Öffentlichkeit (z. B. Schulte, 1977).
e) Die Dentalangst hat als Streßfaktor für den Zahnarzt einen eigenständigen Platz im gesamten Rahmen zahnärztlicher Arbeitsbeanspruchungen (z. B. Micheelis, 1984; Rosenau, 1988).

13.5.2 Zur Konstruktion der Angsterfassung

Vor dem eben skizzierten Hintergrund über die Bedeutung der Dentalangst für das zahnmedizinische Versorgungssystem war klar, daß das Thema in dem sozialwissenschaftlichen Teil der vorliegenden oralepidemiologischen Querschnittsstudie einen breiten Raum einzunehmen hatte.

Die fragetechnische Konstruktion zur empirischen Angsterfassung erfolgte in Übernahme der Dental-Anxiety-Scale (DAS) von Corah (1969) bzw. Corah, Gale und Illig (1978), die in einer modifizierten Fassung der deutschen Übersetzung des englischsprachigen Originals (Ingersoll, 1987, S. 59) zur Anwendung kam. Die DAS ist als ein Selbsteinschätzungsinstrument aufgebaut, bei dem der Befragte das Ausmaß seiner Angst vor spezifischen zahnärztlichen Behandlungssituationen markieren soll (vgl. hierzu auch Kap. 6). Der Befragte wird aufgefordert, sich nacheinander insgesamt 4 Situationen vorzustellen:

a) „morgen zum Zahnarzt"
b) „Sitzen im Wartezimmer"
c) „Sitzen im Behandlungsstuhl, Zahnarzt bereitet Bohrer für Behandlung vor"
d) „Sitzen im Behandlungsstuhl, um Zahnstein entfernen zu lassen".

Bei jeder dieser 4 Fragen sind 5 Antwortalternativen vorgegeben, wobei jeder Antwortvorgabe ein Punktwert zugeordnet wird. Die Summe der Punkte über alle 4 Fragen hinweg, die zwischen 4 bis 20 liegt, bildet dann das Maß für den jeweiligen Angstgrad des Befragten/Patienten.

Aus einer methodenkritischen Perspektive ist an der DAS-Konstruktion vor allem zu bedenken, daß mit einer solchermaßen geschlossenen Form der „Dentalangstermittlung" selbstverständlich nur bewußt reflektierte Behandlungsängste erfaßt werden können, damit aber – mögliche – unbewußte Erregungsprozesse in diesem Bereich unberücksichtigt bleiben. Darüber hinaus kann die DAS-Konstruktion nur solche Angstphantasien erfassen, zu deren Mitteilung der Befragte im Rahmen einer Interviewsituation (mit einem „fremden" Gegenüber!) bereit ist; Aspekte sozialer Tabuisierung von Angstempfindungen können sich hier sehr prävalenzunterschätzend auswirken. Darüber hinaus ist die DAS-Konstruktion gewissermaßen „hypothetisch" angelegt, da ausschließlich vorgestellte Situationen (und nicht reale Situationen) zur Grundlage der Angsterfassung verwendet werden.

Ferner ist hervorzuheben, daß die DAS-Fragekonstruktion einen sehr allgemeinen Angstbegriff für das Feld der zahnärztlichen Versorgung zugrunde legt und auf eine Differenzierung unterschiedlicher Angsttypen – beispielsweise Schmerzängste, Überwältigungsängste, Bedrohungsängste, Hilflosigkeitsängste usw. – verzichtet (zum Angstbegriff in der Zahnmedizin: beispielsweise Schneller, 1986).

Trotz dieser methodenkritischen Hinweise zur Aussagekraft der DAS-Konstruktion ist auf der anderen Seite aber festzustellen, daß dieses Erhebungsinstrument seine handliche Einsetzbarkeit zwischenzeitlich in einer Reihe von Studien unter Beweis gestellt hat und daß nach den vorliegenden Forschungserfahrungen davon ausgegangen werden kann, daß mit der Dental-Anxiety-Scale eine recht gute Abschätzung des allgemeinen Ausmaßes der Dentalangst möglich ist.

Wie oben (vgl. Kap. 6) bereits ausgeführt wurde, wurde die Operationalisierung des gesamten Angstkomplexes im Fragebogen noch dahingehend ergänzt, daß mit einer Reihe von Zusatzfragen im Anschluß an die Bearbeitung der DAS mit dem Befragten noch vertieft wurde, ob und ggf. in welcher Weise auftretende Angstgefühle in die Interaktion mit dem Zahnarzt Eingang finden würden.

Für die Kinderstichprobe wurde auf die Anwendung der DAS verzichtet und eine sehr einfache Form der Angsterfassung gewählt, da Vorstudien gezeigt hatten, daß bei der Angsterfassung in dieser Altersgruppe mit einer kognitiven und/oder affektiven Überforderung gerechnet werden muß.

13.5.3 Ergebnisse zur Angstprävalenz

13.5.3.1 Angstprävalenz in der Erwachsenenstichprobe

Die folgenden Tabellen (vgl. Tabellen 1–4) geben zunächst Auskunft über die ermittelten Häufigkeitsverteilungen zu den 4 DAS-Konfrontationssituationen für die Erwachsenenstichprobe.

Tabelle 1: „Stellen Sie sich vor, Sie müssen morgen zum Zahnarzt. Wie fühlen Sie sich?"	
n = 968 Personen im Alter von 35–54 Jahren	%
Ich gehe recht gern zum Zahnarzt	9,2
Es macht mir nichts aus	51,7
Mir ist ein wenig unbehaglich zumute	25,5
Ich befürchte, daß es schmerzhaft und unangenehm werden könnte	8,2
Ich habe starke Angst und bin sehr besorgt, was der Zahnarzt wohl mit mir machen wird	5,0
keine Angabe	0,8

Tabelle 2: „Stellen Sie sich vor, Sie sitzen beim Zahnarzt im Wartezimmer. Wie fühlen Sie sich?"	
n = 968 Personen im Alter von 35–54 Jahren	%
Entspannt	50,7
Ein wenig unbehaglich	30,0
Angespannt	12,6
Ängstlich	4,3
So ängstlich, daß ich Schweißausbrüche bekomme und mich regelrecht krank fühle	2,0
keine Angabe	0,4

Tabelle 3: "Stellen Sie sich vor, Sie sitzen beim Zahnarzt im Behandlungsstuhl. Der Zahnarzt bereitet gerade den Bohrer vor, um damit an Ihren Zähnen zu arbeiten. Wie fühlen Sie sich?"

n = 968 Personen im Alter von 35–54 Jahren	%
Entspannt	30,4
Ein wenig unbehaglich	35,5
Angespannt	21,6
Ängstlich	7,4
So ängstlich, daß ich Schweißausbrüche bekomme und mich regelrecht krank fühle	3,8
keine Angabe	1,4

Tabelle 4: "Stellen Sie sich vor, Sie sitzen im Behandlungsstuhl, um den Zahnstein entfernen zu lassen. Während Sie warten, legt der Zahnarzt seine Instrumente bereit, mit denen er den Zahnstein im Zahnfleischbereich abkratzen wird. Wie fühlen Sie sich?"

n = 968 Personen im Alter von 35–54 Jahren	%
Entspannt	38,5
Ein wenig unbehaglich	39,6
Angespannt	13,5
Ängstlich	4,5
So ängstlich, daß ich Schweißausbrüche bekomme und mich regelrecht krank fühle	2,0
keine Angabe	1,9

Es zeigt sich, daß die Stärke des Angstempfindens sehr in Abhängigkeit von der jeweiligen Konfrontationssituation variiert und ihre höchste Ausprägung bei der Erwartung des „Bohrens" erfährt.

Faßt man jeweils die beiden höchsten Antwortvorgaben der 4 Konfrontationssituationen zu einem Additionswert zusammen, so zeigt sich, daß der Anteil von Befragten mit „starkem Angstempfinden" zwischen 6 % und 13 % schwankt. Dabei lösen die Situationen „Sitzen im Wartezimmer" und „Warten auf Zahnsteinentfernung" bei nur rund 6 % der Befragten starke Angst aus, während die Situationen „Warten auf Bohren" und – erstaunlicherweise – „morgen zum Zahnarzt" fast zweimal so häufig starkes Angstempfinden auslösen (vgl. Tabelle 5).

Tabelle 5: Angstverteilung bei ausgewählten Situationen zahnärztlicher Behandlungsmaßnahmen* in der erwachsenen Bevölkerung (35–54 Jahre)
n = 968 Personen in der Bundesrepublik Deutschland und West-Berlin

	Situation			
	morgen zum Zahnarzt	sitzen im Wartezimmer	sitzen im Behandlungsstuhl (Erwartung „Bohren")	sitzen im Behandlungsstuhl (Erwartung „Zahnsteinentfernung")
Angstausprägung	%	%	%	%
kein Angstempfinden	60,9	50,7	30,4	38,5
leichtes bis mittleres Angstempfinden	25,5	42,6	57,1	53,1
starkes Angstempfinden	13,2	6,3	11,2	6,5
keine Angabe	0,8	0,4	1,4	1,9

* in Anlehnung an Dental Anxiety Scale (DAS), vgl. Corah et al., 1978

Insgesamt zeigt die Betrachtung der DAS-Ergebnisse auf der Ebene der verschiedenen Konfrontationssituationen also eine auslöserabhängige Angstdynamik, wobei nur ein Anteil von rd. 30 % der Befragten für die klassische Auslösersituation des „Bohrens" angibt, entspannt zu sein oder: sich zumindest nicht unbehaglich zu fühlen. Umgekehrt sind es also rd. 68 % der Erwachsenenstichprobe, die sich bei der – phantasiemäßig vorgestellten – Behandlungsmaßnahme der zahnärztlichen Kavitätenpräparation mehr oder weniger mit Angstgefühlen belastet empfinden.

Auf der Ebene der Summenwertbetrachtung ergibt sich ein DAS-Mittelwert für die Erwachsenenstichprobe der 35–54jährigen von 8,31 (SD 3,32), wobei die Frauen mit einem Wert von 8,86 gegenüber den Männern mit 7,73 ein deutlich höheres Dentalangstniveau ($p < 0,001$, t-Test) aufweisen. Natürlich läßt sich bei dieser Geschlechterdifferenz in der Angstbelastung nicht mit Sicherheit sagen, ob dies einen realen Unterschied markiert oder ob nur die Frauen mehr Bereitschaft zeigen, ihre Angstgefühle im Kontext einer zahnärztlichen Behandlung zuzugeben. Aus soziologischer Sicht wäre diese Interpretation jedenfalls nicht völlig von der Hand zu weisen, da zumindest in unserem soziokulturellen Raum die Frauen weniger innere Barrieren als Männer haben, ihre Gefühle mitzuteilen.

Ein weiterer statistisch signifikanter Unterschied in der dentalen Angstausprägung ergibt sich aus dem Mittelwertvergleich zwischen den Befragten, die regelmäßig zum Zahnarzt gehen und solchen, die dies nicht regelmäßig tun (zur Definition dieser Gruppen: vgl. Kap. 12): Die regelmäßigen Inanspruchnehmer weisen einen DAS-Wert von 7,72 auf, die nicht-regelmäßigen Inanspruchnehmer einen Summenscore von 8,65; diese Zahlendifferenz ist – wie schon hervorgehoben – statistisch hochsignifikant ($p < 0,001$, t-Test).

Dieser gerade zuletzt vorgestellte Unterschied des Angstausmaßes in Abhängigkeit vom Muster der zahnärztlichen Inanspruchnahme ist präventionspolitisch nicht zu unterschätzen. Man kann wohl davon ausgehen, daß Dentalängste und Inanspruchnahmeerfahrungen dabei in einem wechselseitigen Abhängigkeitsverhältnis zueinander stehen; subjektive Angstbereitschaft (aus welchen psychischen Quellen auch immer) und negative Behandlungserfahrungen schaukeln sich gegenseitig hoch. Eine präventive Orientierung bei dem Zahnarztbesuch kann in der Tat insofern dazu beitragen, das eigene Angstmaß in Grenzen zu halten, wenn die Erfahrung Raum greifen kann, daß die frühzeitige Inanspruchnahme zahnärztlicher Dienste angstauslösende Behandlungsmaßnahmen vermeidet oder zumindest deutlich unwahrscheinlicher werden läßt.

Der ermittelte DAS-Wert von 8,31 für die Gesamtstichprobe der 35–54jährigen zeigt eine recht gute Übereinstimmung mit den Ergebnissen aus einer anderen Studie aus der Bundesrepublik Deutschland (Kunzelmann und Dünninger, 1989), die bei insgesamt $n = 383$ deutschsprachigen Patienten im Alter von 18–80 Jahren (Altersdurchschnitt 34,3 Jahre) aus 20 Zahnarztpraxen und einer Universitätszahnklinik einen DAS-Wert von 8,6 ergab; für die Altersgruppe der 40–49jährigen einen Wert von 7,1 und für die Altersgruppe der 50–59jährigen einen Wert von 7,9 (wohlgemerkt für eine Patientenstichprobe!). In dieser gerade angesprochenen Studie wurden übrigens keine statistisch signifikanten Geschlechtsunterschiede innerhalb der einzelnen Altersgruppen gefunden.

13.5.3.2 Ausgewählte Dentalangst-Untersuchungen auf internationaler Ebene bei erwachsenen Personen

Im internationalen Vergleich ergibt sich zur Gesamtproblematik der Dentalangst – wenn auch mit unterschiedlichen Instrumenten erhoben – folgendes Bild:

- **USA**

Für ausgewählte Bevölkerungsgruppen in den Vereinigten Staaten liegen mehrere empirische Erhebungen vor:

a) In einer Studie bei n = 1232 „college students" Ende der 60er Jahre ergab sich ein DAS-Summenwert von 8,89 (Corah, 1969).
b) In einer weiteren Studie bei n = 871 „college students" Mitte der 70er Jahre wurde ein DAS-Mittelwert von 9,33 ermittelt (Corah, Gale und Illich, 1978).
c) In einer aktuellen Studie von Gatchel (1989), die allerdings nicht mit dem DAS-Instrument operierte, sondern eine 10-Punkte-Skala (von 1 = „no fear" bis 10 = „extreme fear") zur Angstmessung verwendete, errechnete sich bei einer Stichprobe von n = 1882 Erwachsenen (Altersdurchschnitt: 40,8 Jahre) ein Anteilswert von 71,1 % mit „low fear" (Skalenpunkte 1–4), 17,7 % mit „moderate fear" (Skalenpunkte 5–7) und 11,7 % mit „high fear" (Skalenpunkte 8–10).

■ Norwegen
In einer aktuellen Studie von Neverlien (1990) wurde einer Stichprobe von n = 1351 erwachsenen Personen (Altersbereich: 15–79 Jahre) die DAS-Skala zur Bearbeitung vorgelegt. Die DAS-Summe ergab einen Durchschnittswert von 7,87, für die Frauen wurde ein Wert von 8,49, für die Männer ein Score von 7,23 im Mittel errechnet.

■ Niederlande
In einer aktuellen Repräsentativerhebung bei der niederländischen Bevölkerung (Stouthard und Hoogstraten, 1990); die einen speziellen Fragebogen mit insgesamt 36 Dentalangst-Items zur Grundlage hatte, wurde ein Anteilswert von 14,2 % ermittelt, der als „not anxious" klassifiziert wurde, 24,5 % als „hardly or somewhat anxious", 39,7 % als „rather anxious or anxious" und 21,8 % als „highly anxious".

■ England
In einer empirischen Erhebung bei n = 752 erwachsenen Patienten (Altersschwerpunkt: 20–39 Jahre) aus Allgemeinzahnarztpraxen und zahnmedizinischen Kliniken in South Wales, bei der mit einer geschlossenen Frage zur Dentalangstermittlung (5-Punkte-Typus) operiert wurde, wurde folgende Antwortverteilung ermittelt: „very relaxed" 23 %, „slightly relaxed" 17 %, „neutral" 15 %, „slightly anxious" 32 % und „very anxious" 14 % (Green und Green, 1985).

Insgesamt läßt diese Durchsicht ausgewählter Dentalangstuntersuchungen auf internationaler Ebene erkennen, daß das oben präsentierte Angstausmaß für die erwachsene Bevölkerung in der Bundesrepublik Deutschland sich in seiner ungefähren Größenordnung in das allgemeine Verteilungsbild einfügt, also eigentlich nicht davon gesprochen werden kann, daß beispielsweise die „Deutschen" mehr oder weniger Dentalangst als andere Länderbevölkerungen aufweisen würden.

Dieses Ergebnis über eine sozusagen länderübergreifende Dentalangstbelastung erscheint auch unter dem Aspekt der Gesundheitssystemforschung nicht ganz uninteressant, läßt es doch die Schlußfolgerung zu, daß das Dentalangstphänomen unter den Menschen

a) nicht nur eine quantitativ beachtliche Größenordnung hat, sondern
b) daß die Angstdynamik offenbar recht unabhängig von der Frage ist, in welcher Weise das System der zahnärztlichen Versorgung im einzelnen institutionalisiert ist.

Dies wiederum wirft auch ein Licht auf eine möglicherweise tiefenpsychologische Verwurzelung der „Zahnarztangst" im Sinne einer archaischen, gleichsam vorkulturellen Disposition (Elhardt, 1962; Rosenau, 1989; Strobel, 1990).

13.5.3.3 Dentalangstproblem in der Zahnarzt-Patient-Beziehung

Vor diesem Hintergrund erscheint es jedenfalls ratsam, sowohl auf kollektiver Ebene bei der Gestaltung mundgesundheitlicher Präventionsprogramme, als auch auf individueller Ebene bei der Beziehungsgestaltung des einzelnen Zahnarztes mit seinem Patienten, dem Dentalangstproblem mehr Aufmerksamkeit zu schenken, um durch offene Kommunikation (!) Wege aufzuzeigen, die vorhandenen Behandlungsängste besser zu bewältigen.

Ein sehr deutlicher Hinweis auf die hohe kommunikative Seite des Angstproblems in der Zahnarztpraxis ist auch darin zu erkennen, daß diejenigen Befragten (der vorliegenden Studie), die in der DAS-Abfrage mindestens bei einer der vorgegebenen Konfrontationssituationen sehr starke Angstgefühle angaben (19,1 %), auch ganz überwiegend – nämlich zu 75,1 % – das Gefühl hatten, daß der Zahnarzt die eigene Angst gespürt hatte. Und die sich darauf aufbauende Frage, ob der Zahnarzt auf die gespürten Ängste dann auch eingegangen sei, bejahten weit über 4/5 der Befragten (88,5 %).

Aus diesen Anteilswerten läßt sich erkennen, wie sehr das Angstthema Gegenstand der Zahnarzt-Patient-Beziehung wird, der Zahnarzt sich also seinerseits gefordert sieht, Patientenängste im Behandlungsgeschehen zu berücksichtigen. Die Angst des Patienten ist – wie oben schon hervorgehoben – ein sozialer Belastungsfaktor im zahnärztlichen Arbeitsrahmen par excellence (Micheelis, 1984). Die Angst des Patienten provoziert Aktionen des Zahnarztes, die, um es mit einem sehr anschaulichen Ausdruck der Medizinsoziologie zu fassen, als „Gefühlsarbeit" (Strauss und Mitarbeiter, 1980) bezeichnet werden können. Der Zahnarzt muß, um seine Hauptarbeitslinie – also die fachlich-zahnmedizinische Versorgung des Patienten – überhaupt durchsetzen zu können, Einfluß auf die emotionale Befindlichkeit des Patienten nehmen: Die Äußerungen der Befragten in der vorliegenden Studie auf die Frage (offener Typus), in welcher Weise der Zahnarzt auf die eigenen

Angstgefühle eingegangen sei, zeigen dementsprechend auch folgende Schwerpunkte (< 9 %):

	nur 1. Nennung
„Zahnarzt beruhigt"	30,2 %
„Zahnarzt gibt Erklärungen"	22,3 %
„Anästhesie/Spritze geben"	20,2 %
„Ablenkung durch Gespräch"	14,4 %
„Zahnarzt ging nicht darauf ein"	9,4 %

Wie man erkennt, sind es sowohl kognitiv ausgerichtete Interventionen (Stichwort: „Erklärungen") als auch emotionale Strategien (Stichwort: „Beruhigung"), aber auch somatische Vorgehensweisen (Stichwort: „Spritze geben"), die der Zahnarzt zur Beeinflussung einer ängstlichen Patientenbefindlichkeit einsetzt.

Selbstverständlich sagt die obige Auflistung nichts über die Qualität bzw. Wirksamkeit der zahnärztlichen Gefühlsarbeit am Patienten aus. Es ist aber für diesen Analysezusammenhang von außerordentlicher Bedeutung, daß nur gut 9 % der Befragten zu Protokoll geben, der „Zahnarzt ging nicht darauf ein" – der Zahnarzt ist also von seiner Arbeitsaufgabe her unweigerlich gefordert, Gefühlsarbeit zu leisten (leisten zu müssen), um die zahnärztliche Behandlung aufnehmen und/oder fortführen zu können.

13.5.3.4 Angstprävalenz in der Jugendlichenstichprobe

Die Befragten der Jugendlichenstichprobe (13/14jährige) wurden im Rahmen des mündlichen Interviews ebenfalls gebeten, die DAS-Fragen zu beantworten. Folgende Häufigkeitsverteilungen wurden für die ersten drei Konfrontationssituationen ermittelt (vgl. Tabellen 6–8).

Tabelle 6: „Stell Dir vor, Du müßtest morgen zum Zahnarzt. Wie fühlst Du dich?"	
n = 455 Personen im Alter von 13/14 Jahren	%
Ich gehe recht gern zum Zahnarzt	6,4
Es macht mir nichts aus	53,2
Mir ist ein wenig unbehaglich zumute	27,7
Ich befürchte, daß es schmerzhaft und unangenehm werden könnte	8,1
Ich habe starke Angst und bin sehr besorgt, was der Zahnarzt wohl mit mir machen wird	1,5
keine Angabe	3,1

Tabelle 7: „Stell Dir vor, Du sitzt beim Zahnarzt im Wartezimmer. Wie fühlst Du dich?"

n = 455 Personen im Alter von 13/14 Jahren	%
Entspannt	42,2
Ein wenig unbehaglich	38,0
Angespannt	13,8
Ängstlich	4,6
So ängstlich, daß ich Schweißausbrüche bekomme und mich regelrecht krank fühle	0,7
keine Angabe	0,7

Tabelle 8: „Stell Dir vor, Du sitzt beim Zahnarzt im Behandlungsstuhl. Der Zahnarzt bereitet gerade den Bohrer vor, um damit an Deinen Zähnen zu arbeiten. Wie fühlst Du dich?"

n = 455 Personen im Alter von 13/14 Jahren	%
Entspannt	16,9
Ein wenig unbehaglich	36,0
Angespannt	22,0
Ängstlich	9,9
So ängstlich, daß ich Schweißausbrüche bekomme und mich regelrecht krank fühle	1,5
keine Angabe	13,6

Auf die tabellarische Präsentation der Ergebnisse aus der vierten Konfrontationssituation „Zahnsteinentfernung" soll hier verzichtet werden, da bei einem großen Anteil der Jugendlichen nach eigenen Angaben „noch keine Zahnsteinentfernung" gemacht worden war und insofern keine quantitativ zufriedenstellenden Ergebnisse zu diesem Fragetypus vorliegen.

Die Ergebnisse zu den drei Konfrontationstypen zeigen ein insgesamt recht ähnliches Bild der jugendlichen Angstbelastung wie bei der Erwachsenenstichprobe, wenn auch bei der klassischen Angstauslösersituation „Bohren" der Anteil der Jugendlichen, die sich überhaupt nicht belastet fühlen, nur ungefähr halb so groß ist wie bei den 35–54jährigen (vgl. Abschnitt 13.5.3.1, Tabelle 3); dies muß aber im Zusammenhang mit der sehr hohen Nichtbeantwortungsrate bei dieser Frage (13,6 %) gesehen werden.

Die Tabelle 9 (vgl. Tab. 9) stellt noch einmal in einer dreistufigen Kategorisierung die Dentalangstdynamik der Jugendlichenstichprobe in den vorgegebenen DAS-Konfrontationssituationen dar.

Tabelle 9: Angstverteilung bei ausgewählten Situationen zahnärztlicher Behandlungsmaßnahmen* in der jugendlichen Bevölkerung (13/14 Jahre)
n = 455 Personen in der Bundesrepublik Deutschland und West-Berlin

	Situation			
	morgen zum Zahnarzt	sitzen im Wartezimmer	sitzen im Behandlungsstuhl (Erwartung „Bohren")	sitzen im Behandlungsstuhl (Erwartung „Zahnsteinentfernung")**
Angstausprägung	%	%	%	%
kein Angstempfinden	59,6	42,2	16,9	–
leichtes bis mittleres Angstempfinden	27,7	51,8	58,0	–
starkes Angstempfinden	9,6	5,3	11,4	–
keine Angabe	3,1	0,7	13,6	–

* in Anlehnung an Dental Anxiety Scale (DAS), vgl. Corah et al., 1978
** die 4. Auslösesituation wurde nicht ausgewertet, da häufig noch nicht selbst erlebt

Es zeigt sich auch bei dieser zusammenfassenden Ergebnisdarstellung ein recht ähnliches Bild wie bei der Erwachsenenstichprobe, der klassische Angstauslöser „Bohren" ist bei fast 70 % der 13/14jährigen mit mehr oder weniger starken Angstempfindungen verknüpft.

Als DAS-Summenscore ergibt sich für die Situation 1–3 (also maximal: 15 Punkte!) für die Jugendlichenstichprobe ein Wert von 6,62 (SD 2,27). Geschlechtsspezifische Unterschiede lassen sich mit einem Summenwert von 6,85 für die Mädchen und einem Wert von 6,42 für die Jungen statistisch nicht sichern (p > 0,05, t-Test). Der Geschlechtsunterschied in der Dentalangst bei den Erwachsenen konnte somit in dieser Altersgruppe nicht repliziert werden.

Diejenigen Jugendlichen, die regelmäßig den Zahnarzt aufsuchen (vgl. Kap. 12 zur Definition) zeigen einen geringeren Angstgrad als diejenigen, die ein unregelmäßiges Inanspruchnahmeverhalten zahnärztlicher Dienste zeigen (6,28 vs. 6,82; p < 0,05, t-Test); hinsichtlich dieses letztgenannten Erhebungspunktes also ein analoges Ergebnis zur Datenlage bei der Erwachsenenstichprobe.

13.5.3.5 Internationaler Vergleich zur Dentalangst in der Jugendlichenstichprobe und Aspekte der Zahnarzt-Patient-Beziehung

Unter internationalem Aspekt läßt sich für die Gruppe der 13/14jährigen speziell die Studie von Gatchel (1989) heranziehen, um die vorliegenden Ergebnisse vergleichend einzuordnen. Nach der Erhebung von Gatchel, die n = 641 „junior high school students" (Durchschnittsalter: 13,5 Jahre) umfaßte, errechnete sich auf der Basis einer 10-Punkte-Skala zur Angstmessung (vgl. hierzu auch Abschnitt 13.5.3.2) folgendes Antwortbild: „low fear" 68,5 %, „moderate fear" 22,5 % und „high fear" 9,0 %.

Auch bei der Befragung der 13/14jährigen wurde die Frage an diejenigen Jugendlichen, die mindestens einmal bei der DAS-Befragung starke Angstgefühle markiert hatten (18,0 %), gestellt, ob sie den Eindruck gehabt hätten, daß der Zahnarzt ihre eigene Angst, ihr eigenes Unbehagen gespürt habe. 61 % dieser Teilgruppe bejahten diese Frage, 17,1 % verneinen den entsprechenden Eindruck und 13,4 % waren sich in diesem Fragepunkt unsicher. Damit ergibt sich immerhin ein Anteil von rd. 30 % der in stärkerem Maße dentalangstbelasteten Jugendlichen, die nicht den Eindruck gewonnen hatten, daß ihr Zahnarzt ihre Angst gemerkt hatte. Dies sollte in kritischer Wertung als Hinweis aufgefaßt werden, daß der Zahnarzt speziell im Umgang mit den Jugendlichen seine Gefühlsarbeit (zur Sicherung des Behandlungsprozesses!) noch spezifischer auf die Besonderheiten dieser Altersgruppe zuschneiden sollte – eine Problematik, die übrigens auch für den kieferorthopädischen Arbeitsrahmen unter dem Aspekt der Adoleszenz-Interaktion aufgezeigt werden kann (Micheelis, 1989 b).

Die Ausrichtung der Gefühlsarbeit ist bei denjenigen Jugendlichen, die sich an ein Eingehen des Zahnarztes auf ihre Ängste erinnern, vornehmlich auf direkte emotionale Strategien zugeschnitten: „kein Grund zur Sorge" und „Zahnarzt beruhigt" bilden die Nennungsschwerpunkte auf die entsprechende Frage (30,0 % bzw. 28,0 %).

13.5.3.6 Angstprävalenz in der Kinderstichprobe

Es wurde oben schon hervorgehoben (vgl. Kap. 6 und Abschnitt 2 des Kapitels), daß die Dentalangsterhebung bei der Kinderstichprobe der 8/9jährigen in einer sehr eingeschränkten Form und unter Verzicht auf die Anwendung der DAS-Konstruktion erfolgte. Es wurde folgende sehr einfache, geschlossene Frageform zu diesem Themenkomplex gewählt: „Es gibt ja viele Kinder, die Angst vor dem Zahnarzt haben. Wie ist das bei Dir? Hast Du sehr viel Angst, wenn Du zum Zahnarzt gehst, hast du etwas Angst oder macht es Dir gar nichts aus?" In der Tabelle 10 (vgl. Tabelle 10) ist die ermittelte Häufigkeitsverteilung der drei Antwortalternativen zu dieser Frage dargestellt.

Tabelle 10: Angstprävalenz vor dem Zahnarztbesuch bei Kindern	
n = 459 Personen im Alter von 8/9 Jahren	%
„viel Angst"	4,6
„etwas Angst"	29,8
„macht mir nichts aus"	64,7
keine Angabe	0,9

Ungefähr 1/3 der befragten Kinder (34,4 %) geben also an, mehr oder weniger starke Angstreaktionen im Zuge eines bevorstehenden Zahnarztbesuches zu haben, umgekehrt stimmen aber immerhin fast 2/3 (64,7 %) der 8–9jährigen der dezidierten Antwortmöglichkeit „macht mir nichts aus" zu.

Zur Bewertung dieses wohl überraschend großen Anteils sozusagen „dentalangstloser" Kinder wird man wohl dreierlei zu berücksichtigen haben: Zum einen verfügen Kinder dieser Altersstufe noch über relativ wenig zahnärztliche Behandlungserfahrungen, so daß der Umfang von erinnerbaren Schmerz- und Angsterlebnissen auf diesem Feld vergleichsweise gering ist.

Des weiteren dürften gerade bei dieser Altersgruppe auch Erfolge der verschiedenen oralpräventiven Kampagnen (sei es die Gruppenprophylaxe in den Kindergärten, seien es öffentliche Aufklärungsprogramme seitens der Zahnärzte oder seien es die Mundhygienebotschaften seitens der Zahnpastahersteller durch die allgegenwärtige Fernsehwerbung) zum Zuge gekommen sein. Dafür spricht auch, daß diejenigen Kinder, die sich „eher kontrollorientiert" (vgl. zur Definition Kap. 12) verhalten (59,5 %), deutlich häufiger der Antwortvorgabe „macht mir nichts aus" zustimmen, als diejenigen Kinder, die ein „weniger kontrollorientiertes" Einstellungsmuster hinsichtlich der Inanspruchnahme zahnärztlicher Dienste zeigen (70,7 % vs. 54,7 %).

Zum dritten sollte man bei der Bewertung des obigen 2/3 Anteils „dentalangstfreier" Kinder berücksichtigen, daß – fragebogenmethodisch gesehen – das Problem der sozialen Erwünschtheit bei sogenannten heiklen Fragen durchgeschlagen sein könnte; gerade Kinderbefragungen sind für die empirische Sozialforschung ein recht schwieriges Unterfangen, da norm-abweichende Einstellungs- und Verhaltensweisen in besonderem Maße bei Kindern mit reflexhaften Angst-, Schuld- und Schamgefühlen verknüpft sind und deswegen nicht gern mitgeteilt werden.

Vergleiche zur dentalen Angstprävalenz bei Kindern im internationalen Rahmen können u.E. derzeit nicht angestellt werden, da hierzu keine ausreichend altersbezogenen Daten vorliegen.

13.5.4 Literaturverzeichnis

Battegay, R.: Die Angst um die Zähne und die Angst beim Zahnarzt. Schweiz Mschr Zahnheilk 92, 1982, S. 196–206
Becker, J.: Angst vor zahnärztlicher Behandlung und ihre Auswirkung auf das Mundhygieneverhalten. Diss Frankfurt am Main, 1988
Corah, N. L.: Development of a Dental Anxiety Scale. J Dent Res 48, 1969, S. 596
Corah, N. L., Gale, E. N., Illig, S. J.: Assessment of a dental anxiety scale. J Am Dent Ass 97, 1978, S. 816–819
Elhardt, S.: Über den Umgang mit schwierigen Patienten. Dtsch Zahnärztl Z 18, 1962, S. 1253–1265
Freidson, E., Feldman, J.: The public looks at dental care. J Am Dent Ass 57, 1958, S. 325–335
Gatchel, R. J.: The prevalence of dental fear and avoidance: expanded adult and recent adolescent surveys. J Am Dent Ass 118, 1989, S. 591–593
Green, R. M., Green, A.: Adult Attitudes to Dentistry among Dental Attenders in South Wales. Br Dent J 1985, S. 157–160
Ingersoll, B. D.: Psychologische Aspekte der Zahnheilkunde. Berlin–Chicago–London–Sao Paulo–Tokio, 1987
Kunzelmann, K.-H., Dünninger, P.: Der Patient: Seine Angst und seine Einschätzung des Zahnarztes als Variable im Compliance-Modell. Dtsch Zahnärztl Z 44, 1989, S. 356–359
Kunzelmann, K.-H., Dünninger, P.: Wechselwirkung zwischen Angst vor dem Zahnarzt und Mundgesundheit. Dtsch Zahnärztl Z 45, 1990, S. 636–638
Micheelis, W.: Merkmale zahnärztlicher Arbeitsbeanspruchung. Broschüre 3 des Forschungsinstituts für die zahnärztliche Versorgung (FZV), Köln 1984
Micheelis, W.: Streß und Arbeitsbeanspruchung im zahnärztlichen Tätigkeitsfeld. in: *Kerschbaum, Th., Reckort, H.-D. (Hrsg.):* ZM-Fortbildung für den praktischen Zahnarzt. Band 3, Köln 1986, S. 213–220
Micheelis, W.: Einführung in die Compliance-Problematik. Dtsch Zahnärztl Z 44, 1989 a, S. 217–220
Micheelis, W.: Der Kieferorthopäde und sein Patient. Eine medizinsoziologische Studie. Regensburg, 1989 b

Milgrom, P., Weinstein, P., Kleinkecht, R., Getz, T.: Treating Fearful Dental Patients. Boston, Virginia 1985

Neverlien, P. O.: Normative data for Corah's Dental Anxiety Scale (DAS) for the Norwegian adult population. Community Dent Oral Epidemiol 18, 1990, S. 162

Raith, E., Ebenbeck, G.: Psychologie für die zahnärztliche Praxis. Stuttgart–New York, 1986

Rosenau, K. O.: Die Angst und ihre Bewältigung im Rahmen der zahnärztlichen Behandlung. Ein doppelseitiges Problem. Der Hessische Zahnarzt 9, 1988, S. 440–448

Rosenau, K. O.: Die Angst und ihre Bewältigung bei der zahnärztlichen Behandlung. ZBW 4, 1989, S. 211–216

Schneller, T.: Psychologische Grundlagen der Angst. In: Kerschbaum, Th., Rekkort, H.-P. (Hrsg.): ZM-Fortbildung für den praktischen Zahnarzt. Band 3, Köln 1986, S. 193–199

Stöcker, G., Klewitt, M.: Die Angst vor dem Zahnarzt und wie man sie bekämpfen kann. Zahnärztl Mitt 18, 1972, S. 1976–1980

Schulte, W.: Das Ansehen unseres Standes, der Schmerz-, Angst-, Anästhesiekomplex – vor zehn Jahren und heute. Zahnärztl Mitt 7, 1977, S. 381–386 und Zahnärztl Mitt 11, 1977, S. 661–666

Sergl, H. G., Müller-Fahlbusch, H. (Hrsg.): Angst und Angstabbau in der Zahnmedizin. Berlin–Chicago–London–Sao Paulo–Tokio, 1989

Stouthard, M. E. A., Hoogstraten, J.: Prevalence of dental anxiety in the Netherlands. Community Dent Oral Epidemiol 18, 1990, S. 139–142

Strauss, A., Fagerhough, S., Suczek, B., Wiener, C.: Gefühlsarbeit. Ein Beitrag zur Arbeits- und Berufssoziologie. KZfSS 32, 1980, S. 629–651

Strobel, H.: Das Zahnweh, subjektiv genommen. Freiburg, 1990

Wetzel, W.-E.: Ursachen und Beeinflussungsmöglichkeiten der Angst vor der zahnärztlichen Behandlung. Der Hessische Zahnarzt 17, 1978, S. 449–464

Verzeichnis der Autoren

Dr. Jost Bauch, Dipl.-Soz.
Leiter des Referates für Gesundheits- und Gesellschaftspolitik
Institut der Deutschen Zahnärzte
Köln

Dr. Peter Dünninger
Poliklinik für Zahnerhaltung und Parodontologie
Universität Würzburg

Dr. Rosemary Eder-Debye, Dipl.-Psych.
Studienleiterin
Infratest Gesundheitsforschung
München

Priv.-Doz. Dr. Johannes Einwag
Poliklinik für Zahnerhaltung und Parodontologie
Universität Würzburg

Jürgen Hoeltz
Geschäftsführer
Infratest Gesundheitsforschung
München

Dr. Klaus Keß
Poliklinik für Kieferorthopädie
Universität Würzburg

Priv.-Doz. Dr. Rolf Koch
Kieferorthopädie
Bamberg

Dr. Wolfgang Micheelis, Dipl.-Sozw.
Leiter des Referates für Struktur- und Versorgungsfragen
Institut der Deutschen Zahnärzte
Köln

Prof. Dr. Rudolf Naujoks
ehem. Direktor der Universitäts-Zahnklinik
Universität Würzburg

Prof. Dr. Klaus Pieper
Abteilung für Zahnerhaltung der Klinik und Poliklinik
für Zahn-, Mund- und Kieferheilkunde
Universität Göttingen

Dr. Elmar Reich
Poliklinik für Zahnerhaltung und Parodontologie
Universität Regensburg

Prof. Dr. Emil Witt
Direktor der Poliklinik für Kieferorthopädie
Universität Würzburg

Veröffentlichungen des Instituts der Deutschen Zahnärzte

Stand: Oktober 1991

(Die Auflistung schließt die Veröffentlichungen des Forschungsinstituts für die zahnärztliche Versorgung/FZV ein, das seit dem 1. Januar 1987 in das Institut der Deutschen Zahnärzte eingegangen ist.)

Institut der Deutschen Zahnärzte

Materialienreihe

Amalgam – Pro und Contra, Gutachten – Referate – Statements – Diskussion. Wissenschaftliche Bearbeitung und Kommentierung von G. Knolle, IDZ-Materialienreihe Bd. 1, 2. erw. Aufl., ISBN 3-7691-7810-6, Deutscher Ärzte-Verlag, 1988, 1990

Parodontalgesundheit der Hamburger Bevölkerung – Epidemiologische Ergebnisse einer CPITN-Untersuchung. G. Ahrens/J. Bauch/K.-A. Bublitz/I. Neuhaus, IDZ-Materialienreihe Bd. 2, ISBN 3-7691-7812-2, Deutscher Ärzte-Verlag, 1988

Zahnarzt und Praxiscomputer – Ergebnisse einer empirischen Erhebung. S. Becker/F. W. Wilker, unter Mitarbeit von W. Micheelis, IDZ-Materialienreihe Bd. 3, ISBN 3-7691-7813-0, Deutscher Ärzte-Verlag, 1988

Der Zahnarzt im Blickfeld der Ergonomie – Eine Analyse zahnärztlicher Arbeitshaltungen. W. Rohmert/J. Mainzer/P. Zipp, 2. unveränderte Auflage, IDZ-Materialienreihe Bd. 4, ISBN 3-7691-7814-9, Deutscher Ärzte-Verlag, 1988

Möglichkeiten und Auswirkungen der Förderung der Zahnprophylaxe und Zahnerhaltung durch Bonussysteme. M. Schneider, IDZ-Materialienreihe Bd. 5, ISBN 3-7691-7815-7, Deutscher Ärzte-Verlag, 1988

Mundgesundheitsberatung in der Zahnarztpraxis. Th. Schneller/D. Mittermeier/D. Schulte am Hülse/W. Micheelis, IDZ-Materialienreihe Bd. 6, ISBN 3-7691-7817-3, Deutscher Ärzte-Verlag, 1990

Aspekte zahnärztlicher Leistungsbewertung aus arbeitswissenschaftlicher Sicht. M. Essmat/W. Micheelis/G. Rennenberg, IDZ-Materialienreihe Bd. 7, ISBN 3-7691-7819-X, Deutscher Ärzte-Verlag, 1990

Wirtschaftszweig Zahnärztliche Versorgung. E. Helmstädter, IDZ-Materialienreihe Bd. 8, ISBN 3-7691-7821-1, Deutscher Ärzte-Verlag, 1990

Bedarf an Zahnärzten bis zum Jahre 2010. E. Becker/F.-M. Niemann/J. G. Brecht/F. Beske, IDZ-Materialienreihe Bd. 9, ISBN 3-7691-7823-8, Deutscher Ärzte-Verlag, 1990

Der Praxiscomputer als Arbeitsmittel – Prüfsteine und Erfahrungen. M. Hildmann unter Mitarbeit von W. Micheelis, IDZ-Materialienreihe Bd. 10, ISBN 3-7691-7824-6, Deutscher Ärzte-Verlag, 1991

Mundgesundheitszustand und -verhalten in der Bundesrepublik Deutschland – Ergebnisse des nationalen IDZ-Survey 1989. Gesamtbearbeitung: W. Micheelis, J. Bauch. Mit Beiträgen von J. Bauch/ P. Dünninger/R. Eder-Debye/J. Einwag/J. Hoeltz/K. Keß/R. Koch/W. Micheelis/R. Naujoks/K. Pieper/E. Reich/E. Witt, IDZ-Materialienreihe Bd. 11.1, ISBN 3-7691-7825-4, Deutscher Ärzte-Verlag, 1991

Broschürenreihe

Zur medizinischen Bedeutung der zahnärztlichen Therapie mit festsitzendem Zahnersatz (Kronen und Brücken) im Rahmen der Versorgung. Th. Kerschbaum, IDZ Broschürenreihe Bd. 1, ISBN 3-7691-7816-5, Deutscher Ärzte-Verlag, 1988

Zum Stand der EDV-Anwendung in der Zahnarztpraxis – Ergebnisse eines Symposions. IDZ Broschürenreihe Bd. 2, ISBN 3-7691-7818-1, Deutscher Ärzte-Verlag, 1989

Mundgesundheit in der Bundesrepublik Deutschland – Ausgewählte Ergebnisse einer bevölkerungsrepräsentativen Erhebung des Mundgesundheitszustandes und -verhaltens in der Bundesrepublik Deutschland. IDZ Broschürenreihe Bd. 3, ISBN 3-7691-7822-X, Deutscher Ärzte-Verlag, 1990

Sonderpublikationen

Das Dental Vademekum. Hg.: Bundeszahnärztekammer (Bundesverband der Deutschen Zahnärzte)/Kassenzahnärztliche Bundesvereinigung, Redaktion: IDZ, ISBN 3-7691-4031-1, Deutscher Ärzte-Verlag, 1990

Dringliche Mundgesundheitsprobleme der Bevölkerung in der Bundesrepublik Deutschland – Zahlen, Fakten, Perspektiven. W. Micheelis, P. J. Müller. ISBN 3-924474-00-1, Selbstverlag, 1990*. Überarbeiteter Auszug aus: „Dringlinge Gesundheitsprobleme der Bevölkerung in der Bundesrepublik Deutschland. Zahlen, Fakten, Perspektiven" von Weber, I., Abel, M., Altenhofen, L., Bächer, K., Berghof, B., Bergmann, K., Flatten, G., Klein, D., Micheelis, W. und Müller, P. J. Nomos-Verlagsgesellschaft Baden-Baden, 1990

Forschungsinstitut für die zahnärztliche Versorgung

Materialienreihe

Werkstoffe in der zahnärztlichen Versorgung – 1. Goldalternativen. FZV „Materialien" Bd. 1, ISBN 3-7691-7800-9, Deutscher Ärzte-Verlag, 1980

Eigenverantwortung in der gesetzlichen Krankenversicherung. FZV „Materialien" Bd. 2, Selbstverlag 1980*

Zur Frage der Nebenwirkung bei der Versorgung kariöser Zähne mit Amalgam. FZV „Materialien" Bd. 3, Selbstverlag, 1982 (vergriffen)

Direktbeteiligung im Gesundheitswesen – Steuerungswirkungen des Selbstbehalts bei ambulanten medizinischen Leistungen und beim Zahnarzt. E. Knappe/W. Fritz, FZV „Materialien" Bd. 4, ISBN 3-7691-7803-3, Deutscher Ärzte-Verlag, 1984

100 Jahre Krankenversicherung – Standortbestimmung und Weiterentwicklung des Kassenarztrechts. FZV „Materialien" Bd. 5, ISBN 3-8765-2367-2, Quintessenz Verlag, 1984

Strukturdaten zahnärztlicher Praxen. P. L. Reichertz/K. Walther, FZV „Materialien" Bd. 6, ISBN 3-7691-7807-6, Deutscher Ärzte-Verlag, 1986 (vergriffen)

Psychologische Aspekte bei der zahnprothetischen Versorgung – Eine Untersuchung zum Compliance-Verhalten von Prothesenträgern. Th. Schneller/R. Bauer/W. Micheelis, FZV „Materialien" Bd. 7, ISBN 3-7691-7608-4, Deutscher Ärzte-Verlag, 1986 (vergriffen)

Broschürenreihe

System der zahnärztlichen Versorgung in der Bundesrepublik Deutschland. B. Tiemann/R. Herber, FZV „Broschüre" 1, ISBN 3-7691-7801-7, Deutscher Ärzte-Verlag, 1980

Kostenexplosion im Gesundheitswesen – Folge eines fehlerhaften Steuerungsmechanismus? J.-M. Graf von der Schulenburg, FZV „Broschüre" 2, ISBN 3-7691-7802-5, Deutscher Ärzte-Verlag, 1981

Merkmale zahnärztlicher Arbeitsbeanspruchung – Ergebnisse einer Fragenbogenstudie. W. Micheelis, FZV „Broschüre" 3, 2. unveränderte Auflage, ISBN 3-7691-7804-1, Deutscher Ärzte-Verlag, 1984

Datenschutz im Gesundheitswesen – Modellversuch zur Erhöhung der Leistungs- und Kostentransparenz. FZV „Broschüre" 4, ISBN 3-7691-7805-X, Deutscher Ärzte-Verlag, 1985

Zukunftsperspektiven der zahnärztlichen Versorgung. FZV „Broschüre" 5, ISBN 3-7691-7811-4, Deutscher Ärzte-Verlag, 1986

Wissenschaftliche Reihe

Medizinische und technologische Aspekte dentaler Alternativlegierungen. C. L. Davidson/H. Weber/H. Gründler/F. Sperner/H. W. Gundlach/P. Dorsch/H. Schwickerath/K. Eichner/G. Forck/R. Kees, FZV „Wissenschaftliche Reihe" Bd. 1, ISBN 3-8765-2366-4, Quintessenz Verlag, 1983

Sonderpublikationen

Übersicht über die Dental-Edelmetallegierungen und Dental-Nichtedelmetallegierungen in der Bundesrepublik Deutschland. Hg. FZV, Deutscher Ärzte-Verlag, 1986 (vergriffen)

Die Publikationen des Institutes sind im Fachbuchhandel erhältlich. Die mit * gekennzeichneten Bände sind direkt über das IDZ zu beziehen.